Dental Materials

임상 치과재료학

저자 김영숙 · 이민영 · 장선옥 · 강정인 · 김가연 · 김경선 · 김란영
김윤경 · 박보영 · 박소영 · 윤미숙 · 윤미혜 · 이재기 · 이승훈
임근옥 · 지민경 · 최규영 · 최다예 · 최지원 · 한옥성

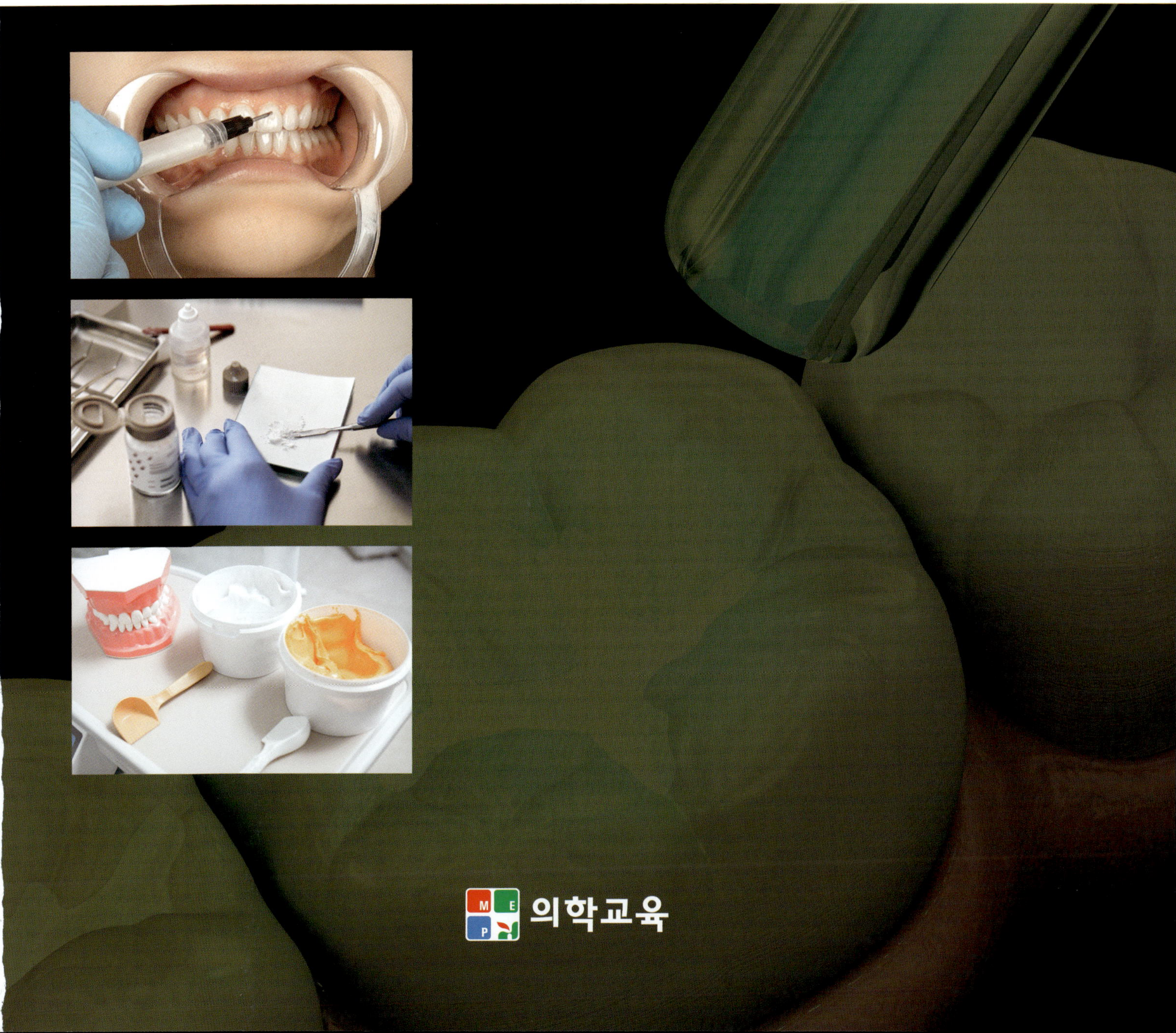

의학교육

머리말

치과위생사가 치과 임상에서 수행하는 업무는 치과재료의 특성을 이해하고 취급하는 방법을 정확하게 아는 것에서부터 시작된다.

환자의 치료계획과 방법을 상담할 때 사용하려는 재료의 종류를 바르게 설명하고, 재료를 적절히 취급하며, 치료 후에는 재료의 특성에 따라 잘 관리할 수 있어야 하기 때문이다.

따라서 재료의 물리적, 화학적, 생물학적 특성뿐 아니라 이들의 조작과 취급에 따른 특성의 변화와 임상에서 환자에게 적용 시의 연계성까지 파악해야 한다.

치과재료의 개발은 지금 이 순간에도 이루어지고 있으며 재료의 발전은 편리성뿐만 아니라 치과 임상의 질을 바꿔놓는 데 큰 기여를 하고 있다. 최근 기술의 발전과 급격한 진보로 치과재료도 빠른 속도로 변화되고 있어 패러다임의 변화가 발생하고 있으며 임상에서는 새로운 소재와 기술들이 교과서보다 빠르게 소개되고 있는 상황이다.

그러나 금속을 포함한 일부 전통적인 치과재료들은 여전히 사용하고 있는 상황이므로 현재의 치과재료의 기본적인 성질과 올바른 조작법을 제대로 알고 있다면 향후 치위생(학)과를 졸업하고 임상에 진출하였을 때 미래의 변화에 잘 대비할 수 있는 바탕을 마련할 수 있을 것이다.

본서의 저자들은 치위생학을 전공하는 학생들이 치과재료에 대한 지식 습득의 도움은 물론 임상에서 사용하는 재료의 선택 및 적용에 관한 가이드로서 재료의 성질을 이해하는데 도움이 될 수 있도록 자세하게 설명하고자 노력하였다. 또한 이해하기 어려운 부분을 보다 명확하고 쉽게 설명하고자 노력하였으며 재료의 특성 부분을 보다 충실하게 기술하였다. 아직 더 많은 부분에서 지속적인 보완이 필요하지만 치위생(학)과 학생들이 치과재료를 이해하고 바르게 사용하여 치과위생사의 역량을 발휘하는 데 조금이나마 도움이 될 수 있는 교재가 되길 기대한다.

끝으로 교재 발간에 바쁜 일정으로 인한 업무의 과중함에도 묵묵히 적극적으로 협조해 주신 이민영 교수님, 자료수집과 편집에 애써주신 장선옥 교수님, 사진제공에 아낌없는 지원을 해주신 진순환 라인치과기공소 소장님과 박문순 부장님께 감사를 드리며 무엇보다 짧은 기간으로 많은 부분 부족함에도 불구하고 신뢰와 믿음으로 변함없이 지지해주신 도서출판 의학교육 대표님께 진심으로 감사의 말씀을 드린다.

2024년 2월

편집위원 김영숙

목차

Chapter 03 수복재료 57

Chapter 04 치과용 인상재 105

Chapter 07 치과용 합금 169

Chapter 08 치과용 시멘트 193

Chapter 09 치과용 세라믹 223

Chapter 10 의치상용 고분자 239

Chapter 01

치과재료학의 개요

치과재료학의 개요

학습목표

1. 치과재료를 소재에 따라 분류할 수 있다.
2. 치과재료의 사용요령을 설명할 수 있다.
3. 치과재료의 규격 기구를 설명할 수 있다.

치과재료학이란 치과에서 사용되는 재료의 성분 및 성질을 연구하고 조작 및 응용법을 다루는 화학, 물리, 공학이 결합된 학문이다. 치과재료는 치아 손상의 정도, 치료 부위, 환자의 식습관 및 구강 상태에 따라 사용할 수 있는 재료의 선택이 달라지므로, 이러한 모든 조건을 종합적으로 분석하여 치과재료를 선택하여야 한다. 따라서 치과위생사는 올바른 지식을 갖추어야 치과재료를 적절히 취급할 수 있다.

1. 치과재료의 역사

(1) 고대시대

치과재료의 사용은 고대 이집트에서부터 시작되었다. 기원전 2500년경으로 추정되는 고대 이집트인 유적에서는 금을 활용하여 치아에 구멍을 뚫어 골드 와이어로 묶는 등 치과치료에 금니를 사용한 사례가 발견되기도 하였다(그림 1-1).

기원전부터 페니키아인과 에트루리아인들은 금을 이용하여 국소의치(partial denture)를 제작하였고 치과용 보철물 제작을 위해 금을 사용했었다는 사실이 여러 문헌에서 보고되고 있다.

이탈리아 토착 민족 에트루리아인은 기원전 700년 동물의 치아나 금을 이용하였으며 노출된 신경을 치료하고 충치 치료를 하는 등 치아의 통증을 억제하는 방법을 알고 있었다. 기원전 630년 초 에트루리아인들은 금을 얇게 펴서 납작하게 한 후 자연 치아에 묶는 방식으로 흔들리는 치아를 고정하였다고 한다. 또한 동물의 치아와 뼈를 사용하여 치과치료를 실시한 기록도 있다. 그들의 틀니는 내구성은 없었지만 쉽게 설치해 교환이 가능하였으며 이 방법은 1800년까지 계속되었다.

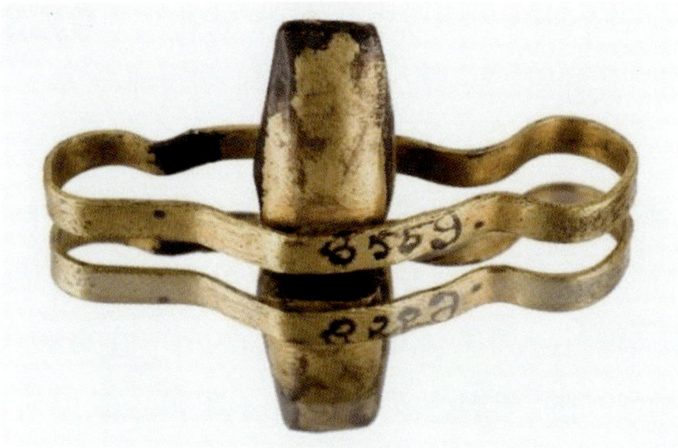

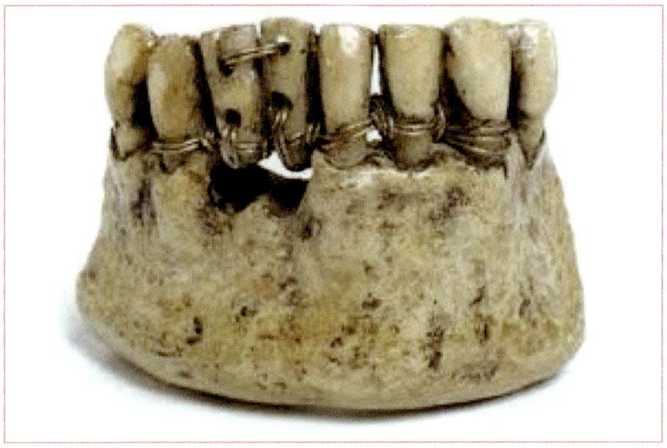

사진출처 : http://insight.co.kr

그림 1-1 금을 활용한 치과치료

(2) 중세~근대시대

중세시대에는 무역이 활발해짐에 따라 설탕이 보급되어 많은 사람들의 치아에 영향을 미치게 되었다. 14~15세기까지 치과의사는 계속가공의치(bridge)나 의치(denture) 등을 만들어주는 미용외과의사였다(그림 1-2). 소뼈나 소의 이빨을 치아의 형상대로 성형하여 그것을 틀니가 필요한 환자의 구강 내에 끼워 금 와이어로 고정하거나 또는 죽은 사람의 치아를 사용하였다.

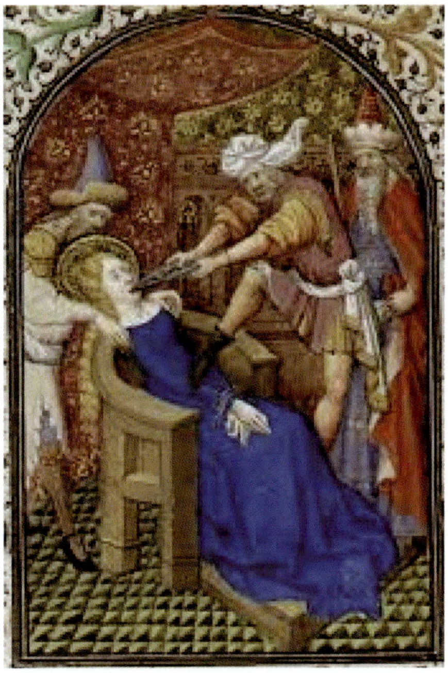

출처 : 치과의 역사, 위키백과, egloos.zum.com

그림 1-2 중세의 치과치료

근대 치과 의술은 1728년 포샤르(Fauchard)가 상아로 인공의치 제작방법과 여러 형태의 치과보철물에 관한 논문을 발표하면서 시작되었고, 1756년 파프(Pfaff)가 처음으로 왁스로 구강 내 인상채득 후 인상체에 석고를 부어 모형을 제작하는 방법을 소개하였다. 그 후 1792년 데카만트(Dechamant)에 의해 세라믹 치아의 제작과정이 소개되어 세라믹으로 보철물을 제작하는 방법에 관해 많은 관심을 갖게 되었다.

1819년 영국의 벨(Bell)이 은화에 수은을 섞어 금보다 저렴하면서 사용하기 쉬운 아말감을 개발하였으나, 수은의 부적절한 용량으로 1839년 미국치과의사협회에서는 아말감의 사용을 금지하였다. 1895년 미국의 치과의사 그린 바디먼 블랙(Greene Vardiman Black)에 의해 적절한 아말감 합금의 비율을 알게 되었고 이후 아말감이 수복재로 오랫동안 사용되었다.

(3) 현대

1990년대까지 치과치료에 주로 사용하였던 재료는 금이나 은이었으나 새로운 재료와 기술이 끊임없이 개발되면서 다양한 충전재가 사용되었다.

1940년대 독일에서 벤조일퍼옥사이드(benzoyl peroxide)와 3차 아민(amine)을 사용하여 만든 최초의 자가중합형 아크릴 레진이 개발되었으나 이것은 심미성을 제외한 강도, 내마모성 등 물성이 약하여 1960년대 미국의 보윈(Bowen R.L)이 레진 단량체에 충전재를 배합하여 복합레진을 개발하였다. 그 후 강도, 색상, 마모도 등 치아와 비슷한 재질의 재료에 대한 관심이 높아지게 되었고 그로 인해 세라믹이 각광받게 되었다.

세라믹은 1728년 프랑스의 포샤르에 의해 사용된 바 있었으나 당시에는 기술이 부족하여 활용도가 낮았다. 그러나 1889년 챨스랜드가 세라믹을 이용한 크라운 치료법인 포세린 쟈켓 크라운(Porcelain Jacket Crown)을 특허 받으면서 다시 주목받기 시작하였다.

1960년에 아브라함 와인슈타인(Abraham Weinshtein)은 세라믹의 강도를 높이기 위해 금속에 세라믹을 씌워 만든 PFM(Porcelain Fused Metal)을 개발하였으나, 사용한 금속이 생체친화적이지 않아 PFG(Porcelain Fused Gold)가 개발되었다. 현대에는 생체친화성과 심미성이 강조되면서 올세라믹이 개발되었으며 세라믹의 강도를 높이기 위한 지속적인 노력으로 인공 다이아몬드라고 불리는 세라믹을 압축한 강화 세라믹이 개발되고 있다.

2020년대에는 새로운 세라믹 재료들이 다양한 기술 공법으로 개발되고 있으며, 스테인리스 강이나 지르코니아를 이용한 수복재료의 개발 등 치과재료의 개발은 더욱 빠른 속도로 발전하고 있다. 또한 발전된 이미지화 장치(스캐너, scanner)와 소프트웨어 및 밀링(milling) 시스템의 개발로 심미적이고 내구성이 강하며 생체에 적합한 치과재료가 개발되고 있으며 사용할 수 있는 재료의 종류와 선택의 폭도 다양해졌다. 또한 임플란트 재료가 각광받기 시작했으며 생체적합성과 내식성이 우수한 티타늄이 개발되어 널리 보급되고 있다.

2. 치과재료학 학습의 필요성

치과재료학은 치과질환의 예방과 치료에 사용되는 재료의 조성, 용도, 특성 및 재료의 조작방법 등을 연구하는 학문으로 치과위생사는 양질의 구강진료 서비스를 제공하기 위해서 치료적, 예방적, 교육적 측면의 지식과 기술을 모두 갖추고 있어야 한다.

치과위생사는 각종 치과재료를 관리하거나 취급하고 조작하므로 치과치료의 성패에 중요한 역할을 수행하고 있다. 환자에게 적합한 재료의 선택 및 조작, 그리고 발생 가능한 문제점에 관하여 치과위생사가 잘 알고 있어야 환자 진료 시 치과의사 및 치과기공사와 효율적인 소통이 이루어질 수 있다.

치과위생사의 치과재료학 학습에 대한 필요성은 다음과 같다.

(1) 치과재료에 대한 이해

치과위생사는 구강 내 특정 상황에서 치과재료의 기능 및 가능한 재료의 선택, 재료의 성질 등을 알아야 한다. 예를 들어 세라믹은 단단하여 취성(brittleness, 잘 깨지는 성질)이 강하기 때문에 이갈이 등의 구강습관이 있는 환자에게는 적당하지 않다. 따라서 재료의 선택에서 올세라믹 크라운 대신 금속 크라운이나 금속–세라믹 크라운을 선택하여 환자와 상담할 수 있다.

치과재료는 제조사로부터 공급되며 성공적인 결과를 얻을 수 있도록 해당 제품의 취급 및 관리방법을 제시한다. 재료의 취급이나 관리 방법 등의 미숙은 치과치료의 실패로 나타날 수 있으며, 이것은 시간과 비용의 낭비뿐만 아니라 환자에게도 불편을 주게 되므로 재료에 대한 올바른 이해가 있어야 한다.

(2) 적절한 재료의 조작

치과재료의 물리 · 화학 · 기계적 성질은 재료의 조작에 따라 달라지며 치료의 성공과 실패에 영향을 미칠 수 있으므로 치과위생사는 재료를 정확하게 조작하여야 한다. 예를 들어 인상재와 모형재를 기준에 맞게 혼합하여야 정확한 인상채득과 모형제작으로 보철물을 제작하여 환자에게 양질의 치과의료 서비스를 제공할 수 있다.

(3) 환자 상담 및 관리

치과재료로 제작된 보철물은 구강 내 습도나 산도, 열, 저작력 등의 열악한 환경에 견딜 수 있어야 한다. 치과위생사는 치과재료가 구강 내 · 외 환경에서 어떤 영향과 변화가 있는지 환자에게 설명할 수 있어야 한다.

의치를 장착한 환자인 경우 잘못된 구강관리로 세균이나 다른 미생물이 의치에 군집하게 되면 구취와 구내염의 원인이 된다. 사용된 재료가 어떻게 관리되느냐에 따라 수복물의 수명에 많은 영향을 미치게 되므로 환자에게 사용된 재료의 특성과 사용 시 주의사항, 사용법에 관하여 올바르게 알아야 적절한 상담과 관리를 할 수 있다.

3. 구강환경과 치과재료의 조건

구강 내 조직이 상실되면 치과재료로 상실된 조직을 대체한다. 이때 대체된 재료는 구강의 기능에 적합하여야 하며 구강 내 다양한 온도 변화나 산도 변화 등의 악조건에 잘 견딜 수 있어야 한다.

즉, 치과 수복물은 구강 내에 지속적으로 존재하게 되므로 구강 내 환경에 잘 견딜 수 있어야 정상적인 기능을 수행할 수 있다.

치과재료는 다음과 같은 구강 내 생물학적인 환경에 적합해야 한다.

(1) 치아나 재료의 파절에 영향을 미치는 저작력

치과재료는 저작 시 나타나는 응력과 반복되는 저작압력을 견뎌야 한다. 특히 단단한 것을 씹을 때의 강한 저작압력을 견디지 못하게 되면 재료는 깨지거나 금이 갈 수 있으므로 재료의 파절에 영향을 미치는 저작력에 견뎌야 한다.

(2) 구강 내 온도 변화

구강 내 온도 변화로 수복물의 수축, 팽창으로 인해 발생하는 미세누출은 치아에 지각과민을 유발할 수 있으므로 치과재료는 뜨겁거나 차가운 음식물 섭취로 인한 구강 내 온도 변화에 잘 견뎌야 한다.

(3) 구강 내 산도 변화

주스나 과일 등의 신 음식을 먹을 때 구강 내 산도는 pH가 2, 알칼리성 약제를 복용하는 경우 pH가 11로 큰 변화가 나타나므로 치과재료는 구강 내 산도 변화에 잘 견뎌야 한다.

(4) 내부식성

구강 내에는 항상 타액이 있으며 음식물을 섭취하게 되므로 치과재료는 물과 닿았을 때 팽창하거나 습한 환경에 부식되지 않아야 한다.

(5) 생체적합성과 심미성

치과재료는 생체적합성과 심미성이 우수해야 한다. 생체적합성 또는 생체친화성이란 생체조직이나 체액에 대한 재료나 기기의 적합성을 말한다.

구강은 음식물을 섭취하는 기관으로서 전신의 건강에 기여하는 부분이 매우 크므로 재료가 생체에 적합해야 환자에 대한 악영향을 차단할 수 있고, 심미성이 우수해야 구강조직을 원형대로 재현할 수 있다. 즉, 생물학적 기능을 저해하거나 독작용이 없는 것으로 장기간에 걸쳐 인체에 악영향을 나타내지 않아야 한다.

4. 치과재료의 분류

1) 소재에 따른 분류

치과재료는 소재에 따라 크게 금속, 고분자(합성수지, 폴리머, 레진), 세라믹, 혼합재료로 분류할 수 있다.

(1) 금속

금속결합을 가진 물질로 전체 원소의 80%가 금속원소이다. 금속재료에는 순금속(all-metal)과 합금(alloy)이 있다. 합금이란 여러 개의 금속원자 또는 금속원소와 비금속원소로 이루어져 금속적인 성질을 나타내는 것이다. 치과용 금속은 순금속으로 금 또는 티타늄이 있지만 대부분 합금으로 사용함으로써 순금속의 물성을 개선하고 있다.

금속재료의 일반적 성질은 다음과 같다.

① 실온에서는 고체이며 결정이다(예외는 수은).

② 가공하기 쉽다.

③ 내마모성이 우수하다.

④ 다양한 종류의 힘에 대해 강하다.

⑤ 열전도율, 전기전도율이 크다.

⑥ 불투명하다.

⑦ 금속광택을 가진다.

⑧ 구강 내에서 부식할 가능성이 있다.

(2) 세라믹

비금속재료가 이온결합과 공유결합의 중간적 결합으로 결합한 것으로, 금속산화물에 열을 가해 굳힌 것이다. 가까운 예로는 도자기, 유리, 시멘트, 석고 등을 들 수 있다.

세라믹은 단단해서 잘 변형되지 않고 변형되면 즉시 파괴되는 약한 재료로, 충격에 약하다. 그러나 내마모성, 내산성, 내열성이 뛰어나며 다양한 색으로 착색할 수 있기 때문에 심미성이 요구되는 부위에 그 사용이 늘고 있다.

세라믹의 일반적 성질은 다음과 같다.

① 생체 친화성이 있다.

② 녹는점이 높다.

③ 불연성으로 내열성이 있다.

④ 화학적 안정성이 높다.

⑤ 투명도가 있으며 치아와 유사한 색조를 갖게 할 수 있다.

⑥ 열전도율, 전기전도율이 낮다.

⑦ 전연성이 낮고(가공하기 어렵고) 충격에 약하다.

⑧ 일반적으로 잘 마모되지 않는다.

(3) 고분자

간단한 분자가 반복 반응해서 다수가 결합함으로써 분자량이 1만 이상의 큰 화합물이 된 것을 고분자(macromolecule)라고 한다. 고분자 재료에는 생물에서 합성된 수지나 섬유, 인공적으로 합성된 합성고무, 합성수지, 합성섬유가 있으며 이를 일컬어서 플라스틱이라고도 한다.

고분자화합물을 구성하는 단위가 되는 간단한 분자를 단량체(monomer)라고 하고, 단량체가 반복 결합하여 생긴 고분자화합물을 중합체(polymer)라고 한다. 고분자재료의 특징은 어떠한 단량체로 구성되어 있는가에 따라 좌우된다.

고분자 재료의 일반적 성질은 다음과 같다.

① 비중(밀도)이 작다.

② 성형이 쉽다.

③ 열전도율, 전기전도율이 낮다.

④ 내식성이 좋다.

⑤ 유기용매에 침식된다.

⑥ 기계적 성질, 내열성, 내마모성이 금속보다 떨어진다.

⑦ 다양하게 착색할 수 있다.

(4) 혼합재료

치과수복용 재료로서 금속, 세라믹, 고분자 재료를 사용한다고 하는 관점에서 특징을 비교하면 표 1-1과 같이 정리할 수 있다. 특히 다양한 종류의 힘에 대해 강도를 필요로 하는 경우에는 금속, 심미성이 중시되는 경우에는 세라믹 또는 고분자 재료가 선택된다. 심미성과 강도를 모두 요구하는 경우에는 보이지 않는 부분을 금속, 보이는 부분을 세라믹 또는 레진으로 제작하는 경우가 많다.

표 1-1 각 소재의 일반적 특징

	금속	세라믹	고분자 재료	혼합재료
기계적 성질	강하고 단단하며 탄성적 성질이 우수함	단단하지만 약하고 인장 강도가 낮아 충격에 약함	떨어짐	소재를 조합함으로써 목적에 맞는 물성을 얻을 수 있음
심미성	저하	우수함	우수함	
가공성	용이함	어려움	용이함	
내마모성	뛰어남	뛰어남	떨어짐	
내변색성	부식에 의해 변색	뛰어남	다소 떨어짐	

2) 용도에 따른 분류

상실된 구강조직과 기능을 수복해 주는 재료를 수복물(restoration)이라 한다. 수복물에 사용되는 재료는 상실된 치아조직과 기능을 회복해 주어야 하므로 물성이 강하고 단단해야 하며, 외형을 잘 재현할 수 있어야 하고 심미성과 생체적합성이 있어야 한다.

(1) 수복재(dental filling & restoration)

상실된 치아 구조의 기능이나 상태를 회복시키기 위한 것으로서 과거에는 아말감(amalgam)을 많이 이용했지만(그림 1-3), 최근에는 수은의 위험성과 심미성의 문제로 인하여 잘 사용하지 않고 자연치아와 유사한 색조를 나타내는 복합레진(composite resin), 글래스아이오노머(glass ionomer) 등의 재료를 주로 사용하고 있다(그림 1-4).

글래스아이오노머는 치질과의 화학적 결합과 불소 유리 등으로 과거에는 자주 사용하였으나 높은 초기 용해도 등으로 현재는 잘 사용하지 않고 있다. 최근 임상에서 가장 많이 활용하고 있는 수복재는 복합레진이다.

수복물은 결손된 치질의 물리적 크기에 따라 사용이 제한되는데 과도하게 큰 수복물은 환자의 발음이나 저작, 저작근의 피로에 영향을 미칠 수 있다.

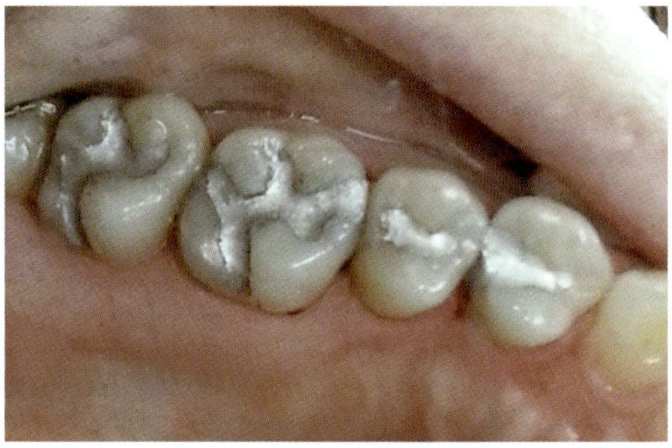

그림 1-3 아말감

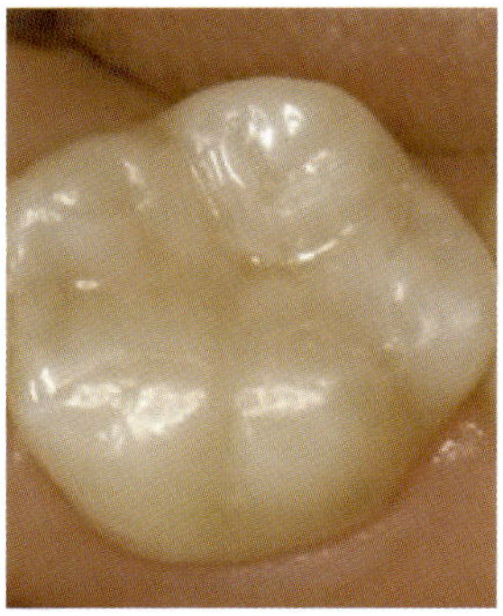

그림 1-4 복합레진

(2) 인상재(impression)

치과용 인상재는 와동이나 지대치에 수복물을 제작하기 위하여 구강조직을 복제할 때 사용하는 재료이다. 치과에서 사용되는 인상재는 탄성과 비탄성 인상재, 가역성과 비가역성 인상재로 나뉘며, 인상재의 발달과 더불어 다양한 종류의 인상재가 임상에서 많이 사용되고 있다.

알지네이트 인상재(alginate impression materials)는 분말과 물을 혼합하여 사용하는 하이드로콜로이드 인상재이며 화학반응에 의해 졸(sol)에서 겔(gel)로의 변화를 통해 인상체가 경화된다(그림 1-5).

아가 인상재(agar impression materials)도 하이드로콜로이드 인상재이며, 치과용으로 사용된 최초의 탄성 인상재이다. 아가 인상재는 온도에 의해 겔에서 졸로의 가역적 변화가 나타난다.

고무 인상재는 알지네이트 인상재와 아가 인상재보다는 미세부 재현성 등의 정확성이 좋고 변형이 잘 되지 않는다는 장점을 가지고 있다.

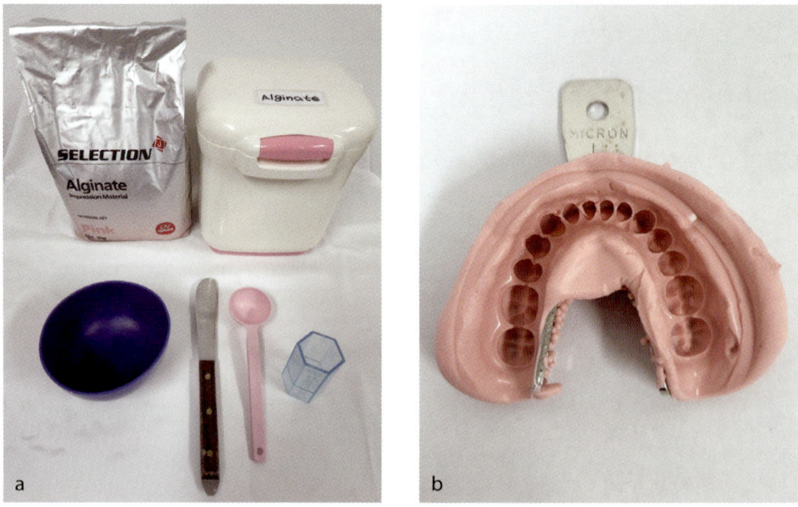

그림 1-5 **인상재(a)와 인상체(b)**

(3) 모형재(gypsum)

모형재로는 석고가 있으며 인상체에 주입하여 구강 내 조직을 복제하기 위하여 사용한다. 수복물은 모형 또는 석고 모형이라 불리는 복사본에서 제작되는데 모형에는 진단(연구)용 모형과 작업용 모형이 있다. 진단(연구)용 모형은 구강조직의 크기와 위치를 측정하기 위해 사용하는 것으로 치아와 다른 구강조직 간 위치를 연구하고 치료를 계획하기 위하여 사용한다(그림 1-6).

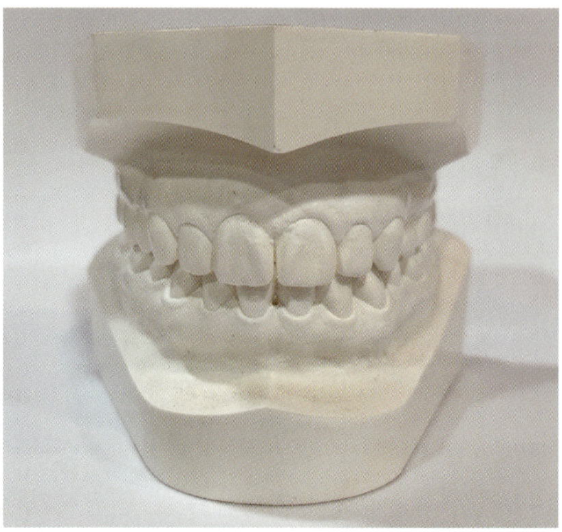

그림 1-6 **석고모형**

작업용 모형은 수복물을 제작하는 용도로 사용하며 캐스트(cast) 또는 다이(die)라고도 한다. 모형재의 제작을 위한 충분한 기계적 성질과 조작성을 필요로 하며 인상재와의 조합이 중요하다.

(4) 보철재(prosthodontics material)

치아 상실이나 치아실질 결손으로 인해 발음이나 저작 기능, 혹은 심미적인 부분에 있어서 발생하는 문제를 인공 장치물을 이용해 회복해 주는 것이 보철재이다. 치과 보철물을 제작하는 데 사용되는 재료는 금속, 광중합성 수지 및 도재(dental porcelain, ceramic) 등이 있으며, 사용되는 재료에 따라 제작 과정이 다르다. 최근에는 심미적인 요소를 중요시해서 가급적이면 자연치아와 유사한 보철물을 많이 사용하고 있다. 심미적인 보철물로는 합성수지나 치과용 도재 및 강도와 투명도를 개선한 지르코니아가 있다.

① 인레이(inlay), 온레이(onlay)

인레이와 온레이는 구치부 교합면의 상실된 치질을 수복하기 위하여 사용하는 수복물이다. 일반적으로 금이나 복합레진, 또는 도재(ceramic), 지르코니아를 이용하여 간접 수복물을 만들어 사용한다(그림 1-7). 온레이(onlay)는 교합면의 상실된 치질을 수복하기 위하여 사용하는 수복물로서 인레이를 사용하기에는 넓은 부위에 적합하며 교합면을 덮는 모양의 수복물을 말한다.

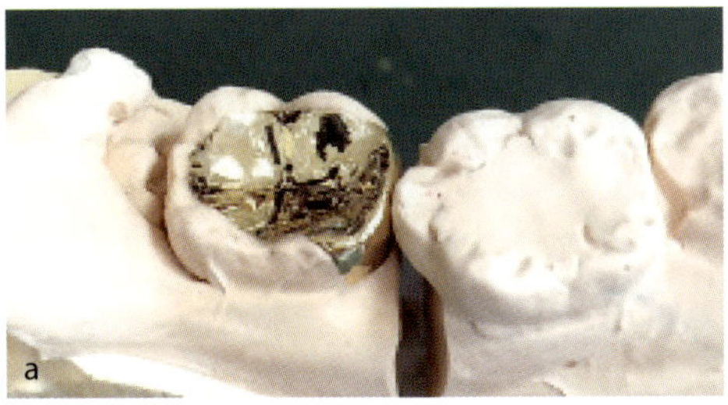

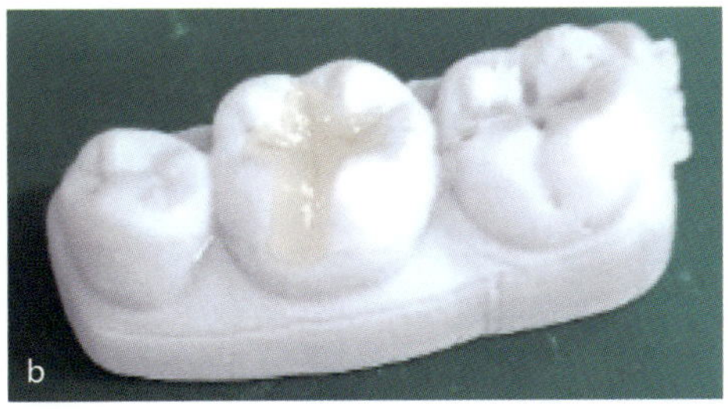

그림 1-7 금 온레이(a)와 복합레진 인레이(b)

② 금관(crown)

많은 양의 치질이 상실된 치아는 치관부에 금관을 제작하여 수복한다. 금관은 잔존 치질을 감싸면서 지지를 받는다. 금관 제작에 주로 사용되는 재료는 금합금이며 니켈-크롬 합금이나 금속-세라믹 합금, 올세라믹 등도 사용된다. 최근에는 강도와 심미성이 우수한 지르코니아 금관이 많이 사용되고 있다.

금합금은 강도와 내부식성, 대합치 마모도 등의 물리적 성질이 가장 우수하지만 노란색을 띠어 심미성이 떨어지는 단점이 있다. 니켈-크롬 합금은 니켈의 독성으로 인해 최근에는 거의 사용하지 않는 재료이다. 금속-세라믹 합금은 금속 위에 세라믹을 올려서 만든 것으로 오랫동안 사용되어 온 재료이다. 공간이 부족하거나 저작력이 강해 세라믹이 파절될 가능성이 높은 경우 교합면을 금속으로 덮어서 사용한다. 올세라믹은 전체를 세라믹으로 만든 것으로 우수한 심미성을 가지고 있으나 이갈이 등의 강한 저작력이 가해지는 경우에는 파절의 위험성이 있으므로 잘 사용하지 않는다. 지르코니아는 최근 가장 많이 사용하고 있는 재료로서 올세라믹과 유사한 심미성을 가지면서 강도가 강하고 치질과의 접착력도 우수하다(그림 1-8).

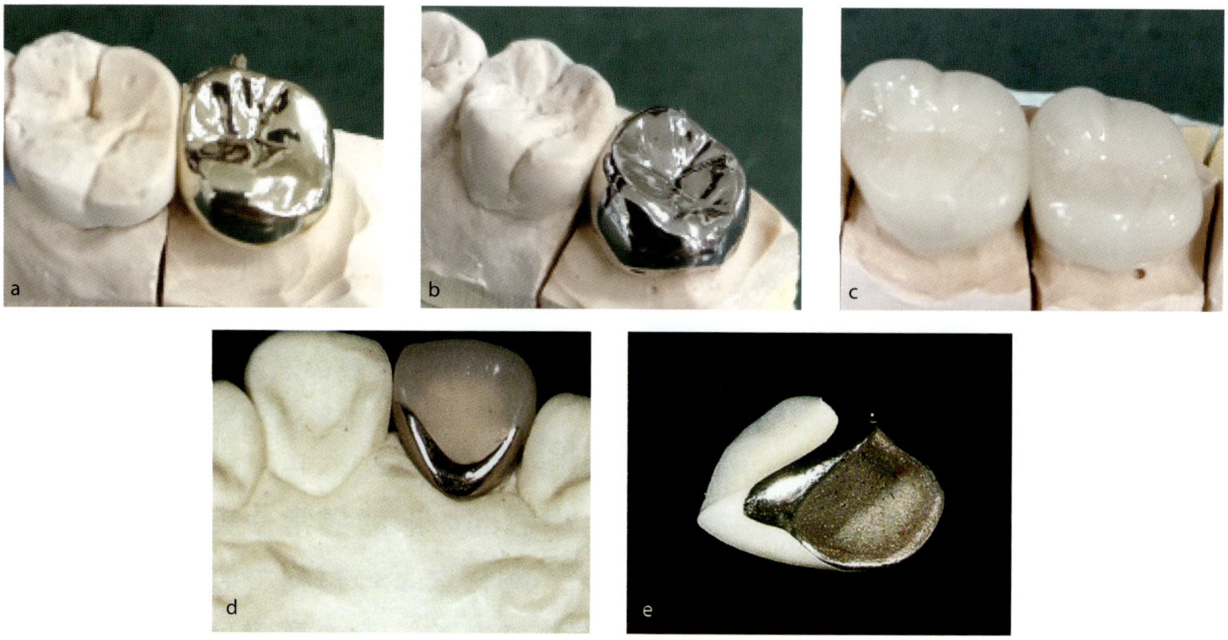

그림 1-8 **골드 크라운(a), 메탈 크라운(b), 지르코니아 크라운(c), 금속-세라믹 크라운(d, e)**

③ 계속가공의치(bridge)

계속가공의치는 인접하는 치열에서 1개 또는 그 이상의 결손 치아를 포함하여 치아의 기능을 회복시켜 주는 것을 말한다. 계속가공의치는 모양이 길이나 강을 가로지르는 다리와 같아 bridge라고 하며 가공의치의 끝은 치아에 의해 지지되는데 이것을 지대치(anchor)라고 한다. 결손된 치아는 인공치(pontic)로 결손 공간을 회복하는데 치아의 치관부만 제작한다. 인공치와 지대치로 구성되는 계속가공의치는 저작력에 의해 파괴되지 않게 서로 강하게 연결해야 한다.

계속가공의치 제작에 주로 사용되는 재료로는 금합금이나 백금합금, 금속-세라믹 합금, 니켈-크롬 합금, 세라믹, 지르코니아 등이 있다(그림 1-9).

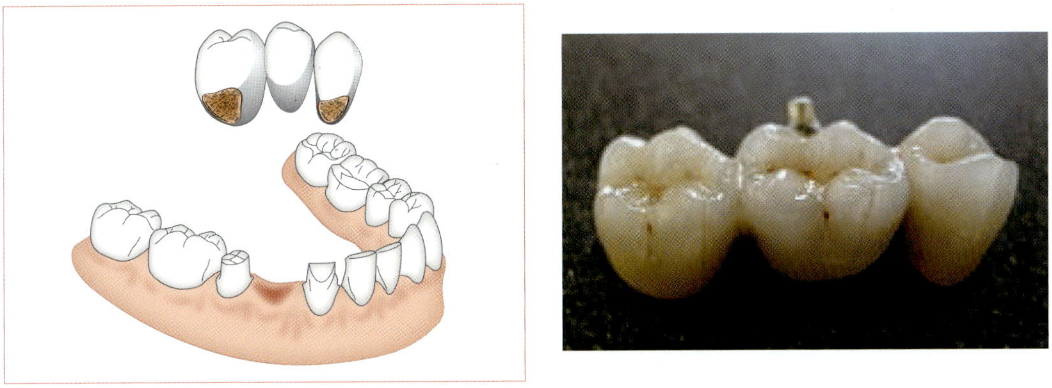

그림 1-9 계속가공의치

④ 총의치와 국소의치(complete and partial denture)

의치는 상실 또는 인위적으로 발거한 치아나 뼈, 치은의 인공 대체물이다. 의치상은 금속으로 제작되어 왔으나 1937년 폴리메틸메타크릴레이트(polymethyl methacrylate)가 의치상 재료로 도입된 이래 대부분의 의치상은 아크릴 레진 중합체를 사용하고 있다. 여기에 레진이나 세라믹으로 만든 인공치를 접합하여 사용한다.

치열궁의 모든 치아가 상실되면 총의치라 불리는 보철물로 전체 치아결손부를 회복시킨다. 총의치는 상악 또는 하악의 점막조직에 의존하여 지지를 받아 기능하며 음식 저작, 적절한 발음, 심미성 회복, 구강기능 개선 등의 역할을 한다.

국소의치는 상·하악 치열 내에 일부 치아가 존재할 때 치아결손 부위를 수복하는 대체 보철물이다. 국소의치에는 고정성 계속가공의치의 지대치처럼 보철물을 안정시키기 위해 몇 개의 잔존하는 치아를 감싸도록 설계된 금속성 클래스프(clasp)가 부착되어 있다(그림 1-10).

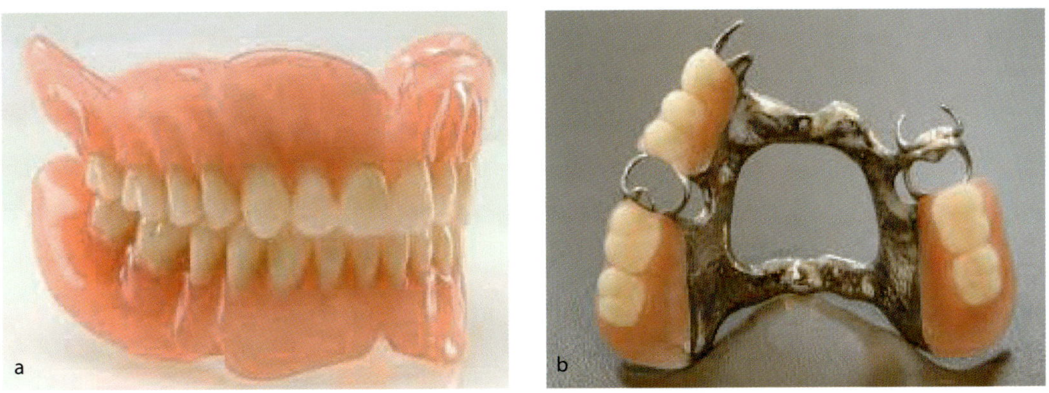

그림 1-10 총의치(a)와 국소의치(b)

(5) 접착제(cement)

접착제는 시멘트라고 불리며 사용하는 방법에 따라 접착과 베이스 및 이장재의 용도로 사용된다.

① 접착(cementation)

접착이란 두 개의 물체를 서로 붙이는 것으로서 합착(luting)이라고도 한다. 접착제는 인레이, 온레이, 금관, 계속가공의치 등의 보철물을 치아에 고정할 때 사용한다. 묽은 용액처럼 흐름성이 있는 시멘트를 혼합하여 수복물에 채우면 시멘트는 몇 분 안에 경화되고 구강 용액에 용해되지 않는 강한 재료로 바뀐다. 따라서 치과용 시멘트의 적절한 취급은 수복물의 수명에 매우 중요하다.

② 베이스(base)와 이장재(liner)

자극성 있는 산성 재료로부터 치수를 보호하거나 외부로부터 전달되는 화학적 자극이나 열 자극, 저작압 등에 대한 완충작용을 위해 사용하는 것을 시멘트 베이스(cement base)라 한다.
이장재는 화학적 자극으로부터 하부 상아질을 보호하기 위해 얇게 도포하는 것으로 외부의 자극을 줄여주는 역할을 한다.

(6) 임시 재료(temporary material)

완성된 수복물을 장착하기 전 구강 내 조직과 치아를 보호하기 위하여 잠시 사용하는 재료를 임시 재료라고 하며 임시치관과 임시 수복물(충전물)이 있다.

① 임시치관

구강 내 보철물을 제작하여 환자 구강 내에 삽입하기까지 치질을 적절한 방법으로 보호하지 않으면 동통을 느끼거나 치질이 상하게 된다. 또한 전치부의 경우 임시치관을 제작하지 않으면 심미적인 문제가 나타날 수 있다. 따라서 이런 경우 임시치관을 제작하여 영구치관이 제작되는 동안에 사용한다. 임시치관 제작용으로 주로 사용되는 것은 알루미늄 크라운이나 아크릴 레진이 있다. 임시치관은 영구치관을 시멘트로 접합하기 위해 치아에서 쉽게 제거될 수 있어야 하므로 임시 시멘트로 약하게 접합한다(그림 1-11).

② 임시 수복(충전)물

치아의 일부 우식증을 제거한 다음 필요한 치료를 결정하기 전에 임시 수복물을 장착하여 치수 치유 시간을 제공한다. 주로 산화아연유지놀 시멘트로 임시 수복물이나 충전물을 만들어 사용한다.

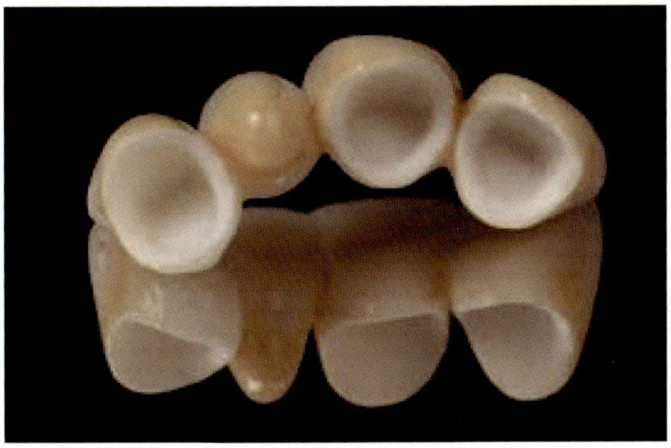

그림 1-11 임시치관

(7) 예방치과 재료(preventive dental materials)

치아우식증을 예방하거나 질환 또는 외상으로부터 치아를 보호하기 위해 사용하는 재료이다.

① 불소화합물(fluoride)

불소화합물은 평활면의 치아우식증을 예방하기 위해 겔(gel), 양치액(rinse), 폼(foam), 바니시(varnish) 등의 형태로 치면세마 후 치아에 적용한다.

② 치면열구 전색재(pit and fissure sealant)

치면열구 전색재는 깊고 좁은 소와와 열구의 우식을 예방하기 위해 사용한다. 주로 사용하는 재료로는 글래스아이오노머 시멘트나 Bis-GMA계 광중합형 치면열구 전색재가 있다(그림 1-12a).

③ 구강보호대(mouth guard)와 트레이(tray)

구강보호대는 운동선수의 상해를 예방하기 위해 사용되며 트레이는 불소국소도포나 미백 치료를 위해 사용한다(그림 1-12b). 구강보호대 등의 구강 내 장치를 제작할 때 사용하는 재료로는 폴리에틸렌, 폴리비닐아세테이트, 폴리프로필렌, 폴리카보네이트 등이 있는데 구강보호대 장치 제작으로 가장 많이 사용하는 재료는 폴리에틸렌, 폴리비닐아세테이트이다.

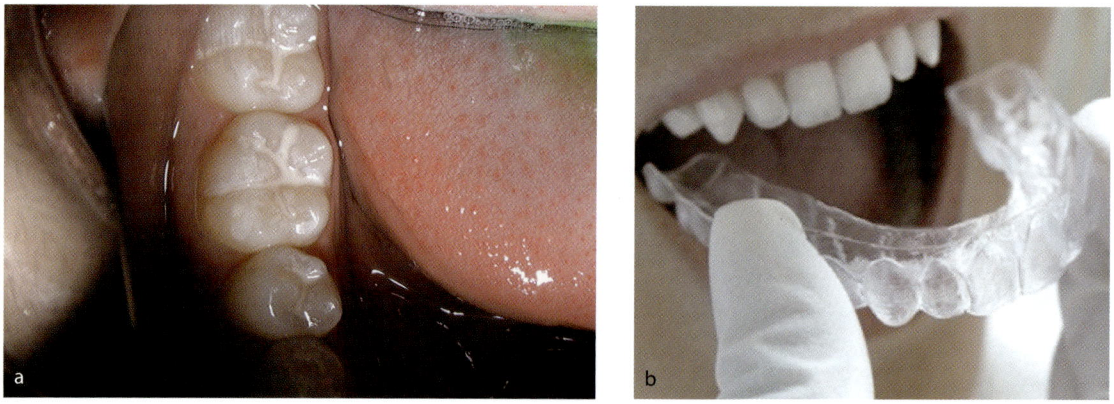

그림 1-12 **치면열구 전색재(a)와 미백 트레이(b)**

(8) 연마 재료(polishing material)

치아나 수복물, 혹은 장치를 제작하기 위하여 재료를 과도하게 깎은 경우 제거한 부분의 거친 표면을 평활하게 마무리 또는 연마하여 음식물 찌꺼기나 치면세균막이 부착되지 않도록 하는 것을 연마 재료라 한다. 연마는 표면에서 마모제를 이용하여 연마할 재료를 얇은 층으로 제거하여 깨끗하고 매끈하며 광택 있는 치아 또는 수복물의 표면을 만드는 것이다. 치과에서는 치아와 수복물의 연마를 위해 많은 재료와 기구를 사용한다(그림 1-13). 러버 컵(rubber cup)에 마모제를 넣어 연마(polishing)를 하거나 치면의 치면세균막과 잔사를 제거하기도 한다.

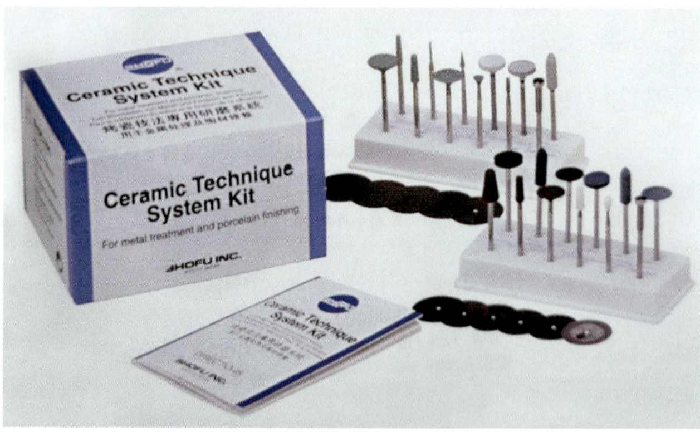

그림 1-13 **다양한 버(bur)**

(9) 매식재(임플란트, implant)

임플란트는 치아의 결손이 있는 경우 치조골 내에 티타늄과 같은 금속을 식립하여 그 위에 금관을 제작해주는 술식으로 기존의 계속가공의치에서 인접 치아를 삭제해야 하는 불편함을 개선한 것이다(그림 1-14).

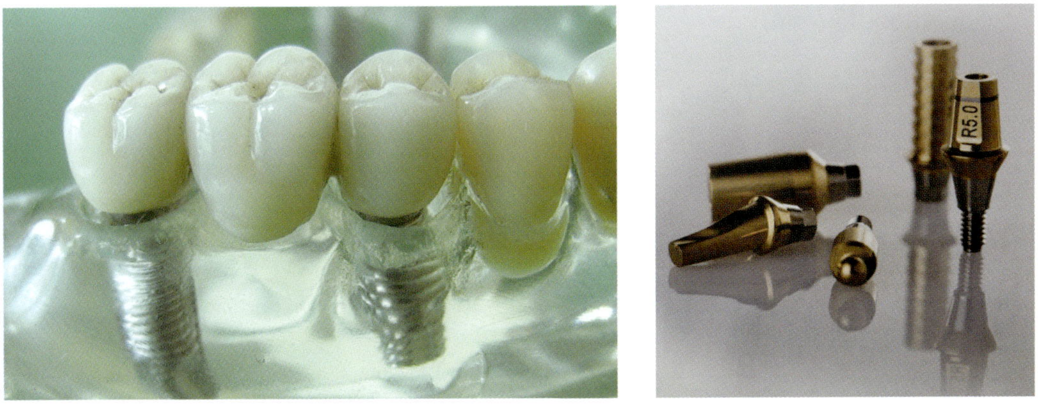

그림 1-14 매식재

(10) 특수 재료(specialty material)

특수 재료는 다양한 치과분야에서 사용된다. 교정치료에서 고무 밴드나 보존치료의 근관충전용 재료가 한 예이다. 치은조직용 재료, 뼈재생 재료는 구강외과와 치주치료에서 사용되며 봉합사가 사용되기도 한다(그림 1-15).

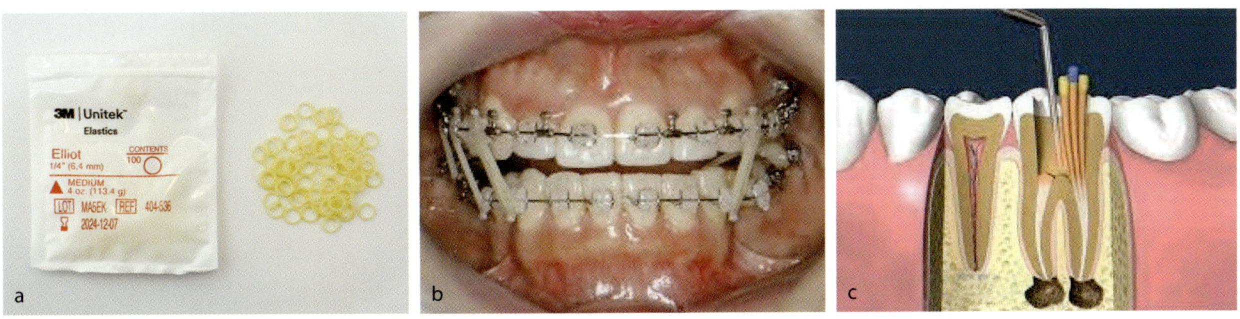

그림 1-15 고무밴드(a, b), 근관충전용 재료(거타퍼차 포인트, c)

3) 제작 위치에 따른 분류 및 사용요령

(1) 직접 수복재료

구강 내에서 직접 제작하는 수복물을 직접 수복재료라 한다. 전형적인 직접 수복재료는 구강 내에 와동을 형성한 후 수복재료를 와동형성부에 직접 도포하는 것을 말한다.

① 아말감(amalgam)

액상 수은과 분말금속의 결합으로 형성된 금속성 재료이다. 잘 혼합된 아말감을 와동에 직접 충전하고 결손 치질과 유사한 형태로 조각해서 경화시킨다.

② 복합레진(composite resin)

구강 내에서 중합되는 플라스틱 재료이다. 치아형성 부위에 도포하기 쉽게 연고(paste)형으로 공급되며 부가중합으로 경화된다.

③ 글래스아이오노머(glass ionomer) 및 기타 시멘트

구강 내에서 산-염기 화학반응으로 경화되는 재료로 심미수복재이다.

(2) 간접 수복재료

수복재료의 많은 성분은 유해하므로 구강 밖에서 수복물을 제작한다. 구강 모형에서 간접 제작하므로 간접 수복재료라 한다.

① 금속

주로 구강 내에서 보철물이나 구조물로 사용된다. 환자가 필요로 하는 정확한 크기와 몰드(mold)에 금속을 녹인 후 사용한다.

금속은 생체 비활성 재료로서 구강 내에서 부식을 일으키지 않고 구강조직과 반응하지 않으며 안정해야 한다. 과거에는 부식이 적은 귀금속 합금을 주로 사용하였으나, 경제적 요인과 기계적 성질, 저렴한 비용 등을 고려해서 비귀금속 합금을 사용하고 있으며 최근에는 티타늄 소재에 관심이 많아지고 있다.

② 세라믹

내식성이 우수하고, 화학적 안정성이 뛰어나며 심미성이 우수하여 치과보철물이나 수복물의 소재로 많이 사용되고 있는 생체 비활성 재료이다. 최근에는 고분자 재료와 마찬가지로, 골 대체재로서의 응용이 많이 연구되고 있으며 생체활성 재료로서의 세라믹에 관심이 집중되고 있다. 세라믹 분말을 고온에서 여러 번 소성하여 수복재료를 제작한다.

③ 고분자 중합체

플라스틱 수복재를 높은 온도와 압력에서 가공 또는 중합하여 제작한다. 레진 인레이나 온레이와 같은 고분자 중합체는 치과 분야에서 보철물이나 수복물의 소재로 많이 사용하고 있다. 최근 고분자 재료는 생체활성 재료로서 활발히 연구되고 있으며, 인공봉합사나 체내 또는 배양액 내에서 흡수되는 생체 흡수성 재료로도 활용되고 있다.

4) 수명에 따른 분류

(1) 영구 수복물

영구 수복물은 인레이, 온레이, 금관, 계속가공의치, 총의치, 국소의치 등이 구강 내에서 탈락되지 않고 영구적으로 사용할 수 있도록 하는 수복물이다. 치아의 수복물과 재수복물의 교체주기는 환자마다 다르며 재료에 따라서도 달라질 수 있다.

(2) 임시 수복물

임시 수복물은 단기간(1주~1개월)에 교체할 계획이 있는 수복물을 말한다. 임시치관은 최종 보철물을 제작할 동안 치아를 보호하기 위해 사용한다.

5. 치과재료의 사용요령

① 각 치과재료의 첨부문서에 수록되어 있는 재료의 성분, 금기사항, 사용 목적, 효능, 사용방법, 사용기간, 보관방법 등에 대해 숙지해야 한다. 같은 재료라도 제조업체에 따라 취급방법이나 보관방법이 다른 경우도 많다.

② 치과재료를 다룰 때에는 안전성, 특성, 성분, 취급방법 등을 충분히 숙지해야 한다.
치과위생사는 치과재료의 정확한 취급방법과 주의사항을 충분히 이해한 후 사용해야 한다.

③ 치과재료는 환경에 매우 민감하므로 원활한 치료를 위해 보관 및 관리하는 것이 중요하다. 재료들의 온도 및 습도 관리, 광선 관리, 유효기한 등을 확인하여 적절한 장소에 보관하고 재고를 관리하는 것이 중요하다.

④ 치과재료는 항상 청결하게 관리되어야 하며 사용한 재료는 일정한 장소에 버리고 폐기처분하여야 한다. 또 치과재료를 흘리거나 엎질렀을 경우에는 반드시 수거하고 주위를 청결하게 해야 한다.

6. 치과재료의 규격

치과 의료산업의 발전은 지속적으로 성장하고 있으며 지금 이 순간에도 계속 연구, 개발되고 있다. 최근에는 첨단 치과용 의료기기와 재료들이 소개되면서 인공지능에 의한 치과치료가 가능해지고 그것에 맞는 재료들도 함께 개발되고 있다.

넘쳐나는 치과재료의 홍수 속에서 인체에 사용하는 치과재료는 충분히 검증받고 평가받은 안전한 제품이어야 한다. 따라서 치과재료는 다른 의료기기와 마찬가지로 유통되기 전에 엄격한 표준규격검사와 시험을 통과하여야 하며 제조사들은 재료에 대한 철저한 검사 및 품질보증을 하여 인체에 적합한 재료를 생산해야 한다.

치과재료에 관한 규격은 여러 나라에서 제정되어 있지만, 가장 대표적인 것이 미국치과의사협회규격(American Dental Association, ADA)이며, 현재는 미국국립표준협회/미국치과의사협회표준(American National Standards Institute/American Dental Association Standard, ANSI/ADA)으로 되어 있다.

하지만 최근에는 국제적인 수준에서의 치과재료에 관한 규격 제정에 관한 관심이 높아지면서 국제표준화기구(International Organization for Standardization: ISO)가 생겼으며 치과산업 생산품의 국제규격화는 세계적인 추세가 되고 있다(그림 1-16).

ISO International Organization for Standardization

그림 1-16 ISO 인증 마크

(1) 국제표준화기구(International Organization for Standardization, ISO)

국제표준화기구(ISO)는 비정부기구로 세계 169개국 이상이 참여하는 기구이다.

국제표준화기구 치과전문위원회(ISO/TC 106–Dentistry)는 ISO 산하의 총 323여개 기술위원회(Technical Committee, TC) 중 106번째 TC이며 그 하위로 8개의 분과위원회(Sub committee, SC)를 운영하고 있다(표 1-2).

표 1-2 국제표준화기구 치과기술위원회(ISO/TC 106)

치과기술위원회(TC)/분과위원회(SC)	분류명	관련규격 수
ISO/TC106	Dentistry	
ISO/TC 106/SC 1	치과 충전 및 수복 재료(Filling and restorative materials)	25
ISO/TC 106/SC 2	보철 재료(Prosthodontic materials)	31
ISO/TC 106/SC 3	용어(Terminology)	12
ISO/TC 106/SC 4	치과용 기구(Dental instruments)	79
ISO/TC 106/SC 6	치과용 장비(Dental equipment)	19
ISO/TC 106/SC 7	구강관리용품(Oral care products)	12
ISO/TC 106/SC 8	치과 임플란트(Dental implants)	10
ISO/TC 106/SC 9	CAD/CAM 시스템(Dental CAD/CAM sysrems)	9

각 나라의 대표들이 협력하여 국제표준을 제정하려고 노력하는 이유는 상품 및 서비스의 품질을 개선하여 소비자, 기업, 그리고 공공의 안전과 이익을 도모하고, 국제간 교류를 원활하게 하여 국제무역을 활성화하기 위함이다.

국제표준화기구 치과전문위원회(ISO/TC 106-Dentistry)는 제1분과(치과 충전 및 수복 재료), 제2분과(보철재료), 제3분과(용어), 제4분과(치과용 기구), 제6분과(치과용 장비), 제7분과(구강관리용품), 제8분과(치과 임플란트)로 구성되며, 제9분과(CAD/CAM 시스템)가 활동 중이다.

(2) 미국국립표준연구소(American National Standards Institution : ANSI)와 미국치과의사협회규격(American Dental Association : ADA)

치과재료에 관한 규격은 여러 나라에서 제정되어 있지만 그 가운데 가장 대표적인 것이 미국치과의사협회규격(American Dental Association, ADA)이다. 미국치과의사협회 지침은 실험실에서 측정한 물리적, 기계적 성질의 특정 요구사항을 기술하고 있으며 현재는 미국국립표준협회/미국치과의사협회표준(American National Standards Institute/American Dental Association Standard, ANSI/ADA)으로 되어 있다. 미국치과의사협회는 치과 제품에 관한 표준위원회와 치과 정보에 관한 표준위원회가 있다.

미국 내 치과재료의 평가방법은 미국국립표준연구소와 미국치과의사협회의 규격을 사용하고 있으며 미국치과의사협회의 과학위원회(Council on Scientific Affairs)가 규격을 개발하고 규격에 부합하는 제품을 인증하고 있다. 과학위원회는 치과치료용 약품, 재료, 기구, 장비를 평가한다. 평가 결과가 위원회의 조건에 충족되면 미국치과의사협회 승인 문장(ADA's seal of acceptance)을 받는다.

우리나라는 대한치과의사협회(Korean Dental Association, KDA) 규격을 제정, 사용하고 있다(그림 1-17).

그림 1-17 ADA, KDA, KS 인증 마크

(3) 한국산업표준규격(Korean Industrial Standards, KS)

우리나라는 광공업품의 품질개선과 생산능률 향상을 위해 단순화와 공정화를 도모함으로써 제한된 자원을 절약하고 경제적 효율을 극대화하기 위하여 한국산업표준규격(KS)을 실시하고 있다(그림 1-17).

KS 인증제도는 산업 표준화 및 품질경영의 조사, 연구, 개발 및 보급을 촉진하고 과학기술의 진흥과 생산능률의 향상을 도모하여 국민경제 발전에 기여함을 목적으로 하고 있다.

한국산업표준규격에 해당하는 제품이나 가공기술을 생산하는 자의 일정한 생산조건을 심사하고 제품의 품질을 시험 검사하여 한국산업표준규격 수준 이상의 제품을 계속적으로 생산할 수 있다고 인정되면 KS 인증마크를 제품에 표시할 수 있도록 하는 인증제도로 최근에는 점차 ISO로 바뀌어가고 있는 추세이다.

7. 치과재료와 제품의 선택

치과재료와 제품의 선택은 제조사에서 제시한 재료의 강도나 성질, 취급법과 임상실험을 통한 생체적합성이나 질적인 우수성을 비교하여 선택해서 사용한다.

치과재료를 사용하기 전에 치과위생사는 재료에 대한 철저한 검사나 품질 보증 및 정확한 사용방법을 반드시 확인하여야 한다.

알아두기

- **소재에 따른 치과재료 분류**
  - 금속 : 금속재료에는 순금속(all-metal)과 합금(alloy)이 있으며 치과에서 사용하는 순금속은 금, 티타늄 등이며, 대부분 합금을 사용함으로써 순금속의 물성을 개선함
  - 세라믹 : 비금속재료로, 도자기, 유리, 시멘트, 석고 등이 있으며 단단해서 잘 변형되지 않지만 충격에 약함. 내마모성, 내산성, 내열성이 뛰어나며 다양한 색으로 착색이 가능하여 심미성이 요구되는 부위에 많이 사용함
  - 고분자 : 고분자 재료에는 생물에서 합성된 수지나 섬유, 인공적으로 합성된 합성고무, 합성수지, 합성섬유가 있으며, 고분자화합물을 구성하는 단위가 되는 분자를 단량체(monomer)라고 하고, 단량체가 반복 결합하여 생긴 화합물을 중합체(polymer)라고 함
  - 혼합재료 : 금속, 세라믹, 고분자 등 치과 재료의 특성을 활용하여 용도에 따라 혼합해서 사용함. 강도를 필요로 하는 경우에는 금속, 심미성이 중시되는 경우에는 세라믹 또는 고분자, 심미성과 강도가 모두 요구되는 경우에는 금속, 세라믹 또는 고분자를 적절히 조합해서 사용

- **용도에 따른 치과재료 분류**
  - 수복재 : 상실된 치아 구조의 기능이나 상태를 회복시키기 위한 재료. 복합레진, 글래스아이오노머, 아말감, 아크릴 레진 등이 있음
  - 인상재 : 구강의 상을 뜨기 위한 재료. 알지네이트와 아가, 고무 인상재, 인상용 컴파운드 등이 있음
  - 모형재 : 인상체에 주입하여 구강 내 조직을 복제하기 위해 사용하는 재료. 캐스트(cast) 또는 다이(die)라고 하며 석고가 있음

알아두기

용도에 따른 치과재료 분류 (계속)

- 보철재 : 치아 상실이나 치아실질 결손으로 인해 발음이나 저작 기능, 혹은 심미적인 부분에 있어서 발생하는 문제를 인공 장치물을 이용하여 회복해 주는 재료. 인레이(inlay), 온레이(onlay), 금관(crown), 계속가공의치(bridge), 총의치와 국소의치(complete and partial denture)에 사용됨
- 접착제 : 시멘트라고 불리며 사용하는 방법에 따라 접착과 베이스 및 이장재의 용도로 사용됨
- 임시 재료 : 완성된 수복물을 장착하기 전 구강 내 조직과 치아를 보호하기 위하여 잠시 사용하는 재료
- 예방치과 재료 : 치아우식증을 예방하거나 질환 또는 외상에서 치아를 보호하는 데 사용하는 재료. 불소화합물, 치면열구전색재, 구강보호대(mouthguard), 트레이(tray) 등
- 연마 재료 : 거친 표면을 평활하게 마무리 또는 연마하여 음식물 찌꺼기나 치면세균막이 부착되지 않도록 하는 재료
- 매식재(implant) : 치아 결손이 있는 경우 인공 치아를 만들기 위해 치조골 내에 식립해서 인공치근 역할을 하게 하는 재료. 티타늄 등의 금속
- 특수 재료 : 교정치료에서 사용되는 고무밴드나 보존치료의 근관충전용 재료, 봉합사 등 특수한 용도로 사용되는 재료

제작위치에 따른 분류

- 직접 수복재료 : 아말감(amalgam), 복합레진(composite resin), 글래스아이오노머(glass ionomer) 및 기타 시멘트
- 간접 수복재료 : 금속, 세라믹, 고분자 중합체

수명에 따른 분류

- 영구 수복물 : 충전물, 금관, 계속가공의치, 총의치, 국소의치 등 구강 내에서 탈락되지 않고 영구적으로 사용할 수 있도록 하는 수복물
- 임시 수복물 : 단기간(1주~1개월)에 교체할 계획이 있는 수복물, 임시치관 등

치과재료의 규격

- 인체에 사용하는 치과재료는 충분히 검증받고 평가받은 안전한 제품이어야 하므로 국제표준이 규정한 제품의 품질과 규격을 따르도록 하고 있음
- 국제표준화기구(ISO) : 비정부기구로 세계 169개국 이상이 참여하는 국제표준기구
- 국제표준화기구 치과전문위원회(ISO/TC 106-Dentistry) : 제1분과(치과 충전 및 수복 재료), 제2분과(보철재료), 제3분과(용어), 제4분과(치과용 기구), 제6분과(치과용 장비), 제7분과(구강관리용품), 제8분과(치과 임플란트), 제9분과(CAD/CAM 시스템)

Review Questions

01. 비정부기구로서 국제표준기구로 사용하고 있는 표준규격은?

① KS(Korean Industrial Standards)
② ADA(American Dental Association)
③ FDA(Food and Drug Administration)
④ AADA(American Association for Dental Research)
⑤ ISO(International Organization for Standardization)

02. 다음 중 직접 수복재는 어느 것인가?

① 석고 ② 금합금 ③ 세라믹 ④ 복합레진 ⑤ 알지네이트

03. 다음 중 보철물 제작을 위해 구강 내 조직의 형상을 만들기 위한 재료는?

① 접착제 ② 매식재 ③ 인상재 ④ 연마재 ⑤ 수복재

정답 **01.** ⑤ **02.** ④ **03.** ③

Chapter 02
치과재료의 특성

치과재료의 특성

학습목표

1. 치과재료의 물리적 특성을 설명할 수 있다.
   - 치과재료의 경화반응에 의한 크기 변화를 설명할 수 있다.
   - 치과재료의 열적 크기 변화를 설명할 수 있다.
   - 용도에 따른 치과재료의 열전도율을 설명할 수 있다.
   - 용해도와 흡수도를 구분하여 설명할 수 있다.
   - 젖음성과 접촉각을 구분하여 설명할 수 있다.
2. 치과재료의 전기 화학적 특성을 설명할 수 있다.
   - 갈바니즘을 설명할 수 있다.
3. 치과재료의 기계적 특성을 설명할 수 있다.
   - 응력에 대해 설명할 수 있다.
   - 탄성계수를 설명할 수 있다.
   - 연성과 전성을 비교하여 설명할 수 있다.
   - 피로와 크립을 비교하여 설명할 수 있다.
4. 치과재료의 생물학적 특성을 설명할 수 있다.
   - 치아와 수복물 간의 미세누출을 설명할 수 있다.

치과재료학은 자연과학의 한 부분으로 치과재료의 특성과 작용을 연구하는 것을 목적으로 한다. 치과재료학을 배우는 데 있어 재료의 원자와 분자, 원자와 분자 간에 존재하는 결합 형태에 기초한 재료의 특성을 알아야 한다.

치과재료의 특성은 물리적, 화학적, 기계적, 생물학적 특성으로 나눌 수 있으며, 구강 내 환경에서 치과재료의 특성을 장기간 유지하면서 기능을 충분히 발휘할 수 있어야 한다. 따라서 치과위생사는 치과재료의 조작과정에서 발생할 수 있는 문제점과 잠재적으로 발생될 수 있는 임상적 실패 요인을 충분히 검토하여 가장 적합한 치과재료를 선택해야 할 것이며 이를 위하여 각 재료들이 갖는 일반적인 특성을 이해할 필요가 있다.

1. 물질의 결합

음식을 먹고 으깨서 씹을 때 생기는 힘을 치아는 어떻게 견뎌낼 수 있을까? 치아와 수복재료는 우리가 먹는 음식보다 더 강한 원자구조를 가져야 하는데 치아의 강도를 이해하기 위해서는 원자 결합의 속성을 이해할 필요가 있다. 원자(atom)는 물질의 기본 단위로서 화학적으로 더 이상 쪼갤 수 없는 상태로, 하나의 원자는 특별한 성질을 가지며 재료의 성질은 원자의 결합으로 만들어진다.

1) 1차 결합(Primary bond)

1차 결합은 원자 간에 일어나는 결합으로서 전자궤도의 특성에 따라서 그 유형이 결정된다. 1차 결합은 이온 결합, 공유 결합, 금속 결합으로 구분된다.

(1) 이온 결합(ionic bond)

이온 결합은 주로 양이온(+)과 음이온(−)이 정전기 인력으로 결합하여 생기는 화학 결합이다(그림 2–1).

원자의 중심에는 양전하(+)를 갖는 원자핵(atomic nucleus)이 존재하며 그 주위에 음전하(−)를 갖는 전자가 존재한다. 원자핵은 양전하의 양성자(proton)와 전기적으로 중성인 중성자(neutron)로 이루어지며 양성자의 수가 원소번호이다. 일반적으로 원자는 양성자 수와 전자 수가 같기 때문에 전기적으로 중성을 띤다. 중성의 원자가 전자를 잃게 되면 양이온이 되고 전자를 얻게 되면 음이온이 되는데 전자를 잃은 양이온과 전자를 얻은 음이온이 전기적 힘에 의해 결합하는 것이 이온 결합이다.

이온 결합은 주로 금속 원소들과 비금속 원소 간의 결합이라 할 수 있는데 지르코니아(ZrO_2), 알루미나(Al_2O_3), 염화나트륨(NaCl), 불화칼륨(KF) 등의 세라믹은 원자 간에 이온 결합을 한다.

도재 수복물(porcelain fused metal crown) 제작에 사용되는 세라믹 분말은 이온 결합 재료이다. 그러나 순수한 이온 결합으로만 이루어지는 물질은 많지 않으며, 대부분 공유 결합이 어느 정도 포함되어 있다.

1차 결합은 원자 간에 강한 결합을 하므로 융점이 높고 마모에 잘 견디는 성질이 있으며 전기 전도도, 열전도가 낮은 특성이 있다.

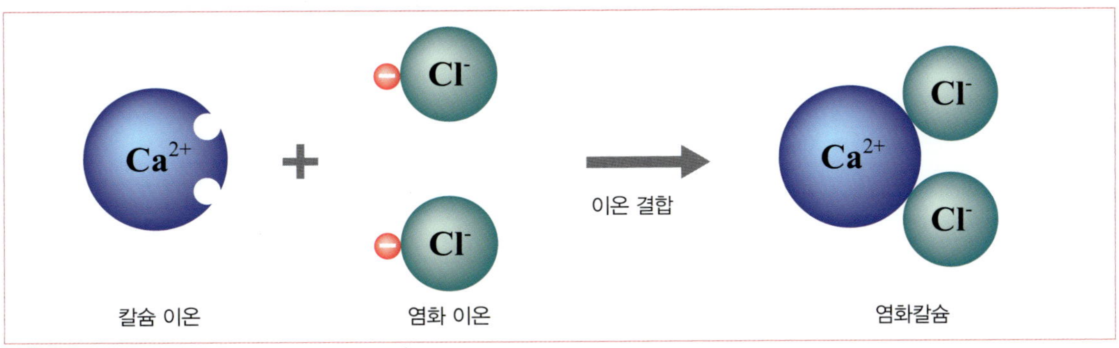

그림 2–1 칼슘과 염소의 이온 결합

(2) 공유 결합(covalent bond)

공유 결합은 화학 결합의 일종으로 2개의 원자가 서로 전자를 방출하여 공유함으로써 안정된 전자배열을 갖는 결합 상태이다(그림 2-2).

원자들은 1개 또는 2~3개의 전자를 나누어 갖는다. 다른 원자와 함께 공유되는 전자는 외피를 전자들로 채우기 위해 하나의 원자를 받아들인다.

전자를 공유하는 두 원자 간의 공유 결합은 매우 강하나 공유 결합만으로 이루어진 재료는 거의 없다. 원자 간에 공유 결합을 하는 재료는 실리카(SiO_2), 탄화규소(SiC), 다이아몬드(C) 등이 있으며 다이아몬드는 공유 결합을 통해서 각각의 탄소 원자 4개에 다른 탄소 원자가 결합되어 있다. 다이아몬드가 가장 단단한 재료 중 하나로 알려진 이유가 바로 이 결합 때문이다. 많은 재료는 공유 결합된 원자의 긴 사슬로 이루어져 있으며 그 사슬은 강하다. 고분자(polymer)는 공유 결합된 탄소 원자의 긴 사슬로 이루어져 있다. 탄화수소화합물인 고분자 재료는 탄소와 수소의 공유 결합으로 세라믹이나 무기재료와 달리 융점이 낮고 부드럽게 잘 늘어나며 열에 약한 성질이 있다.

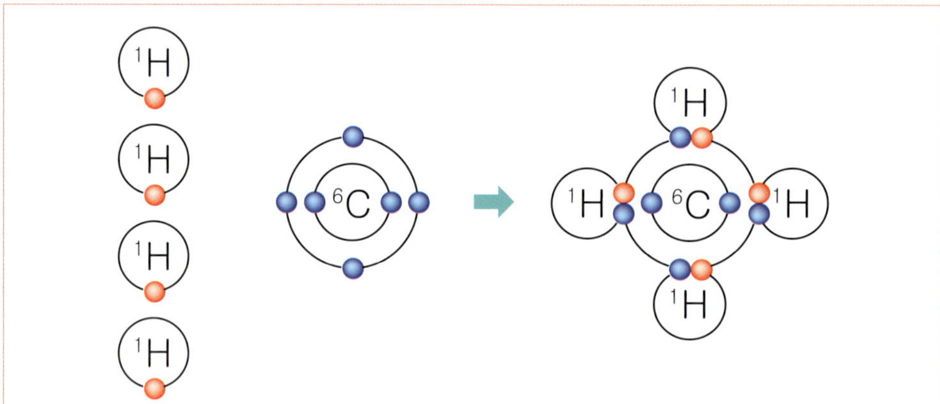

그림 2-2 **탄소와 수소의 공유 결합**

(3) 금속 결합(metallic bond)

일상생활에서 흔히 접할 수 있는 금속인 은, 철, 구리 등은 한 종류의 원자로 이루어져 있다. 고체 금속은 무수히 많은 원자가 규칙적이고 일정한 배열을 이루고 있으며 개개의 금속원자는 최외각 전자 껍질의 전자를 쉽게 내주려고 한다. 전자를 내놓고 양이온(+)이 되어 일정한 배열을 이루면, 전자가 양이온 사이를 자유롭게 이동해 다니는 자유전자(free electron)로 존재함으로써 양이온 사이의 반발력을 없애 결합이 유지되도록 한다. 금속은 자유전자가 있기 때문에 전기와 열을 잘 전도하며 일반적으로 밀도가 높고 무거운데 이러한 특성은 금속 결합의 결과이다.

즉 금속 결합은 금속원자가 음전하를 띤 자유전자(−) 무리 속에 양이온(+)으로서 위치하며, 금속 양이온(+)과 자유전자(−) 무리 간의 상호 인력에 의해 결합하는 것을 말한다(그림 2-3).

금속 결합은 금속원소 사이에만 존재하며 금속원자는 금속이온과 자유전자 간의 방향성 없는 정전기적 결합으로서 모든 금속 및 합금 물질에 나타나는 결합 유형이다. 결합에너지는 다른 1차 결합에 비해서 비교적 낮은 편이다. 이온 결합이나 공유 결합과 달리 금속 결합은 자유전자가 존재하기 때문에 특별한 전기적, 열적, 기계적, 광학적 성질을 가진다. 금속 결합을 갖는 물질의 특징은 높은 전도성, 전성 및 가소성을 가지고 있으며 다양한 범위의 녹는점을 갖는다.

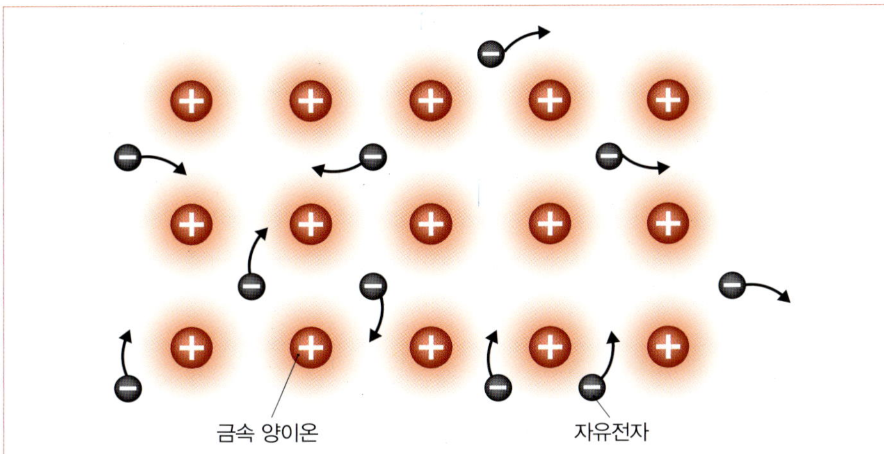

그림 2-3 금속 결합

2) 2차 결합(Secondary bond)

2차 결합은 전자의 이전 또는 공유 없이 원자 사이에 정전기적 인력으로 결합이 유지되어 상대적으로 약한 인력을 갖는 결합이다. 수소 결합 또는 반데르발스(van der Waals) 결합이 있다. 반데르발스 결합의 세기는 공유 결합이나 이온 결합에 비해 매우 약하다. 그러나 끓는점, 녹는점, 연화온도와 같은 성질에 중요한 영향을 미친다. 예를 들어 물 분자는 수소와 산소 원자 간의 강한 공유 결합이며 분자 간에 약한 반데르발스 결합을 한다. 얼음이나 물을 가열하면 수소와 산소원자 간의 공유 결합이 끊어지는 것이 아니라 물분자 간의 반데르발스 결합이 끊어져 얼음에서 물, 그리고 수증기로 변화하므로 반데르발스 결합은 끓는점 또는 녹는점과 관련이 깊다.

또한 폴리메틸메타크릴레이트(Polymethylmethacrylate), 폴리에틸렌(polyethylene), 폴리비닐클로라이드(polyvinylchloride)와 같은 고분자 재료는 단량체 즉, 단위 분자량들이 결합하여 하나의 거대분자를 형성한 것으로 단위 분자는 탄소와 수소의 공유 결합이지만 각 분자 간의 약한 반데르발스 결합을 한다. 따라서 고분자 간에 약간의 열이나 힘을 가하더라도 분자 간의 반데르발스 결합은 쉽게 끊어질 수 있으므로 연화 또는 변형이 잘 일어난다.

2차 결합은 원자 또는 분자 주변의 전자가 불균형하게 분배되면서 생기는 부분적 전하의 결과이다. 그 전하는 임시적, 영구적일 수 있으며 매우 약하거나 강할 수 있다. 2차 결합은 고분자의 속성을 결정짓는 중요한 결합으로 고분자 자체 또는 고분자 사슬의 상호 작용에 중요한 역할을 한다.

3) 치과재료의 원자 결합

재료를 이루는 원자와 원자의 결합 방법은 물질의 특성을 결정한다. 약한 결합은 약한 물질을 만들고, 반대로 강한 결합은 강한 물질을 만든다. 치과재료는 1차적인 원자 결합에 기초해 세라믹, 고분자, 금속의 세 가지 종류로 구분할 수 있다.

(1) 세라믹(ceramic)

대부분의 세라믹은 이온 결합을 하지만 일상생활에서 사용되는 접시, 도자기 같은 세라믹 물질은 이온 결합과 공유 결합으로 되어 있다. 이온 결합은 경도와 취성이 큰 물질이다. 이러한 물질 결합의 특성으로 세라믹 물질의 처리과정과 화학적 안정성을 위해서는 높은 온도가 필요하다.

세라믹은 원자 간에 서로 힘을 가하고 있기 때문에 강하고 화학적으로 불활성이며 압력에 잘 견딜 수 있다. 하지만 서로 밀고 있는 힘 때문에 세라믹은 잡아당기거나 구부렸을 때 약하고 쉽게 깨지며, 신축성이 없고 부서지기 쉽다.

그러나 금속이나 플라스틱에 비하여 녹이 슬지 않고 불에 타지 않으며 손상되지 않는 특징을 지니고 있어 최근 생체 재료로 많이 사용되고 있다. 열에 강하고 약품에 잘 견디며, 잘 긁히지 않고 변형이 거의 없다. 또한 인체에 해를 입히지 않아서 인공치아 제작에 많이 사용되고 있다(그림 2-4).

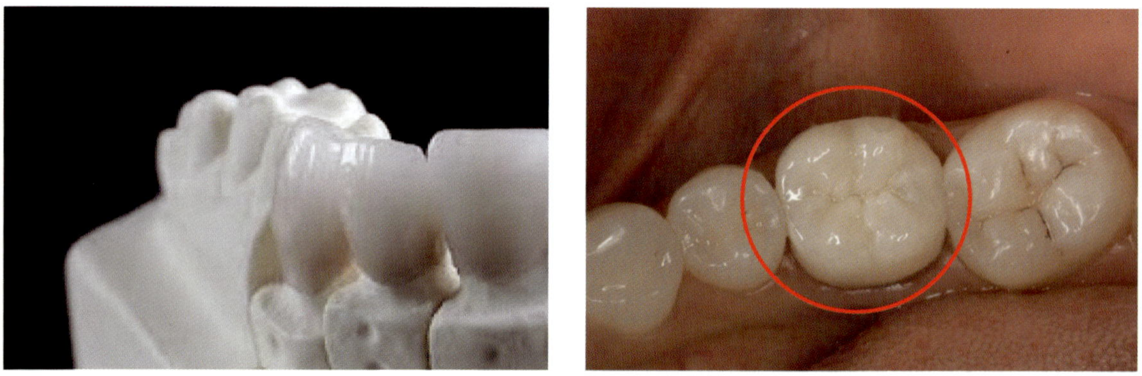

그림 2-4 세라믹 크라운

(2) 고분자(polymer)

고분자는 단량체(monomer)가 공유 결합에 의해 반복적으로 연결된 최소 분자량이 5,000 이상인 거대분자를 말한다. 이것은 수천 개의 탄소와 수소, 그리고 기타 요소들로 이루어져 있으며 분자량이 크고 구조단위가 길고 복잡하게 얽힐수록 물리적, 기계적 성질이 향상된다. 고분자는 폴리머(polymer)라고도 하며 공유 결합 구조가 중첩된 사슬 모양 구조로 되어 있다.

우리 일상생활에는 다양한 고분자 물질들이 사용되는데, 그중에서 약하고 부드럽고 유연한 물질을 플라스틱이라 하고, 단단하고 딱딱하며 강한 물질을 합성수지라고 한다.

고분자 재료의 기본 구성 성분은 탄소와 수소이지만 첨가 원소에 따라 다양한 특성을 갖는 고분자로 변화시킬 수 있다. 예를 들면 기본 구조에 산소가 첨가되면 아크릴 레진, 질소가 첨가되면 나일론, 실리콘이 첨가되면 실리콘 레진 등으로 변환될 수 있다.

고분자 재료는 고분자 사슬 간의 결합이 다양하기 때문에 광범위한 특성과 다양성을 가진다. 고분자 사슬 내의 단량체들은 강한 1차 결합인 공유 결합으로 구성되어 있지만 고분자 사슬 간에는 약한 2차 결합인 수소 결합과 반데르발스 결합으로 구성되어 있어 기계적 강도가 상대적으로 낮으며 열팽창 계수는 매우 높은 단점이 있다.

고분자 재료는 보통 열과 압력을 가하여 성형하는데 화학적인 변화 없이 열과 압력에 의해서만 연화되는 재료를 열가소성 고분자라고 하며, 아크릴 레진(acrylic resin), 폴리에틸렌(polyethylene), 나일론(nylon), 폴리염화비닐(polyvinylchloride), 폴리스틸렌(polystyrene) 등이 있다. 열가소성 고분자는 열에 의해 연화되기도 하지만 유기용매에도 녹는 성질이 있다.

(3) 금속(metal)

금속은 금속 결합으로 이루어져 있으나 순수한 금속 결합의 금속은 많지 않다. 대다수 금속은 금속 결합이 우세하지만 약간의 공유 또는 이온 결합의 경향을 나타내기도 한다.

금속 간 화합물의 결정구조는 복잡하며 소성변형(plastic deformation)을 거의 일으키지 못하기 때문에 단단하고 취성(brittle)이 크다.

2. 치과재료의 물리 · 화학적 특성

1) 물리적 변화와 화학적 변화

치과재료의 물리적 변화는 물질의 성질을 그대로 유지한 채 겉모습만 바뀌는 것을 의미하며, 물리적 변화가 일어난 것은 원래 상태로 되돌리는 것이 가능하다.

화학적 변화는 물질의 성질이 변하여 처음과는 아주 다른 물질이 되는 것으로 물질의 원자 결합이 깨지거나 새로운 결합으로 바뀐 것이다. 화학적 변화가 일어나면 고유한 성질이 변했기 때문에 처음의 물질로 되돌아갈 수 없다.

화학적 변화가 일어날 때는 새로운 물질이 만들어지기 때문에 변화 과정에서 이전에는 없던 것이 나타나기도 한다. 예를 들면 물질의 색이 변하거나 열이나 빛이 발생하기도 한다. 때로는 기체가 발생하거나 독특한 냄새가 나기도 한다. 종이가 구겨지는 것은 물리적 변화이다. 따라서 종이가 가진 성질이나 빛깔을 그대로 갖고 있다. 하지만 종이가 타는 것은 화학적 변화로 탄 종이는 색깔이 변하면서 성질이 변한다.

2) 경화반응에 의한 크기 변화

치과재료는 화학적 변화에 의한 반응으로 경화되면서 팽창이나 수축이 발생한다. 경화반응에 의한 크기 변화로 수축이 일어나는 대표적인 재료는 복합레진과 알지네이트 인상재, 고무 인상재가 있으며, 팽창이 일어나는 대표적인 재료는 치과용 석고와 매몰재가 있다.

3) 열적 성질

(1) 열적 크기 변화

대부분의 치과 재료들은 구강 내의 온도 변화에 따라 팽창과 수축이 일어난다. 즉, 가열하면 팽창하고 냉각하면 수축한다. 열팽창 계수(coefficient of thermal expansion)는 온도 상승에 따라 나타나는 재료의 길이 변화를 나타내는 값으로 온도가 1℃ 상승할 때 재료의 길이 팽창률로 나타낸다. 열팽창 계수의 차이가 큰 수복재는 수축과 팽창의 반복으로 수복된 치아에서 미세누출이나 지각과민증, 재발성 우식증을 일으키는 원인이 된다.

온도 상승으로 인한 수복재의 팽창은 치아파절이나 만성적인 치수자극의 원인이 될 수 있고, 반대로 온도 하강으로 인한 수복재의 수축은 접착면에서 수복물과 치질 사이의 결합력을 파괴시켜 미세누출을 초래할 수 있다. 따라서 수복재의 열팽창 계수는 법랑질이나 상아질과 유사해야 한다(표 2-1).

치아와 비교한 치과재료의 열팽창 계수 값을 살펴보면, 금합금, 아말감, 고분자 재료 순으로 유사하며, 세라믹은 치아보다 낮거나 치아와 유사하다.

표 2-1 **열전도율과 열확산율, 열팽창 계수 비교**

재료	열전도율(cal/cm · sec · ℃)	열확산율(cm^2/sec)	열팽창 계수($\times10^{-6}$/℃)
물	0.0014	0.0014	
법랑질	0.0022	0.0047	11.40
상아질	0.0015	0.0018~0.0026	8.00
인산아연 시멘트	0.0028	0.0029	0.32
산화아연유지놀 시멘트	0.0011	0.0039	35.00
아크릴릭 레진	0.0005	0.0012	76~80
세라믹	0.0025	0.0064	4~12
아말감	0.0550	0.0960	22~28
티타늄	0.0360	0.0727	8.36
금	0.7100	1.1900	14.20
은	1.0060	1.6700	19.20
동	0.9180	1.1400	16.50

TIP!

미세누출(microleakage)

구강내 환경은 다양한 음식과 환경에 따라 온도변화가 일어나며 구강 내 치아와 충전재들은 열팽창과 열수축에 따른 열팽창 계수의 차이가 발생된다. 온도 상승 시 치아에 비해 충전재의 열팽창 계수가 큰 경우에는 치아의 파절이나 만성적인 차수자극이 발생될 수 있고, 온도 하강 시 충전재의 열팽창 계수가 작은 경우에는 치아와 충전재의 결합부가 파괴되어 미세누출(microleakage)가 발생하게 된다.

구강 내에 사용되는 치과재료의 열팽창 계수는 차이가 있기 때문에 구강내 상태와 주조과정의 열처리 과정을 고려해야 한다.

표 2-2 **치질과 다양한 수복용 재료의 열팽창 계수의 비율** (단위 : $\times 10^{-6}$/℃)

	수복재료의 α / 치질의 α
비충전 아크릴릭 레진	8.1
미세입자형 복합레진	5.3
재래형 복합레진	3.1
아말감	2.2
인레이 골드	1.9
금박(gold foil)	1.3
규산염 시멘트	0.7

〈 출처 : 치과재료학 8판. 군자출판사 〉

치질의 열팽창 계수는 법랑질이 11.4×10−6mm/mm/℃이나 아크릴릭 레진은 76−80×10−6mm/mm/℃로 열팽창 계수의 비율은 약 8배 정도의 차이가 발생하게 된다. 금의 열팽창 계수는 14.20×10−6mm/mm/℃으로 인레이 골드로 제작되는 경우 열팽창 계수의 비율은 1.9 정도를 보여 레진계열의 충전재는 치아와 열팽창 계수의 차이가 크기 때문에 결합부의 파괴가 동반되어 미세누출이 발생될 가능성이 크다.

미세누출이 발생되면 치아와 충전재 사이에 간극(gap, 틈)이 발생하게 되며, 그 틈에 미생물이 서식하여 2차 우식증을 일으키거나, 변색이 생겨 심미적으로 안 좋은 현상이 생기게 된다(그림 2-5).

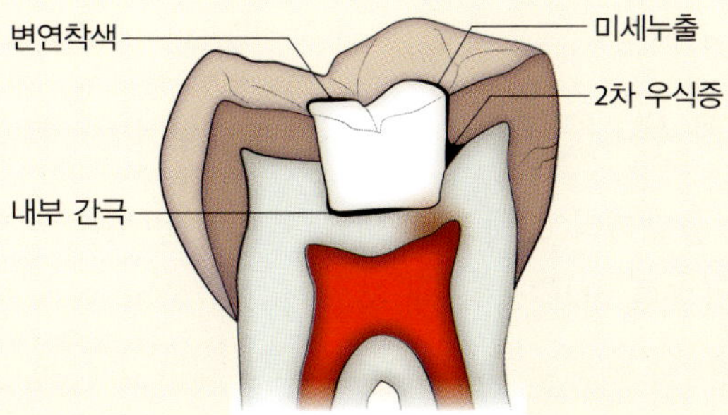

그림 2-5 미세누출로 인한 증상

TIP!

미세누출(microleakage) (계속)

미세누출이 발생하는 이유는 충전재료 중 레진의 중합수축 등으로 인해 수복물과 치면의 접착이 파괴될 시 변연누출이 발생하기 때문이다. 이를 방지하기 위해서는 광중합레진 중합 과정에서 초기에 낮은 출력의 빛을 조사하기 시작하여 단계적으로 광원의 출력을 최대로 증가시키 는 단계중합(경사 중합)을 실시한다. 이외에 충전 시 1회에 중합되는 재료의 양을 감소하여 몇 차례에 걸쳐 와동에 충전하고 광중합하는 '적층 충전법'을 사용하는 것이 좋다.

(2) 열전도성(thermal conductivity)

열전도성은 재료를 통과하는 열 흐름 속도로서 열을 전달하는 속도를 측정한 값이다. 열전도성은 시간당 · 미터당 · 온도당 칼로리(calories/second · meter · degree) 단위로 측정할 수 있어 cal/sec · meter로 측정한다. 아이스크림을 먹을 때는 0℃ 가까이 낮아지고 뜨거운 커피를 마실 때는 60℃ 정도까지 상승할 수 있다. 이와 같은 급격한 온도 변화는 금속의 열전달이 치아보다 훨씬 빠르기 때문에 치수에 그대로 전달되어 고통을 줄 수 있을 뿐만 아니라 치수를 영구적으로 손상시킬 수 있다.

금속 같은 전도성 재료가 치수에 근접할수록 치수 민감도가 나타난다. 열전도율이 큰 금합금과 아말감과 같은 수복물은 법랑질에 비해 열확산율이 훨씬 크다(표 2-1).

그러므로 치수에 전달되는 열을 효과적으로 차단할 수 있도록 치아와 수복물 사이에 적절한 두께의 시멘트(단열성 베이스)를 도포해 주어야 한다.

의치에 사용되는 재료는 음식의 온도를 잘 느낄 수 있도록 열전도성이 높은 것이 좋으며 수복용 재료는 치수 보호를 위해 열전도성이 낮은 것이 좋다.

- 열전도성이 높은 재료 : 금속(단열성 베이스 도포)
- 열전도성이 낮은 재료 : 고분자

(3) 융점(melting point)과 유리전이온도(glass transition temperature, Tg)

액체 면에서 기화하는 것을 증발이라고 하고 액체가 기체로 변하는 현상을 비등(沸騰)이라고 한다. 비등점은 끓는점(boiling point)이라고도 하는 데 액체 물질의 증기압이 외부 압력과 같아져서 끓기 시작하는 온도이다. 반면에 물질이 고체에서 액체로 변화하는 것은 융해라고 하며 고체 상태의 물질이 외부로부터 에너지를 흡수하여 액체가 되는 현상은 용융이라고 한다. 그리고 고체에서 액체로 변화가 일어나는 온도는 융점(melting point)이라고 한다. 보통 열에너지를 흡수해서 상의 변화가 일어나지만, 압력의 증가로 내부 에너지가 증가해서 상의 변화가 발생할 수도 있다. 대기압과 같은 일정한 압력에서 융해 또는 비등이 일어나는 온도를 그 물질의 융점 또는 비등점(boiling point)이라고 한다.

금, 은, 백금 등과 같은 금속은 일정한 융점을 갖고 있으나 2개 이상의 금속이 혼합된 합금의 경우는 융점 범위를 갖는데 이것을 용융 범위(melting range)라고 한다. 치과용 왁스는 용융 범위를 갖는 대표적인 재료이다. 또한 고체 상태에서 열을 가하면 단단함이 소실되고 흐름성이 생기기 시작하는 온도 범위가 있는데 이때의 온도를 유리전이온도라고 한다. 유리와 같은 비결정 재료는 고체 상태에서 열을 가하면 단단함이 소실되기 때문에 고체에서의 용융점을 유리전이온도라고 한다.

유리전이온도를 가지는 재료로는 인상용 컴파운드, 왁스가 있으며 융점이 높은 재료는 백금, 팔라듐, 니켈, 크롬 등이 있다.

- 융점이 높은 재료 : 백금, 팔라듐, 니켈, 크롬
- 유리전이온도를 가지는 재료 : 인상용 컴파운드, 왁스

(4) 융해열(heat of fusion)과 기화열(vaporization)

융해열은 재료를 녹이는 에너지 양이고 기화열은 재료를 끓이는 데 필요한 에너지양이다. 주어진 양의 물 1℃를 올리는 것보다 같은 양의 얼음을 녹이는 데는 80배의 에너지가 필요하다. 또한, 같은 양의 물을 끓이려면 540배의 에너지가 필요하다.

금속의 융해열은 금 주조 온도를 초과해야 하므로 고형 금속을 융해온도까지 가열하려면 금속을 녹일 정도의 에너지양이 필요하다.

(5) 증기압(vapor pressure)

증기압은 용액이 증발하여 발생되는 기체의 측정값이다. 액체는 증발하는 속성이 있고 증발하면 기체가 된다. 액체의 온도가 증가하면 열에너지가 증가하게 되어 증기압도 증가하게 된다. 높은 증기압을 가진 재료를 이용하여 점성 용액을 용매와 혼합하게 되면 묽게 되므로 흐름성이 높은 혼합체를 물체 표면에 도포할 수 있다. 이때 도포액에서 용매가 증발하면 점성 용액의 얇은 층만 남는다.

치과에서 코팔 바니시(copal varnish)나 상아질 접착제 같은 진한 용액을 얇은 층으로 치면에 도포할 때 이런 용매를 사용한다. 바니시는 상품에 내장된 희석제를 이용해 용액의 점조도를 조절할 수 있어 원하는 물질의 얇은 피막이 남게 되는 과정을 이용하여 보호막을 형성하거나 틈 사이를 메꾼다(그림 2-6).

아크릴 레진(acrylic resins)의 주성분인 메틸메타크릴레이트(methylmethacrylate)는 증기압이 높아서 의치를 제작할 때 쉽게 증발한다. 따라서 의치제작 시 메틸메타크릴레이트 증발과 기포 발생을 최소화하도록 해야 한다.

• 증기압을 이용한 재료 : 바니시, 메틸메타크릴레이트

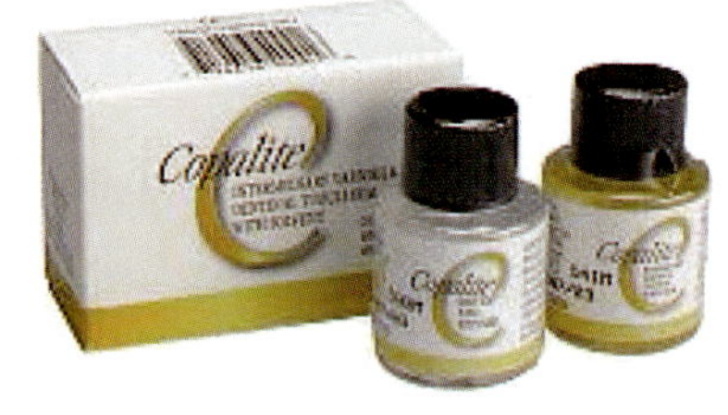

그림 2–6 코팔 바니시

4) 표면 성질

(1) 용해도(solubility)

용해도는 용액 내에서 물질의 성분이 액체에 의해 용해(dissolution)되는 정도를 말한다. 구강 내 도포 및 장착되는 재료는 다양한 구강 내 수용액에 노출되므로 수복재료는 구강 내에서 가능한 용해되지 않아야 한다.

치과용 시멘트의 용해도는 임상적으로 매우 중요한데, 용해도가 너무 높으면 접착제가 상실되기 쉬워 재발성 우식증의 위험을 증가시킬 수 있다. 인산아연 시멘트의 경우 타액과 같은 수분에 노출되는 경우 용해가 더 잘 일어난다. 글래스아이오노머(glass ionomer) 시멘트는 경화과정에서 수분과 접촉하면 유리분말이 용해되어 생성된 규산의 겔화를 방해하므로 강도가 저하된다.

용해도나 흡수도가 낮은 재료는 금속과 세라믹이다.

(2) 물 흡수도(water sorption)

물을 흡수하는 재료의 성질로서 실험 시편을 물에 담가 시편이 얻은 무게를 물 흡수도라고 한다. 즉, 고체나 액체의 표면에 흡착(adsorption)된 물질이 확산과 삼투에 의해 내부로 빨려 들어가는 현상으로 흡수도는 어떤 물질이 물을 흡수(absorption)하는 정도를 말한다.

흡수도가 높으면 물리적 성질의 저하, 변색, 팽윤에 의한 크기 변화 및 변형을 초래한다.

• 흡착 : 물질의 표면에만 흡수가 일어나는 현상
• 흡수 : 물질의 내부까지 흡수가 일어나는 현상

(3) 젖음성(wettability)과 접촉각(contact angle)

젖음성은 고체 물질이 액체 물질에 의해 젖어드는 정도를 말한다. 접촉각(contact angle, θ)은 고체의 액체에 대한 젖음성의 표현 척도로 고체 표면 위에 놓인 액체방울이 고체 표면과 이루는 각을 말한다(그림 2-7). 물에 대한 접촉각이 큰 물질을 소수성(hydrophobic), 작은 물질을 친수성(hydrophillic)이라 한다.

젖음성이 좋으면 액체는 고체에 잘 부착되고 반대로 젖음성이 나쁘면 부착성도 나빠진다. 치면열구 전색재와 같이 좁은 소와와 열구를 잘 흘러들어가야 하는 재료는 젖음성이 좋아야 하고, 복합 레진과 같은 수복재는 젖음성이 낮아야 변색을 줄일 수 있다. 고체의 표면 에너지가 클수록, 액체의 표면장력이 작을수록 접촉각은 작아진다.

치과재료에서 젖음성은 인상체에 모형재를 부을 때 나타난다. 혼합된 석고 재료가 인상체 표면을 적시면 인상체의 미세부가 복사된다. 이때 젖음성이 불량하면 인상체 표면이 충분히 젖지 못하고 기포가 발생되어 미세부 재현이 불가능하게 된다.

- 젖음성이 좋아야 하는 재료 : 치면열구 전색재
- 젖음성이 낮아야 하는 재료 : 수복재

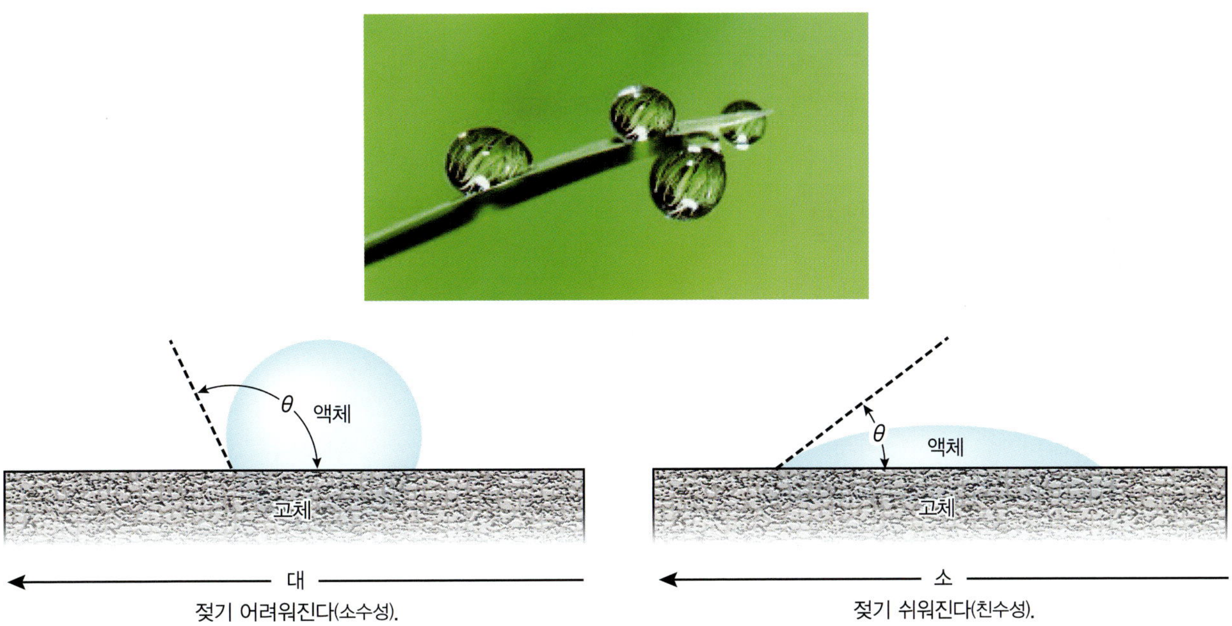

그림 2-7 **액체와 고체간의 젖음성과 고체에 대한 액체의 접촉각**

5) 유동학적 성질

(1) 점도(viscosity)와 점조도(consistency)

재료를 도포할 때 재료의 조작 특성은 매우 중요하다. 어떤 재료는 치아 표면을 쉽게 적실 수 있는 흐름성이 양호한 성질을 필요로 하고 어떤 재료는 원하는 형태로 형성이 가능한 반죽(putty) 상태를 필요로 한다. 점도란 재료의 흐름에 대한 저항성을 말하는데, 진하거나 점성이 있는 용액은 흐름성이 불량하고 반면에 묽은 용액은 흐름성이 양호하다. 또한 점도는 온도에 의존하는 성질이 있어 용액이 따뜻할 때는 좀 더 흐름성이 좋다.

점조도(consistency)는 시간이 흐름에 따라 점도가 변화하는 정도를 말한다. 점도가 클수록 점조도가 커진다. 치과재료 중 인상재, 석고, 시멘트 등은 점조도로 그 재료의 성질을 구분하여 사용한다.

예를 들어 고무 인상재는 낮은 점조도, 중간 점조도, 높은 점조도로 구분하여 사용 용도를 다르게 하고 있다.

(2) 유동성(fluidity)

유동성은 유체(fluid)의 이동이나 흐름을 나타내는 성질로 유체는 변형이 자유롭고 흐르는 성질이 있으며 일정한 형상을 갖지 않는 특징이 있다. 치과재료에서 유체는 액상이나 액상 혼합물이다. 수복물 제작은 모형재나 금속의 응고, 레진의 경화 등과 같이 액상에서 고상을 얻는 과정이 필요하다. 액상의 유동성을 높이려면 점조도를 감소시켜야 하며 여기에는 재료의 구성 성분과 조성, 표면장력, 주입온도 등 다양한 인자가 영향을 미친다.

6) 콜로이드(Colloid) 성질

콜로이드는 기체, 액체, 고체의 혼합물질로 둘 이상의 상으로 만들어진 물질이다. 둘 이상의 상이라고 해서 소금물과 같이 물질에 또 다른 물질을 녹인 용액 같은 것이 아니라, 공기 중에 눈에 보이지 않는 물방울 부유물이 있는 연기처럼 다른 물질에 또 다른 물질이 부유하고 있는 것과 같은 것을 말한다. 즉, 기체나 액체, 고체 상태의 분산질이 다양한 조건에서 분산매에 분산되어 있는 것을 콜로이드라고 한다.

콜로이드의 형태는 고체 입자가 액체에 분산된 경우로서 일반적으로 졸(sol)과 겔(gel)로 알려진 두 가지 상태로 존재한다. 이 중에서 분산매가 액체여서 전체가 액상인 것이 콜로이드 용액으로서 졸(sol)이라 한다. 한천이나 젤라틴 등의 농후한 졸을 냉각시키면 유동성을 잃고 반고체 상태가 되는데 이것을 겔(gel)이라고 하며 겔화는 콜로이드 입자가 운동성을 잃어버림으로써 발생한다.

액체에서 겔 상태로의 변환은 콜로이드 물질의 중요한 특성이다. 콜로이드 물질에 열을 가하면 액체 상태로 변하고 식히면 반고체 상태인 겔로 되는데 이러한 성질을 가역성이라 하며 재료 중에서는 하이드로콜로이드 아가 인상재가 대표적이다.

- 가역성 하이드로콜로이드 : 아가
- 비가역성 하이드로콜로이드 : 알지네이트

7) 전기화학적 성질

(1) 전기 전도도(electrical conductivity)

전기 전도도는 전기가 얼마나 쉽게 흐르느냐에 대한 지표로 전기 전도율을 전기 전도도라고 한다. 즉 전기 전도도는 전류가 통과하기 쉬운 정도를 말한다.

전기화학적 전지(electrochemical cell)는 양극(anode)과 음극(cathode), 전해질(electrolyte)로 구성되는데 양극 물질의 전위(electric potential)와 음극 물질의 전위가 서로 다른 경우, 두 전극(eletrode)의 전위차를 해소하기 위하여 높은 전위에서 낮은 전위로 전하(전자)가 이동된다. 이것을 기전력이라고 하는데 두 전극의 전위차가 클수록 기전력이 증가하며 전도도가 커진다. 금속은 양호한 전도체이지만, 고분자와 세라믹은 전기 전도성이 좋지 않은데 이러한 전도체를 절연체라 한다.

- 전도체 : 금속
- 절연체 : 고분자, 세라믹

(2) 갈바니즘(galvanism)

갈바니즘은 구강 내에 두 개 이상의 이종 금속 물질이 존재할 때 금속의 이온화 경향의 차이로 전위차가 발생하며 타액이 전류액 역할을 하여 전류가 흐르는 현상이다. 증상은 신경에 전기 자극이 가해져 통증이 발생하는데, 식사 중에 금속 숟가락으로 전류가 흐르면 숟가락에서 구강 내 금속을 거쳐 치수로 전류가 흘러 들어가 갈바닉 쇼크(galvanic shock)가 발생하여 금속 충전물 등이 손상을 받는다.

갈바니즘(galvanism)이 발생되면 재료의 부식은 더 많이 발생하게 되며 이종 금속들이 서로 마주칠 때마다 순간적으로 단락 전류가 치수를 통해 흘러 갈바닉 쇼크에 의한 통증이 유발될 수 있다.

갈바니즘을 예방하기 위해서는 동종 금속을 이용하거나 세라믹과 같은 절연체 수복물을 이용한다. 시멘트 베이스를 사용하는 것도 갈바니즘을 예방할 수 있는 좋은 방법이다.

(3) 전기화학적 부식과 변색

부식(corrosion)은 금속이 화학적 또는 전기적 작용으로 산화되거나 변질되는 것을 말한다. 구강 내 서로 다른 종류의 합금으로 만든 수복물이 동시에 존재할 때 두 수복물이 각각 양극과 음극이 되고 타액이

전해질로 작용하여 갈바닉 부식(galvanic corrosion)이 발생한다.

구강 내 동일한 종류의 합금으로 만든 수복물이 있거나 단일 수복물이 있는 경우에도 음식물이나 타액의 성분이 금속 성분과 직접적인 화학반응을 일으켜 전기화학적 부식이 발생할 수 있다.

부식이 진행되면 금속의 광택이 소실되거나 변색이 일어나게 되고 부식으로 인한 변색은 심미성에 영향을 미치게 된다.

8) 광학적 성질

치과재료의 광학적 성질은 심미수복물 제작에서 자연치아에 유사한 색과 모양을 재현하기 위해 고려하는 인자이다.

(1) 색(color)

색은 색상, 명도, 채도의 차이로 구별한다. 색상은 빛의 파장에 의해 결정되는 물체의 색을 말하는 것으로 적색, 녹색, 청색으로 표현한다. 명도는 색의 명암으로 명도가 높을수록 반사율이 높으므로 밝은 색을 띠게 된다. 채도는 색의 강도 또는 포화된 정도, 즉 농도를 나타내는 것으로 채도에 따라 색의 선명도가 다르게 나타난다.

물체의 색은 빛에 의존하는데, 어떤 물체가 눈에 보이려면 외부로부터 온 빛을 반사하여야 한다. 실제의 빛과 물체에 대한 색을 상세하게 설명하기는 어렵다. 그래서 환자 치아의 색과 수복재료의 색을 맞추는 것은 쉽지 않다. 심미성이 요구되는 인공 치아를 제작하는 경우 진료실에서 선택한 색을 기공실에서 그대로 재현할 수 있어야 한다. 치과 진료실에서 자연치아의 색을 선택할 때는 색도표본(shade guide)을 사용한다(그림 2–8).

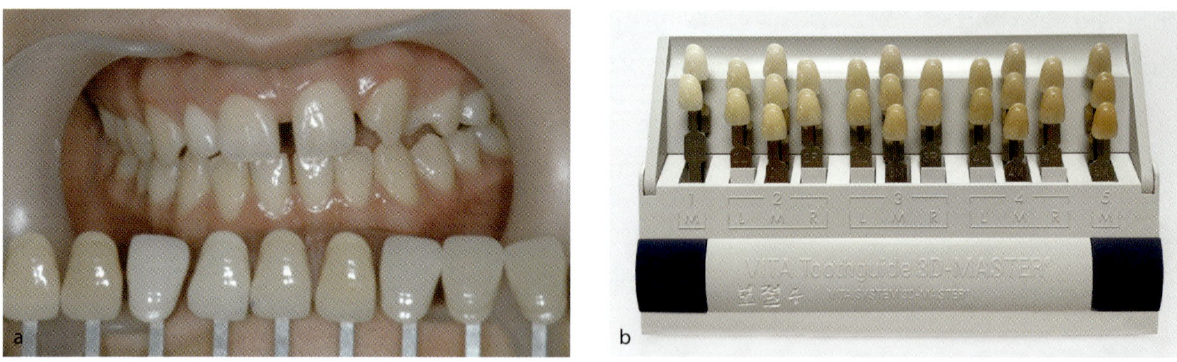

그림 2–8 **색도표본**(shade guide)

(2) 조건등색(metamerism)

인간의 눈은 물체로부터 반사되는 빛에 의해 색과 형체를 인식하므로 물체의 색은 물체에 비치는 빛의 성질에 따라 달라진다. 따라서 두 물체의 색이 특정한 광원 하에서 동일하게 보이거나 광원이 달라지면 서로 다르게 보이는 현상이 나타날 수 있다. 또한 서로 다른 색이 특정한 광원 하에서 같은 색으로 보일 수도 있다. 이러한 현상을 조건등색이라 한다.

치과진료실에서 색도표본을 이용하여 자연치아나 인공치아의 색을 검사할 때 동일한 조건의 광원을 이용해야 조건등색으로 인한 문제를 해결할 수 있다. 적어도 두 종류의 서로 다른 광원을 사용하여 검사하는 것이 바람직하며 실내에 들어오는 자연광을 이용하는 것이 가장 좋다.

3. 치과재료의 기계적 특성

1) 응력(Stress)

하중을 받은 물체 내에서 일어난 힘을 응력이라 하며 응력은 가해진 힘 또는 하중에 비례하며 물체의 크기와 관련이 있다. 응력은 하중을 물체의 단면적으로 나눈 것이다.

- 응력 = 하중/단면적

응력은 물체에 가해진 힘에 비례하고 면적에 반비례하므로 동일한 외력이 작용하더라도 힘이 작용하는 면적이 작을수록 큰 응력이 발생한다. 특히 수복물에 힘이 작용하는 면적은 매우 작기 때문에 큰 응력이 발생하게 된다. 물체에 작용하는 외력의 방향에 따라 압축 응력, 인장 응력, 전단 응력, 굽힘 응력으로 구분한다(그림 2-9).

응력의 유형(type of stress)은 다음과 같다.

① **압축 응력**(compression) : 물체를 누르는 힘에 의해 발생
② **인장 응력**(tension) : 물체를 잡아당기는 힘에 의해 발생
③ **전단 응력**(shear) : 물체에 서로 반대 방향으로 가해진 두 힘에 의해 발생
④ **굽힘 응력**(bending) : 물체를 구부리는 힘에 의해 발생

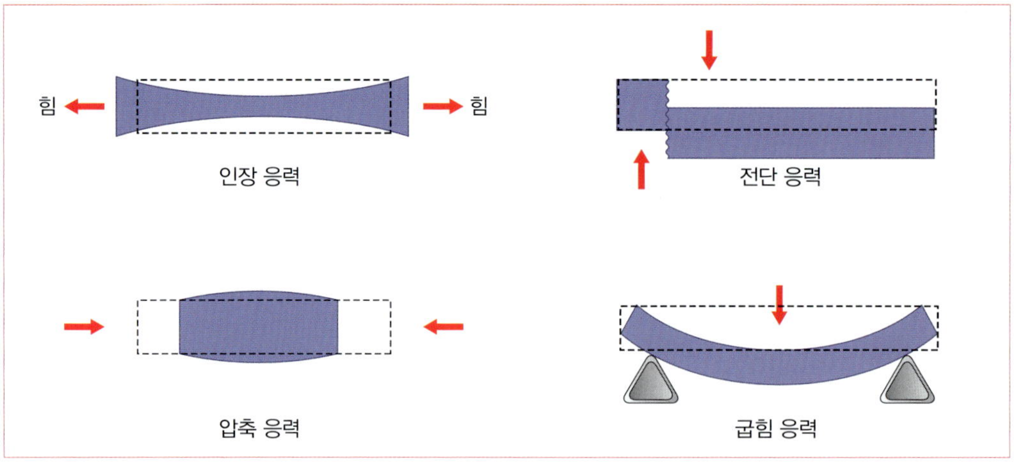

그림 2-9 응력의 유형

힘은 어떠한 각도나 방향으로도 물체에 작용할 수 있으므로 실제 물체에는 다양한 방향의 힘이 복합적으로 관여하는 경우가 많다. 이러한 응력을 복합 응력(complex stress)이라고 하며, 주로 압축 응력, 인장 응력, 전단 응력이다. 대부분의 수복물에는 이러한 복합 응력이 작용한다(그림 2-10).

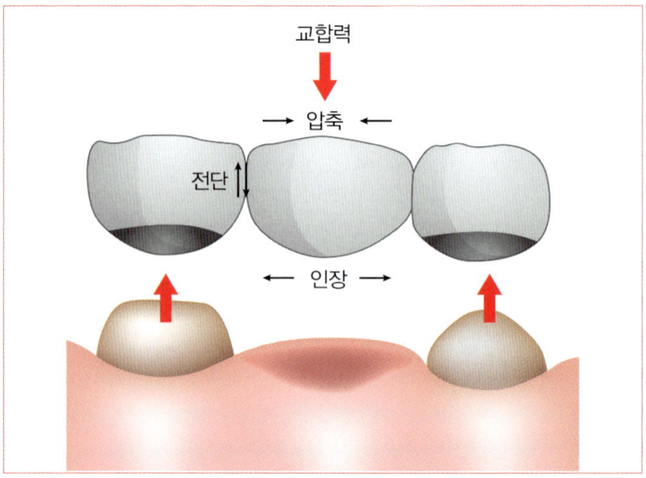

그림 2-10 치과수복물에서 발생하는 복합 응력의 예

2) 탄성(Elasticity)

우리가 어금니로 물었던 것을 놓았을 때 치아는 본래의 길이로 돌아온다. 원자 결합과 재료들이 어떻게 힘에 반응하는지 알아보기 위해 고무줄을 잡아당긴다고 가정해 보자. 고무줄에 인장 응력을 가하여 잡아당기게 되면 고무줄의 길이는 증가된다. 그러나 바로 힘을 제거하면 본래 위치로 되돌아가기 때문에 물체는 원래 형태로 되돌아간다. 이렇게 재료가 원래 자기 형태로 돌아가는 현상을 탄성이라고 한다.

3) 변형(Strain)

어떤 물체에 외력을 가하면 물체는 그 외력에 비례하여 모양이나 크기가 변하게 되는데 이것을 변형이라고 한다. 따라서 물질의 변형은 항상 응력과 함께 나타나며 힘의 방향에 따라 압축 변형, 인장 변형, 전단 변형, 굽힘 변형으로 나타난다.

크기가 같은 두 재료에 서로 다른 힘을 가할 경우 물체가 변형되는 정도는 힘의 크기에 따라 달라지게 된다. 예를 들면 직경 5cm의 노란 고무줄을 10분간 잡아당긴 경우와 30분 이상 잡아당긴 경우 30분 이상 잡아당긴 고무줄이 더 많이 늘어나게 된다. 이와 같이 물체가 외력에 의해 원래의 길이보다 줄어들거나 늘어나는 등의 길이 변화율을 변형률(strain)이라고 한다.

$$\text{변형률} = \frac{\text{변형된 길이}}{\text{물체의 처음길이}}$$

4) 응력-변형률 곡선(Stress-strain curve)

재료에 외력이 작용할 때 힘의 크기와 그에 따른 변형을 측정하여 그래프로 나타내면 다음과 같다(그림 2-11). 재료에 압축, 인장, 전단, 굽힘 등의 외력이 가해질 때 그림과 같이 재료에 작용하는 응력과 변형률과의 관계를 응력-변형률 곡선이라고 한다. 금속이나 고분자(폴리머) 재료는 외력에 비례하여 변형이 발생하다가 더 이상 외력에 견디지 못하고 파절이 일어난다. 반면에 세라믹은 파절이 일어나기 전에 변형이 거의 발생하지 않는다. 즉 응력-변형률 곡선은 재료의 기계적 성질에 따라 서로 다른 양상으로 나타나게 된다.

그림 2-11의 응력-변형률 곡선에서 P점은 비례한계(proportional limit), E점은 탄성한계(elastic limit), Y점은 항복강도(yield strength), U점은 극한 강도(ultimate strength)를 나타낸다. 또한 응력이 제거되었을 때 그 재료가 원래의 형태로 돌아가는 경우를 탄성이라고 하며 원래의 형태로 돌아가지 못하고 변형된 경우를 소성이라고 한다.

- 탄성 : 응력이 제거되었을 때 그 재료가 원래 형태로 돌아가는 경우
- 소성 : 원래의 형태로 돌아가지 못할 정도로 변형된 경우

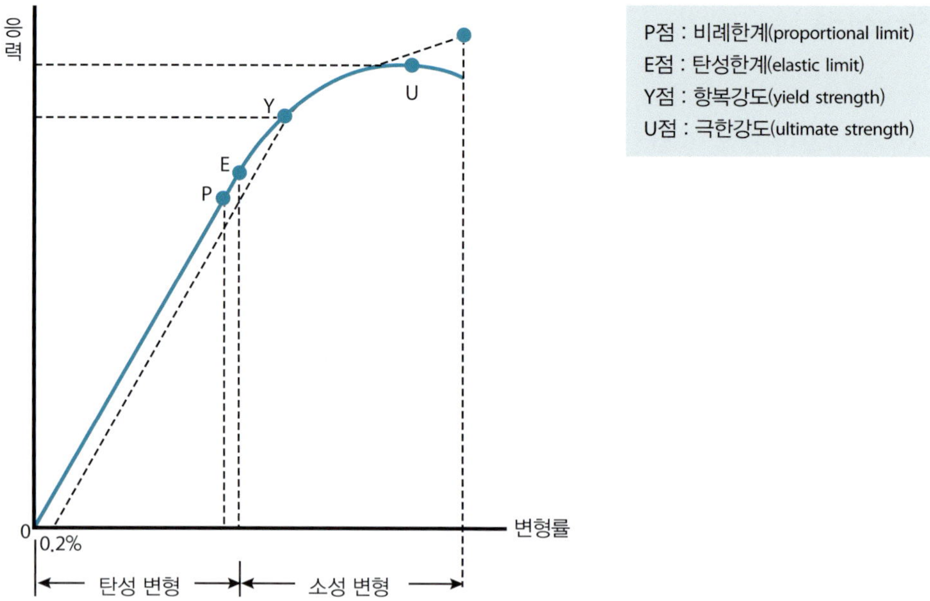

그림 2-11 응력-변형률 곡선

(1) 비례한계(proportional limit) · 탄성한계(elastic limit)

비례한계는 재료가 탄성을 갖는 최대 응력이다. 그림 2-11의 응력-변형률 곡선에서와 같이 0에서 P지점까지는 일직선을 이루지만 P점에서 U점까지는 곡선을 이룬다. 즉 P점 이하에서 응력과 변형률 사이에 정비례의 관계가 나타나는데 이 응력을 비례한계 또는 비례한도라 하며 최대 응력값(p)으로 표시한다. 이 영역에서는 응력이 제거되면 변형이 회복되어 원래의 형상을 회복한다. 가해진 하중을 제거하면 탄성체는 원래 길이로 복원되는데, 이 길이를 탄성한계라고도 한다. 일반적으로 모든 재료는 비례한계보다 낮은 수준의 응력이 작용한 경우에도 미세한 정도의 영구변형이 나타날 수 있으므로 0.001%의 영구변형을 보일 때라도 그 응력을 비례한계로 표시하고 있다.

비례한계는 수복물 재료를 선택하는 데 있어 중요한 물리적 성질이다. 예를 들어 구강 내 금속 보철물이 저작에 의해서 변형될지 여부를 판단하기 위하여 보철물 제작에 사용하는 합금의 비례한계가 교합력보다 낮은지 높은지를 파악한다. 금속의 비례한계가 교합력에 의한 응력보다 높다면 그 수복물은 구강 내에서 저작에 의한 변형이나 파절 없이 사용할 수 있다. 따라서 고정성 또는 가철성 국소의치에 사용하는 재료는 비례한계가 높아야 한다.

재료가 갖는 비례한계보다 높은 응력이 재료에 작용하면 응력과 변형률은 더 이상 정비례 관계를 보이지 않는다. 그럼에도 불구하고 비례한계보다 조금 높은 응력이 작용한 경우에도 응력이 제거되었을 때 변형률이 0에 가깝게 되는 경우가 있는데, 이 응력을 탄성한계라고 한다. 이론적으로 재료의 탄성한계까지는 영구변형이 발생하지 않은 것으로 볼 수 있지만 실제는 변형이 회복된 후에도 아주 작은 영구변형이 남을 수 있다. 따라서 재료에 가한 외력을 제거하였을 때 잔존하는 변형률이 0.05% 정도까지는 탄성한계로 간주한다. 비례한계와 탄성한계는 거의 비슷한 개념이지만 비례한계는 응력과 변형률의 비례를 설명하는 것이고 탄성한계는 재료의 탄성 측면을 설명하는 것으로 약간의 차이가 있다.

(2) 항복강도(yield strength)

재료가 탄성을 소실하고 영구변형이 일어나는 응력을 말한다. 하중을 계속 가하면 그래프 선상의 한 점부터 곡선을 그리기 시작하고 응력은 더 이상 변형에 비례하지 않는다. 이 점에서 하중을 제거하면 탄성체가 원래 길이로 복원되지 않고 영구적으로 변형이 된다. 이 현상을 항복강도라고 하며 응력-변형률 곡선에서 직선 구간이 끝나고 0.1~0.2%의 변형이 일어난 지점을 말한다. 즉 재료가 소성 변형을 일으키기 시작하여 응력과 변형률 사이에 비례관계가 성립하지 않을 때의 변형률(Y)로 표시한다.

응력-변형률 곡선에서 탄성 변형률과 소성 변형률 사이의 경계점이 명확하지 않기 때문에 항복강도는 특정한 소성 변형률에 해당하는 응력값을 선택한다.

항복응력이 낮은 합금으로 제작된 금관(crown)이나 계속가공의치(bridge) 등은 구강 내에서 저작력에 의해 영구변형이 될 수 있다.

(3) 극한강도(ultimate strength)

재료의 파절이 일어날 때까지의 최대 응력점으로 일반적으로 재료의 강도라 하면 극한강도를 말한다. 인장 시의 극한강도를 인장강도(tensile strength), 압축 시의 극한강도를 압축강도(compressive strength)라고 하고 재료가 파괴될 때까지 나타나는 응력의 최대점(U)으로 표시한다.

교정용 선재(wire)에 힘을 가하면 구부러지는데 힘이 크면 선재가 원래 형태로 복원되지 않고 변형된다. 그림 2-11에서 하중을 더 가하면 일부 지점에서 탄성체가 부러지는데 그 응력을 극한강도라 한다. 인장 실험에서는 극한 인장강도라 하고 압축 실험에서는 극한 압축강도라 한다.

5) 탄성계수(Elastic modulus)

응력과 변형률이 정비례 관계를 나타내는 지점을 비례한계(proportonal limit)라 하며 응력과 변형률 곡선의 직선 구간의 기울기를 탄성계수(elastic modulus) 또는 영률(Young's modulus)이라 한다.

직선의 경사가 심할수록 탄성계수는 커지지만 상대적으로 변형은 작아진다.

- 탄성계수(영률) = 응력(stress)/변형률(strain)

탄성계수는 재료와 그 원자 결합의 특징이며 재료의 견고함(stiffness)이다. 탄성계수가 높으면 재료는 견고하며 뻣뻣한 재료(stiff)이고, 탄성계수가 낮으면 유연한(flexible) 재료이다. 법랑질은 탄성계수가 높고 고무줄은 탄성계수가 낮다(그림 2-12).

- 법랑질과 비슷한 탄성계수 : 금합금
- 상아질과 비슷한 탄성계수 : 복합레진, 인산아연 시멘트

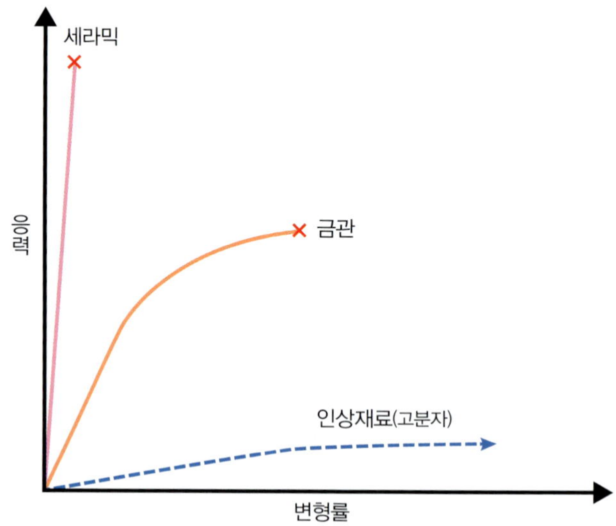

그림 2-12 **응력-변형률**

6) 경도(Hardness)

경도는 재료의 단단한 정도를 나타내는 것으로 특수 도구로 실험재료의 표면을 눌러 측정한다. 법랑질은 인체에서 가장 단단한 구강생물학적 조직이다. 단단한 재료로 연한 재료를 긁으면 단단한 재료는 긁힌 자국이 나지 않고 부드러운 재료에는 자국이 생긴다. 경도를 측정하는 도구는 금속이나 다이아몬드 같은 단단한 재료를 사용하여 특수 형태로 제작한다. 경도는 힘을 가하였다가 제거하였을 때 원래 상태로 돌아오지 않고 눌린 자리의 흔적을 뜻하는 압흔(indentation)의 크기로 측정하며 브리넬(brinell), 누프(knoop), 락크웰(rockwell), 비커스(vickers) 같은 경도 측정법을 사용한다(그림 2-13). 비커스 경도는 금속재료와 취성재료의 경도 측정에 적합하므로 치과주조용 합금, 취성이 있는 치과용 접착제, 세라믹 재료 등의 경도 측정에 이용되고 있으며 탄성에 의한 회복력이 큰 재료의 경도 측정에는 적합하지 않다.

누프 경도는 탄성에 의한 회복력이 있는 재료의 경도 측정에 적합하며, 코팅층과 같이 두께가 얇은 재료의 경도 측정에도 이용할 수 있다.

누프 경도값(KHN)은 법랑질이 350, 세라믹이 400~500, 아크릴릭 레진이 20이다.

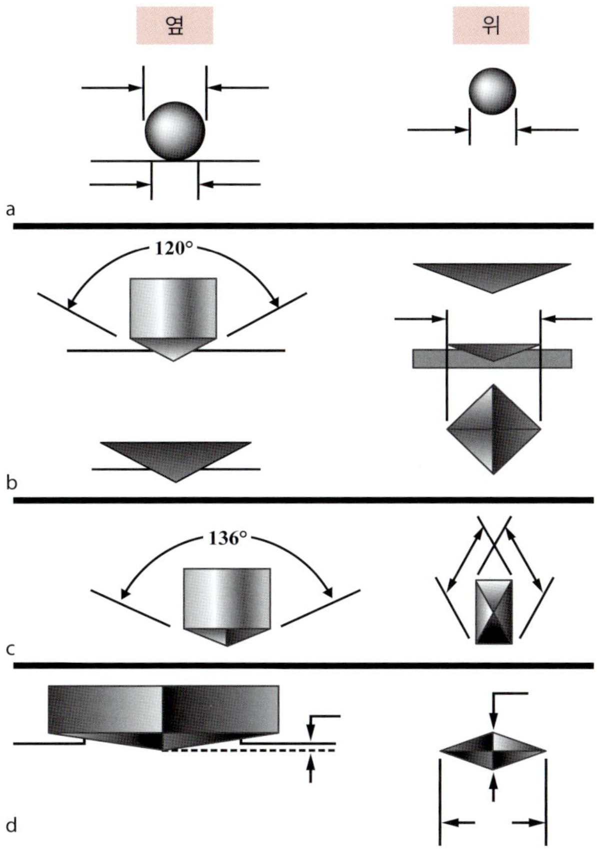

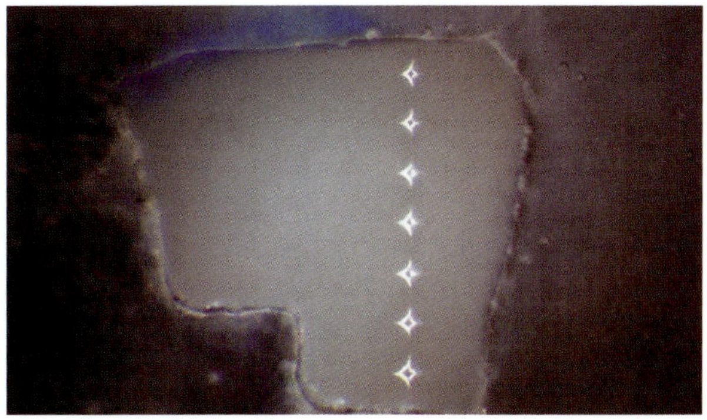

세라믹의 경도 측정

그림 2-13 **경도 측정법**

a : 브리넬 b : 락크웰 c : 비커스 d : 누프

7) 마모저항성(Abrasion resistance)

단단한 수복재료는 부드러운 재료보다 마모에 잘 견딜 수 있는 마모저항성이 크다. 치아 수복물은 음식물과 대합치에 대한 마모저항성이 커야 되지만, 수복재료가 너무 단단하면 대합치를 마모시킬 수 있다. 세라믹 의치에 대합되는 자연치아의 절단면이나 교합면이 과잉 마모된 것을 종종 확인할 수 있다. 수복물이 마모되지 않도록 단단해야 하나 대합치를 과도하게 마모할 정도로 단단해서는 안 된다. 재료의 성질은 선택된 재료의 최대값이 아닌 특정 값 범위 내에 위치하는 것이 적당하다.

8) 기타 기계적 성질

(1) 푸아송 비(Poisson's ratio)

물체는 하중을 가하는 방법에 따라 변형이 나타나게 된다. 고무밴드를 잡아당기면, 그림 2-14에서 나타난 것처럼 고무밴드의 폭이 좁아지는 것을 알 수 있다. 즉 잡아당기는 인장 응력이나 누르는 압축 응력을 적용하였을 때 축 방향(longitudinal deformation)이나 횡 방향(lateral deformation)으로 변형이 일어난다.

축 방향으로 인장하면 축 방향의 길이는 늘어나고 단면적은 감소한다. 횡 방향으로 압축하면 축 방향의 길이는 줄어들고 단면적은 증가한다. 이때 재료의 탄성변형 영역에서 축 방향 변형과 횡 방향 변형의 비를 푸아송 비라고 한다.

치아에 수복재로 충전한 경우 저작시 교합면에서 치근단 방향으로 저작압력이 가해지면 충전재는 근원심 및 협설 방향으로 넓어진다. 수복물은 한 방향으로 변형되면 동시에 다른 두 방향에서도 변형이 된다. 그러나 세라믹은 외력에 거의 변형이 일어나지 않으므로 낮은 푸아송 비를 가지며 금합금과 같은 연성의 금속들은 높은 푸아송 비를 갖는다.

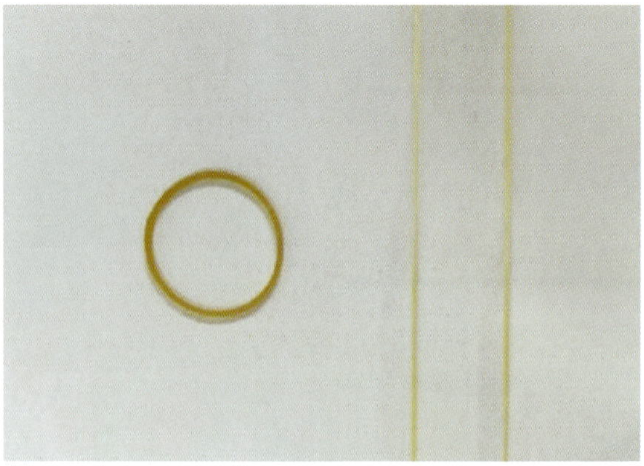

그림 2-14 **푸아송 비의 예시**

(2) 탄성에너지(resilience)

과격한 운동을 하는 선수들은 거의 대부분 구강보호대(mouth guard)를 착용하고 있다. 구강보호대는 외부의 충격 에너지를 흡수하는 역할을 함으로써 구강 주변에 발생할 수 있는 외상을 예방할 수 있다. 이렇게 에너지를 흡수하여 영구변형이 되지 않게 하는 범위를 재료가 흡수할 수 있는 탄성에너지(resilience)라고 한다. 즉 탄성에너지는 응력-변형률 곡선에서 탄성 영역의 면적이다. 따라서 탄성에너지는 비례한계까지 재료를 변형시키는 데 필요한 에너지를 의미하며 재료가 변형을 일으키기 전까지 흡수할 수 있는 에너지의 총량이다.

탄성에너지율이 높은 재료는 영구변형에 보다 많은 에너지가 필요하기 때문에 변형에 대한 저항성이 높으며 탄성 회복율이 높다. 영구변형을 일으키기 전에 많은 양의 에너지를 흡수할 수 있으며 흡수된 에너지는 변형의 회복을 위해 사용될 수 있다.

치과 보철물은 쉽게 영구변형이 일어나지 않아야 하고 탄성 회복율이 높아야 한다.

(3) 인성(toughness)과 파괴인성(fracture toughness)

재료의 인성은 파절에 대한 저항성을 의미하며 재료가 파절될 때까지 흡수할 수 있는 에너지 또는 에너지의 양을 말한다. 일부 재료는 소성변형 없이 바로 파손되거나 균열과 결손이 일어난다. 파괴인성은 재료의 파괴에 대한 저항성이 낮고 파괴에 필요한 에너지가 작아 쉽게 파괴되는 성질을 말한다(그림 2-15). 유리 제품과 치과용 세라믹 재료와 같이 쉽게 깨지는 재료는 파괴인성 값이 낮으며 금을 포함한 금속은 파괴인성 값이 높다.

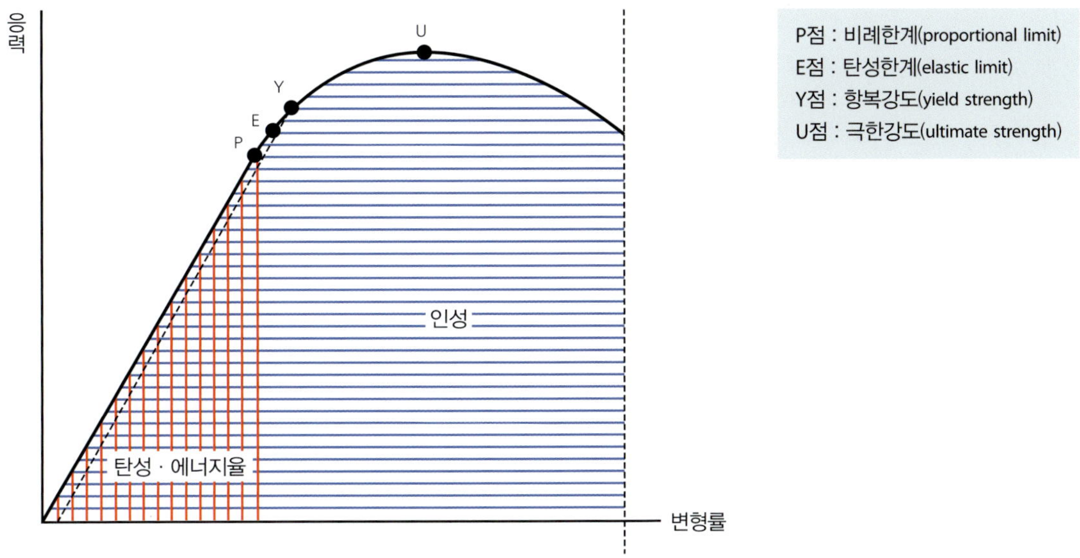

그림 2-15 **응력-변형률 곡선**

(4) 연성(ductibility)과 전성(malleability)

재료가 인장 하중을 받았을 때 파절됨이 없이 변형이 일어나는 재료의 성질을 연성(ductibility)이라 한다. 인장 시 변형률은 연신율(%)이라고 하는데 연신율이 우수할수록 연성이 좋다. 재료가 압축 하중을 받았을 때 파절됨이 없이 변형이 일어나는 재료의 성질을 전성(malleability)이라고 한다. 재료의 압축 시 변형률을 압축률(%)이라 하는데 압축률이 우수할수록 전성이 좋다. 따라서 연신율이 우수한 재료는 연성(ductility)이 좋고 압축률이 우수한 재료는 전성(malleability)이 좋아 버니싱(burnishing)을 통해 변연 적합성을 높일 수 있다.

즉, 연성은 인장 응력 하에서 재료가 파절됨이 없이 잘 늘어날 수 있는 성질이며 전성은 압축 응력 하에서 재료가 파절되지 않고 얇게 잘 펴질 수 있는 성질이다. 연성과 전성이 좋은 재료는 금합금이다. 금은 잡아당겨 선재(wire)로 만들 수 있고 망치로 두들기거나 롤러(roller)로 밀어 얇은 박(foil)으로 만들 수 있어서 연성과 전성이 우수한 재료이다.

- 연성과 전성이 우수한 재료 : 금합금

(5) 피로(fatigue)

재료에 장시간 반복응력이 가해져 파손되는 것을 피로 혹은 피로도라고 한다. 반복적으로 사용한 스케일러(scaler) 등의 치석제거 기구가 부러지는 것은 피로 때문이다. 피로 시험은 주어진 힘으로 시편을 주기적으로 압박하면서 당기고 구부려서 시편이 부러지는 데 필요한 주기의 횟수로 기록하는데, 피로는 외형상의 변화를 거의 수반하지 않고 갑자기 파절이 일어나는 취성파괴 양상을 보이므로 주의해야 한다.

- 장시간 하중에 의한 변형 : 크립
- 장시간 하중에 의한 파절 : 피로

(6) 크립(creep)

물체에 계속 압력이 가해지는 경우 나타나는 형태 변화로, 힘이 장시간에 걸쳐서 작용하면 시간이 경과하면서 변형이 서서히 증가하게 되는데 이것을 크립이라 한다. 크립은 온도가 높고 작용력이 크고 외력의 작용시간이 길수록 커지며 크립이 큰 재료는 아말감이다. 아말감 수복물에 지속적인 교합력이 작용하면 교합면의 형상이 변하거나 변연부가 돌출되는 등의 변형이 일어날 수 있으며 변연파절이나 음식물 잔사 정체로 인한 2차 우식증이 발생할 수 있다.

국소의치에서 클래스프와 교정용 선재(wire)를 장시간 사용하였을 때 클래스프가 헐거워지거나 교정용 선재가 늘어나는 등 물리적 성질이 저하되는 것도 크립이다.

(7) 응력이완(stress relaxation)

응력이완은 크립과 유사하다. 크립은 형태의 변화이지만 응력이완은 장시간에 걸쳐 물체가 갖고 있는 힘이 완만하게 감소된다는 것이 차이점이다. 고무줄을 당겼을 때 일정 길이까지 늘어나면 시간이 지나도 당김은 감소되거나 이완된다. 고무줄의 당김이 응력을 상실하거나 힘의 감소로 나타나는 것을 응력이완이라 한다. 응력이완은 교정용 고무줄을 살펴보면 잘 알 수 있다. 교정 환자는 해당 치아에 적절한 힘을 가하기 위해 고무줄을 자주 교환해 주어야 한다. 크립과 응력이완은 가해지는 시간에 의존하기 때문이다.

(8) 응력집중(stress concentration)

재료의 표면에 구멍이나 긁힘, 균열, 기포 등 기타 결함이 있으면 응력은 그 결함 주변에 몰려 증가하게 된다. 이러한 현상을 응력집중이라고 한다. 결함 부위에 응력이 집중되면 피로가 높아지게 되어 파절되기도 한다.

치과임상에서는 결함부 발생을 줄이기 위해 재료의 적절한 혼합 및 취급이 중요하다. 적절한 수복물 제작 설계, 표면 연마(polishing), 세라믹의 유약처리 등은 응력이 집중되는 표면 결함부를 제거하여 재료의 파절을 막을 수 있다. 그 결과 수복물을 장기간 사용할 수 있어 환자의 치료 만족도를 향상시킬 수 있다.

4. 치과재료의 생물학적 특성

(1) 자극성(Irritation)

피부나 점막 같은 부위에 외피성 조직의 발적이나 궤양 등을 유발하는 성질을 말한다. 레진 단량체, 산부식액, 소독제 등이 자극 유발 물질로, 피부나 점막에 접촉되면 국소적으로 발적과 수포가 생기며 심한 경우 궤양을 일으킬 수 있다.

(2) 알레르기(Allergy)

이종 물질에 의해 림프구가 즉각적으로 과민반응을 일으키는 현상을 말한다. 즉 이종 물질(항원, antigen)에 의해 림프구가 감작(sensitization)되었을 때 항원이 침입하면 림프구가 과민반응을 일으켜 점막과 치은부에 염증이 발생하는 현상을 말한다. 알레르기는 특정한 재료에 의해 생기지만 개인에 따라 발생 여부와 정도의 차이가 크다. 레진 단량체, 니켈, 아연은 알레르기 유발 물질이다.

(3) 발암성(Calcinogenecity)

인체에 암을 유발할 수 있는 성질을 말한다. 발암성 물질로는 니켈, 베릴륨, 코발트 등의 금속, 아스베스토스 등과 같은 실리카 계열의 금속이 있다.

(4) 독성(Toxicity)

생명체의 생명활동을 억제하거나 사멸시키는 성질이다. 금속의 부식 생성물이 가장 대표적인 물질인데 부식 생성물은 황, 염소기 등에 결합하여 여러 가지 장애를 유발한다.

5. 치과재료의 위해성

(1) 아말감(amalgam)

아말감은 19세기 프랑스에서 크로크루 형제가 사용한 것을 시작으로 가장 오래된 치아 수복재이다. 아말감은 수은을 혼합하여 사용하는 재료로서 수은의 독성에 대한 논란이 끊임없이 제기되어 왔다. 1926년 앨프리드 슈토크라는 독일 화학자가 아말감 사용자의 소변 속 수은 농도를 제시하며 수은의 독성 문제를 제기하였고 미국치과협회는 1932년 아말감 표준 규격을 만들었다. 그러나 1990년 수은에 대한 위험성이 다시 대두되면서 수은에 관한 '미나마타 협약'이 2017년 5월 50개국이 비준함으로써 더 이상 수은을 유통할 수 없게 되어 아말감 합금과 수은을 분리해서 사용하는 방식은 사용할 수 없게 되었다. 2020년에는 전지 및 형광등, 온도계나 혈압계 등에 수은을 넣어 제조하는 것을 금지시키면서 치과용 아말감도 일회용 캡슐형만 사용하게 되었다.

(2) 베릴륨(beryllium)

베릴륨은 비귀금속 등 미량 성분으로 금속의 물리적 성질과 세라믹의 결합력을 향상시키는 물질이다. 그러나 인체에 매우 해롭고 발암성을 가지고 있어 최근 비귀금속 합금에는 베릴륨이 함유되어 있지 않다. 베릴륨은 환자보다는 취급하는 사람에게 더 위해성이 크므로 기공 과정 중 분진을 흡입하지 않도록 주의해야 한다.

(3) 니켈(nickel)

니켈은 비귀금속 합금에 많이 사용하는 것으로서 알레르기 반응을 일으킨다. 특히 여성에게서 높게 나타나는데 주로 치주염을 동반한다. 니켈 알레르기는 니켈-크롬 합금에서 니켈 이온에 의해 나타날 수 있으므로 크롬을 20% 이상 함유시켜 니켈 이온의 발현을 줄이도록 하는 것이 좋다.

(4) 레진 단량체

현재 사용하고 있는 복합레진은 주로 광조사에 의해 중합한다. 100% 중합이 이루어지면 독성이 나타나지 않으나 단량체가 미중합된 상태로 남게 되면 세포에 유해하고 치수에 영향을 미치며 타액 효소에 의해 생체조직에 흡수될 수 있으므로 조작 시 주의하여야 한다.

(5) 과산화수소

치아 미백제로 주로 사용하는 35% 이상의 고농도 과산화수소는 부식성을 나타내며 여기에 노출된 부위는 국소적 손상을 일으킬 수 있다. 또한 섭취되었을 때 다량의 산소를 발생할 수 있고 발생된 산소량이 혈액 내 최대 용존 산소량을 넘을 경우 메스꺼움, 구토, 토혈 등 위장관 자극과 함께 구강 내 포말을 발생시킬 수 있으며 치명적인 결과가 나타날 수 있다. 또한 피부 접촉 시 염증이나 물집과 같은 부작용이 발생할 수 있으므로 취급 시 주의하여야 한다.

알아두기

- **경화반응에 의한 크기 변화**
  - 수축 : 복합레진, 알지네이트 인상재, 고무인상재
  - 팽창 : 치과용 석고, 매몰재

- **열팽창 계수**
  - 수복재의 팽창 : 치아파절이나 만성적인 치수자극의 원인
  - 수복재의 수축 : 미세누출을 초래

- **열전도성**

  재료를 통과하는 열 흐름 속도로서 열을 전달하는 속도를 측정한 값
  - 열전도성이 높은 재료 : 금속(단열성 베이스 도포)
  - 열전도성이 낮은 재료 : 플라스틱

- **용해도와 흡수도**
  - 용해도 : 용액 내에서 물질의 성분이 액체에 용해되는 정도
  - 흡수도 : 어떤 물질이 물을 빨아들이는 흡수의 정도
  - 용해도와 흡수도가 낮은 재료 : 금속, 세라믹

- **젖음성**
  - 젖음성 : 고체물질이 액체물질에 의해 젖어드는 정도
  - 젖음성이 높은 재료 : 치면열구전색재
  - 젖음성이 낮은 재료 : 복합레진

- **전기전도도와 갈바니즘**
  - 전기전도도 : 전기전도율로서 전기가 얼마나 쉽게 흐르느냐에 대한 지표
  - 갈바니즘 : 구강 내에 두 개 이상의 이종 금속 물질이 존재할 때 금속의 이온화 경향의 차이로 전위차가 발생하여 타액이 전류액 역할을 하여 전류가 흐르는 현상

- **응력, 변형률, 비례한계, 항복강도, 극한강도, 탄성계수**
  - 응력 : 하중을 받은 물체 내에서 일어나는 힘. 압축 응력, 인장 응력, 전단 응력, 굽힘 응력
  - 변형률 : 어떤 물체에 외력을 가했을 때 외력에 비례하여 모양이나 크기가 변하는 것을 백분율로 나타낸 것
  - 비례한계 : 재료가 탄성을 갖는 최대 응력. P로 표시함

알아두기

● 응력, 변형률, 비례한계, 항복강도, 극한강도, 탄성계수 (계속)

- 항복강도 : 재료가 탄성을 소실하고 영구변형이 일어나는 응력. Y로 표시함
- 극한강도 : 재료의 파절이 일어날 때까지의 최대 응력점. U로 표시함
- 탄성계수 : 응력과 변형률 곡선의 직선 구간의 기울기

● 연성과 전성

- 연성 : 연신율이 우수한 재료
- 전성 : 압축율이 우수한 재료
- 연성과 전성이 우수한 재료 : 금합금

● 피로, 크립, 응력이완과 응력집중

- 장시간 하중에 의한 변형 : 크립
- 장시간 하중에 의한 파절 : 피로
- 응력이완 : 힘이 완만하게 감소하는 것
- 응력집중 : 결함부위에 힘이 집중되는 것

● 치과재료의 생물학적 특성

- 자극성 : 피부나 점막과 같은 부위에 외피성 조직의 발적이나 궤양 등을 유발하는 성질
- 알레르기 : 이종 물질에 의해 림프구가 즉각적으로 과민반응을 일으키는 현상
- 발암성 : 인체에 암을 발생할 수 있는 성질
- 독성 : 생명체의 생명활동을 억제하거나 사멸시키는 성질

Review Questions

01. 재료를 비틀 때 나타나는 현상은?

① 압축 응력(compression)
② 인장 응력(tension)
③ 전단 응력(shear)
④ 굽힘 응력(bending)
⑤ 탄성 응력(elastic)

02. 이종 금속 간의 이온화 경향으로 인한 전위차에 의해서 전기가 발생하는 현상은?

① 전성 ② 부식 ③ 마모 ④ 피로 ⑤ 갈바니즘

03. 재료가 탄성을 갖는 최대 응력은?

① 비례한계(proportional limit)
② 항복강도(yield strength)
③ 극한강도(ultimate strength)
④ 파괴인성(fracture toughness)
⑤ 피로강도(fatigue strength)

정답 01. ③ 02. ⑤ 03. ①

Chapter 03

수복재료

1 복합레진 (Composite resin)

학습목표

1. 복합레진의 주요 구성성분을 설명할 수 있다.
2. 복합레진의 용도에 관하여 설명할 수 있다.
3. 복합레진을 중합방법에 따라 분류할 수 있다.
4. 광중합형 복합레진의 장 · 단점을 설명할 수 있다.
5. 복합레진의 중합수축으로 인한 문제점을 설명할 수 있다.
6. 복합레진의 중합수축을 최소화시키는 방법을 설명할 수 있다.
7. 복합레진 조작 시 주의사항을 설명할 수 있다.
8. 복합레진 충전 후 지각과민을 감소시키는 방법을 설명할 수 있다.
9. 복합레진의 미세누출을 최소화하는 방법을 설명할 수 있다.
10. 접착제에 대해 설명할 수 있다.

치질의 회복을 위하여 치아를 직접 수복하는 방법은 전통적으로 아말감(amalgam)을 많이 사용했지만, 최근에는 수은의 위험성과 심미성의 문제로 인하여 자연 치아와 유사한 색조를 이용하는 심미수복재가 많이 사용되고 있다. 가장 먼저 개발된 심미수복재는 1871년 실리케이트 시멘트(silicate cement)였는데 마모저항성이 너무 낮아 장기간 사용할 수 없었다. 1940년대 후반에 이르러 화학중합형 아크릴 레진이 개발되었는데 이것은 중합수축과 열팽창계수가 커서 미세누출이 발생되고 기계적 성질과 마모 저항성이 낮은 단점이 있었다. 이후 1950년대 필러(filler) 입자가 레진 기질에 첨가되어 열팽창 계수가 감소됨으로써 이러한 문제가 개선되었다. 최근에는 접착 시스템의 개발로 결합력이 향상되고 미세누출을 감소시킨 직접 심미수복재가 많이 개발되고 있으며 여기에는 복합레진, 글래스아이오노머, 콤포머 등이 있다.

1. 복합레진(Composite resin)

1) 복합레진의 주요 구성성분

심미성 재료로 치과용 복합레진이 소개되기 이전에는 아크릴 레진이 사용되었지만, 높은 열팽창 계수와 과도한 중합수축으로 수복물 하방 및 그 주위의 재발성 우식이 쉽게 나타나 현재는 직접 수복재료로 사용되지 않고 있다.

이후 1960년 보웬(Bowen R.L.)에 의해 발견된 비스페놀A-글리시딜 디메타크릴레이트(bisphenol A-glycidyl methacrylate, Bis-GMA) 단량체에 충전재(filler)를 배합하게 되면서 물리적 성질을 향상시킬 수 있게 되었고, 높은 열팽창 계수도 감소되었다. 복합레진의 주요 성분은 레진 기질(resin matrix), 무기 필러(filler), 결합제(실란 커플링제)이다.

(1) 레진 기질(resin matrix)

치과용 복합레진의 기질은 중합체(Bis-GMA 또는 유사한 단량체)로 구성되며 폴리머 기질이라고도 한다. 주로 사용되는 레진 기질은 비스페놀A-글리시딜 디메타크릴레이트(bisphenol A-glycidyl methacrylate, Bis-GMA)나 우레탄 디메타크릴레이트(urethane dimethacrylate, UDMA)이며, 이것은 점성이 높은 액체이기 때문에 기질에 트리에틸렌글리콜 디메타크릴레이트(triethyleneglycol dimethacrylate, TEGDMA)와 같은 희석제를 첨가하여 점도를 조절해서 사용한다. 중합반응은 화학중합 또는 광중합으로 일어나는데 복합레진의 기질은 주로 부가중합에 의해 중합된다.

레진 기질은 복합레진 성분 중 강도와 마모 저항성이 낮으며, 물이 흡수되면 착색과 변색이 잘 된다. 따라서 레진 기질의 양을 최소로 하고 필러의 양을 최대로 첨가하면 강한 복합레진 재료가 된다.

- 레진 기질의 구성성분 : 비스페놀A-글리시딜 디메타크릴레이트(Bis-GMA), 우레탄 디메타크릴레이트(UDMA), 트리에틸렌글리콜 디메타크릴레이트(TEGDMA)
- 레진 기질 증가 : 중합수축 증가, 강도와 마모 저항성 감소, 변색 증가

(2) 무기 필러(filler)

무기 필러는 충진재라고도 하며, 치과용 복합레진의 물리적 성질을 강화하기 위하여 사용한다. 무기 필러는 주로 석영(quartz)과 붕규산글라스(borosilicate glass), 글라스세라믹으로 구성된다. 석영은 강하고 단단하며 화학적으로 구강 내에서 안정된 재료이다. 붕규산글라스는 치과용 복합레진에 적절한 강도, 경도, 광학적 및 화학적 성질을 제공한다.

또한, 필러의 비율은 치과용 복합레진의 물리적 성질에 중요한 요인이다. 필러 양이 증가하면 레진기질의 양이 감소하게 되어 중합수축과 열팽창계수가 감소하고 경도와 마모 저항성이 증가한다.

레진 기질에 첨가할 수 있는 필러의 양은 한계가 있다. 무리하게 필러를 많이 첨가하면 모든 필러 입자를 레진 기질(액상 단량체)로 적절히 적시지 못하여 필러 입자 사이에 기포와 미세한 틈이 나타나게 된다. 따라서 기포가 생기면 재료에 가해지는 일부 응력에 저항하지 못하고 기포 부위에 응력이 집중되어 수복재로서 수명이 단축된다.

필러의 종류에 따라 거대입자(macrofilled), 균일 미세입자(homogeneous microfilled), 불균일 미세입자(inhomogeneous microfilled), 혼합입자(hybrid)로 분류되며, 입자가 크면 표면이 거칠게 보인다.

- 무기 필러의 구성성분 : 석영, 붕규산글라스, 글라스세라믹
- 무기 필러의 종류 : 거대입자, 균일 미세입자, 불균일 미세입자, 혼합입자
- 무기 필러 증가 : 강도, 경도, 마모 저항성 증가, 중합수축과 열팽창 계수 감소

(3) 결합제[실란 커플링제(silane coupling agent)]

복합레진의 마모는 실란과 필러 입자 사이의 결합이 구강환경 내에서 약해져 분리되는 것이다.

보웬(Bowen R.L)은 중합체에 세라믹 필러를 혼합하여 치과용 수복재의 강도를 증가시키기 위해 레진 기질에 실란과 필러 입자를 결합하였다. 필러와 레진 기질이 결합되면 기질을 단독으로 사용하는 것보다 더 강하고 유용하다. 그러나 레진 기질과 무기 필러의 결합력이 부족하게 되면 복합레진의 중합수축이나 응력 등에 의해서 필러가 탈락되거나 레진 기질과 필러의 계면으로 물이 침투하여 마모나 변색 및 강도의 저하를 가져올 수 있다. 결합이 파괴되면 필러 입자는 레진 기질과 분리되고, 마모로 레진이 제거되면 구강환경에 더 많은 필러 입자가 노출된다. 따라서 필러는 레진 기질에 기계적으로 혼입되는 것이 아니라 화학적으로 결합하도록 무기 필러의 표면을 실란 커플링제(silane coupling agent)로 화학처리한다.

실란은 필러 및 레진 상과 화학적 친화성을 이루며 약한 레진 상에서 강한 필러 상으로 응력을 전달한다.

(4) 중합개시제와 중합촉진제

복합레진은 광중합(light cured), 화학중합(self cured), 이원중합(dual cured)에 의해 경화되며 주로 임상에서는 광중합에 의한 복합레진이 사용되고 있다.

광중합형 복합레진은 캄포르퀴논(camphorquinone, CQ)과 같은 중합개시제가 420~480nm(특히 468nm 부근) 파장에 해당되는 가시광선의 청색광을 흡수하여 중합이 개시된다. 즉 광개시제가 빛에 노출되지 않는 한 중합은 일어나지 않는다.

화학중합형 복합레진은 촉매연고(catalyst paste) 내의 유기분자 3급 아민(NR_3)이 기저연고(universal paste) 내의 과산화물(벤조일 퍼옥사이드)과 반응하여 중합이 일어난다.

임시수복용이나 코어 축조용으로 사용하는 복합레진은 주로 이원중합을 이용한다. 즉, 일차적으로 광중합에 의해 중합한 후 화학중합으로 완전하게 중합하는 것이다.

- 광중합형의 중합촉진제 : 캄포르퀴논
- 화학중합형의 중합촉진제 : 유기분자 3급 아민(NR_3)

(5) 중합금지제(inhibitor, 반응억제재)

레진 단량체의 우발적인 중합반응을 억제하거나 최소화하기 위하여 중합금지제를 소량 첨가한다. 중합금지제의 역할은 작업시간(working time)을 확보하기 위함인데 광중합 복합레진에 청색광을 조사하면 바로 중합이 되므로, 광중합을 하는 치과재료는 청색광이 조사되기 전까지는 필요한 작업시간을 충분히 확보할 수 있다.

화학중합형 복합레진은 재료의 혼합과 동시에 중합반응이 시작되어 천천히 중합이 일어나기 때문에 중합금지제를 이용해 초기에 몇 분 정도의 중합을 지연시킬 수 있다.

화학중합에서 중합금지제로 사용되는 것은 하이드로퀴논(hydroquinone)으로 개시과정에서 생성되는 첫 번째 자유라디칼과 반응한다. 광중합에서는 부틸레이티드 하이드록시톨루엔(butylated hydroxytoluene)이 중합금지제로 사용된다. 이러한 자유라디칼과 중합금지제의 반응은 중합을 지연시키고 재료의 도포와 모양을 형성할 수 있는 작업시간을 제공한다.

재료의 중합을 막고 제품의 적당한 저장기간을 제공하기 위해, 제조사는 단량체가 함유된 재료에 소량(0.006% 이하)의 중합금지제를 첨가한다. 중합금지제가 없으면 액상이나 연고형 재료는 저장기간이 경과되면서 고형의 중합체 덩어리가 된다.

- 중합금지제의 역할 : 작업시간 확보, 저장기간 제공

2) 복합레진의 용도

복합레진 수복물은 치아에 직접 도포되는 심미 수복재료이다. 복합레진은 직접 심미 수복재료 중에서 가장 매끈한 표면과 우수한 반투명도를 가지고 있다.

(1) 와동 수복

강도와 마모 저항성이 필요한 중등도의 응력을 받는 수복물에 혼합형이 사용된다.

1~5급 와동의 수복에 사용된다. 과거에는 1급 와동의 경우 와동의 크기가 크지 않은 교합면에 국한해

서 사용했었는데 압축 충전이 가능한 복합레진의 개발로 교합력이 많이 가해지는 부위에도 레진 적용이 가능해지고 있다. 그러나 2급 와동의 경우는 간접법에 의한 레진 인레이를 주로 사용하고 있다. 전치 절단연을 포함하지 않는 3급 와동이나 전치 인접면과 절단연을 일부 포함한 4급 와동, 치아의 치경부 1/3 부위 와동인 5급 와동에 사용할 수 있다(그림 3-1).

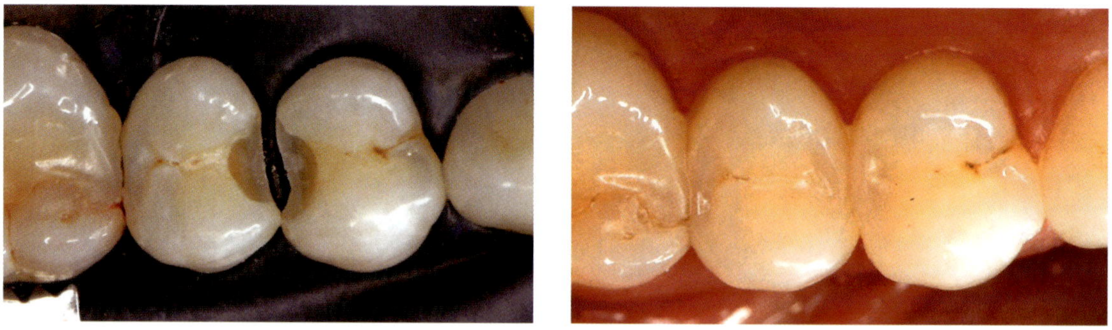

그림 3-1 와동 수복

TIP! G.V. Black의 와동 분류

와동(cavity)이란 치아의 병소 부위를 제거한 후 수복할 재료의 특성에 맞는 형태를 가지는 구조를 말한다. 즉, 치아의 병소를 제거하고 수복재료를 유지하는 데 필요한 형태를 만들기 위하여 병소 부위를 포함하여 건전 치질의 일부를 삭제한 빈 공간을 말한다. 치아를 형태적, 기능적, 심미적으로 적절히 수복할 수 있도록 경조직의 결손 부위를 모두 제거하여 우식의 재발 가능성을 방지하고, 저작압에 의해 수복물이 파절 및 탈락하지 않도록 치아에 기계적인 변화를 부여하는 과정을 와동형성(cavity preparation)이라고 한다.

근대 치의학의 아버지라고도 블리는 G.V. Black은 와동을 크게 5가지로 분류하였는데(Class 1~Class 5), 이후 Davis에 의해 빠진 부분이 포함되어 현재 와동은 6가지로 분류되고 있다.

G.V. Black의 와동분류는 다음과 같다.

1) 1급 와동(Class I)

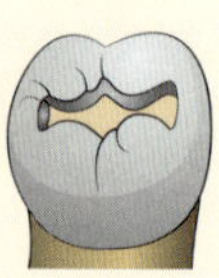

구치부 교합면의 소와 및 열구(pit와 fissure) 부위의 와동과 구치부 협·설면 교합측 2/3에 형성된 와동을 말한다. 또 상악전치 설면(설면결절)에 형성된 와동을 1급 와동이라고 한다.

O cavity, L cavity, BO cavity, LO cavity.

2) 2급 와동(Class II)

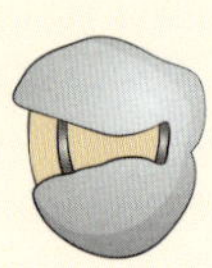

구치부 인접면을 포함한 와동으로 구치부 인접면 사이 접촉부 하방의 와동을 말하며 방사선사진을 통해 진단한다.

DO cavity, MO cavity, MOD cavity.

TIP!

G.V. Black의 와동 분류 (계속)

3) 3급 와동(Class Ⅲ)

전치부 인접면 사이의 와동을 말하며 전치부의 절단연(angle)을 포함하지 않은 인접면 와동이다. 방사선사진과 임상검진을 통해 진단한다.

M cavity, D cavity, ML cavity, DL cavity.

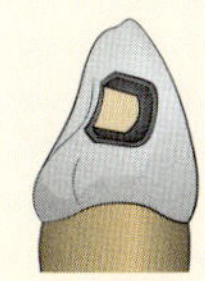

4) 4급 와동(Class Ⅳ)

전치부의 절단면이 파절되어 생긴 와동으로 전치부의 절단연(angle)을 포함하는 인접면 와동이다.

MI cavity, DI cavity.

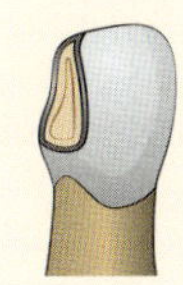

5) 5급 와동(Class Ⅴ)

모든 치아의 순면, 설면, 협면 치경부(치은) 1/3 부위에 형성된 와동이다. 불량한 구강위생이나 잘못된 칫솔질 습관, 고설탕 식이 환자의 전치와 구치의 협설면 치경부 1/3 부위에 형성된 와동으로 치경부마모증이 해당된다.

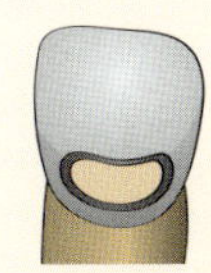

6) 6급 와동(Class Ⅵ)

Davis에 의해 추가된 항목으로 Davis cavity라고도 하며 전치부의 절단연 또는 구치부의 교두에 위치한 와동을 말한다. 치아의 교두 첨두 또는 절단연이 이환된 6급 병소로 교모증이라고도 불린다.

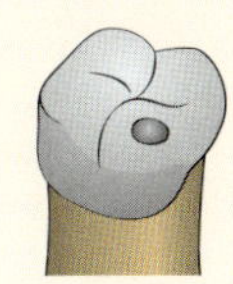

(2) 치간이개(diastema) 수복

전치부의 치간이개는 심미적인 문제뿐만 아니라 발음의 문제도 발생할 수 있으므로 복합레진을 이용하여 치간이개 부위를 수복해 준다(그림 3-2).

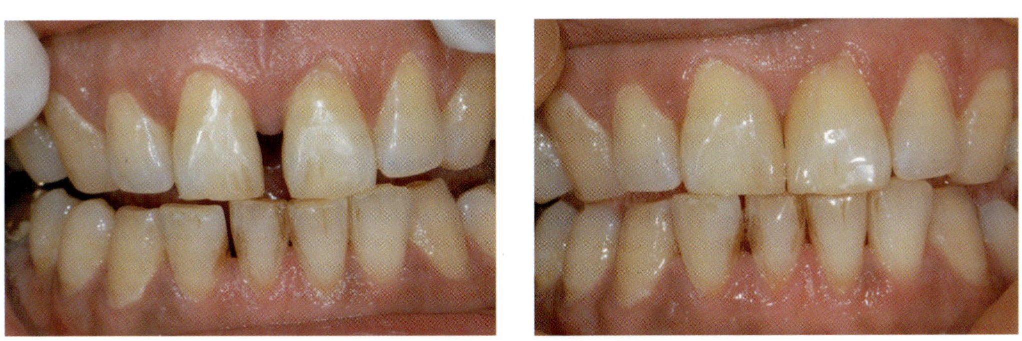

그림 3-2 치간이개 수복

(3) 치아 형태와 색상 개선을 위한 수복

왜소치나 기형치 등의 치아 형태 이상이나 반점치 등으로 인한 치아 표면의 색상과 형태를 개선하기 위한 수복에 사용한다.

(4) 영구접착제(cement)

복합레진 시멘트 재료는 필러로 강화된 레진 기질로 구성된다. 접착용으로 사용되는 복합레진의 경우 레진의 비율을 증가시켜 흐름도를 증가시키고 작은 입자 크기의 필러를 사용해 피막도(film thickness)가 감소된다.

레진 시멘트의 장점은 치질과의 결합력이 좋다는 것이다. 특히 세라믹 수복물 등 심미 보철물을 접착하는 데 많이 사용되고 있다(그림 3-3).

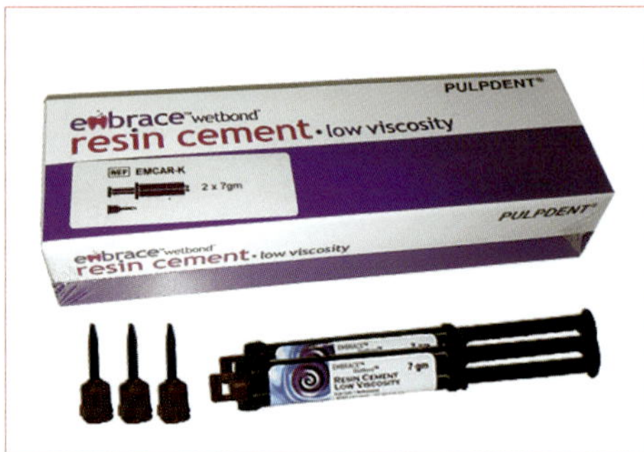

그림 3-3 **레진 시멘트**

(5) 간접법에 의한 복합레진 인레이

필러 함량이 많은 혼합형 복합레진을 사용하는 복합레진 인레이법이 있다. 구강 외에서 간접 제작하는 복합레진 수복물이다. 간접 복합레진 재료는 개선된 강도를 가지며 구강 내보다 높은 온도와 좀 더 강화된 가공조건에서 제작된다. 즉, 간접법에 의한 복합레진은 중합도와 마모 저항성을 향상시키기 위하여 석고 모형상에서 빛이나 열, 압력 등을 이용하여 제작한다(그림 3-4).

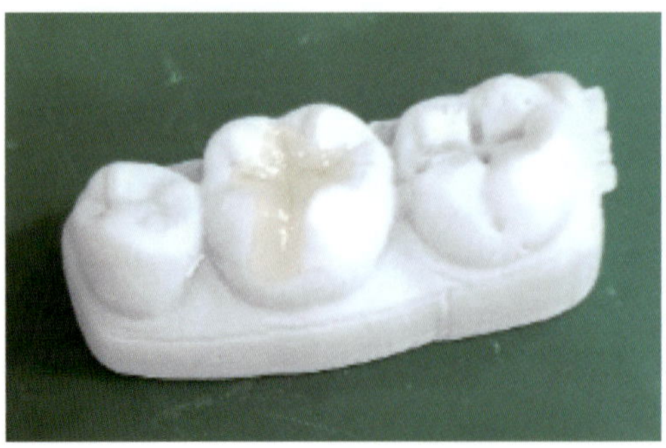

그림 3-4 **복합레진 인레이**

(6) 금관 제작용 코어 축조 및 파절된 세라믹 수복물 수리

레진은 색조가 치질의 색과 잘 조화되어 심미적으로 우수한 장점을 가지고 있으므로 치관 부위가 많이 남아 있지 않은 경우 치관의 코어를 축조하여 크라운을 제작하는 데 사용할 수 있다. 또한 실란 처리를 하여 세라믹의 파절된 부위를 수리하는 데 사용하기도 한다.

3) 복합레진의 분류

(1) 필러 크기에 따른 분류

필러가 첨가되지 않은 중합체는 중합수축을 유발하고 열팽창을 증가시키며, 낮은 강도와 마모로 인하여 수복재로 사용하기에는 적당하지 않다. 따라서 필러를 첨가하여 레진의 물리적 성질을 강화하고 있다.

복합레진은 필러의 크기와 배합 형태에 따라 다음과 같이 분류할 수 있다(그림 3-5).

① 거대입자형(macrofilled)

거대입자형 복합레진은 재래형(traditional)이라고도 하는데 초기에 개발된 첫 유형의 복합레진으로 필러 입자의 크기가 커서 치과용 탐침으로 긁어서 육안으로 보면 거칠게 보인다.

입자 크기가 20~40μm로 매우 커서 탈락되거나 필러가 표면에 노출되어 변색이 잘 되는 단점이 있다.

필러의 함유량은 70~75%(무게비)를 차지한다.

필러는 석영(quartz), 붕규산글라스(borosilicate glass), 글라스세라믹(glass ceramic) 등이 사용된다.

표면이 거칠기 때문에 연마가 쉽지 않고 치면세균막의 축적과 착색 가능성이 다른 유형의 복합레진보다 크고 술후 과민증, 미세누출, 재발성 치아우식이 나타난다.

② 균일 미세입자형(homogeneous microfilled)

균일 미세입자형(microfilled) 복합레진은 1970년대에 개발되었으며 필러 크기는 거대입자형 복합레진보다 작다(0.05~0.1μm). 균일 미세입자형 복합레진은 법랑질과 유사하게 표면을 매끈하고 광택 있게 마무리할 수 있어 심미성과 연마성이 우수하다. 그러나 입자가 작은 실리카(silica)를 필러로 사용하여 필러 함유량은 40~50%(무게비)로 낮다.

또한 균일하고 작은 필러 입자는 많은 양의 레진 기질을 필요로 하여, 레진 기질의 양이 많아지면서 열팽창 계수가 증가하고 강도가 저하된다. 따라서 균일 미세입자형 복합레진은 강도보다는 심미성이 고려될 때 주로 사용된다.

③ 불균일 미세입자형(inhomogeneous microfilled)

균일 미세입자형 복합레진은 균일한 입자를 넣음으로서 필러의 함량을 높이기 어려워 연마성은 좋지만 물리적 성질이 낮은 단점이 있었다.

직경이 작은 필러를 레진기질에 배합하면 필러의 함량이 적기 때문에 중합수축이나 흡수성, 열팽창계수가 큰 단점이 생기게 된다. 이에 필러를 레진기질과 혼합하여 중합시킨 후 이것을 미세하게 분쇄한 것을 다시 레진기질에 배합하는 방법이 고안되었다. 이것은 무기필러와 유기 레진기질의 복합체로 되어 있어 유기복합필러라고 하며 입자가 균일하지 않기 때문에 불균일 미세입자형 복합레진이라고 한다.

개선된 불균일 미세입자 복합레진은 필러의 크기와 분포를 다르게 배합하여 필러의 함량을 최대로 유지한 재료로서 연마성이 우수하고 강도와 중합수축과 같은 물리적 성질이 증진된 복합레진이다.

④ 혼합형(hybrid)

혼합형 복합레진은 1980년대 말에 개발되었으며, 입자 크기가 서로 다른 필러를 혼합하여 큰 입자 사이의 공간에 작은 입자가 채워져서 필러 함량을 높인 것이다. 입자 크기가 서로 다른 필러들을 혼합하여 배합하면 작은 입자의 필러들이 큰 입자들 사이의 빈 공간을 채우기 때문에 필러를 배합할 때 단일 크기의 필러를 배합하는 것보다 필러의 함량을 높일 수 있고 물리적 성질도 향상시킬 수 있다.

이런 형태로 필러가 배합된 것을 혼합형 복합레진(hybrid composite resin)이라고 한다.

혼합형 복합레진은 불균일 미세입자형에 비해 미세입자형만 사용한 것이 아니라 메트로(macro), 마이크로(micro), 서브마이크론(submicron)의 크기가 서로 다른 여러 종류의 필러를 배합한 점이 다르다.

필러 함유량은 77~84%(무게비)이며 필러의 평균 입자 크기는 0.5~1μm이고 입자 크기 범위(0.1~3μm)는 더 넓다. 혼합형 복합레진은 강하고 연마가 잘 된다.

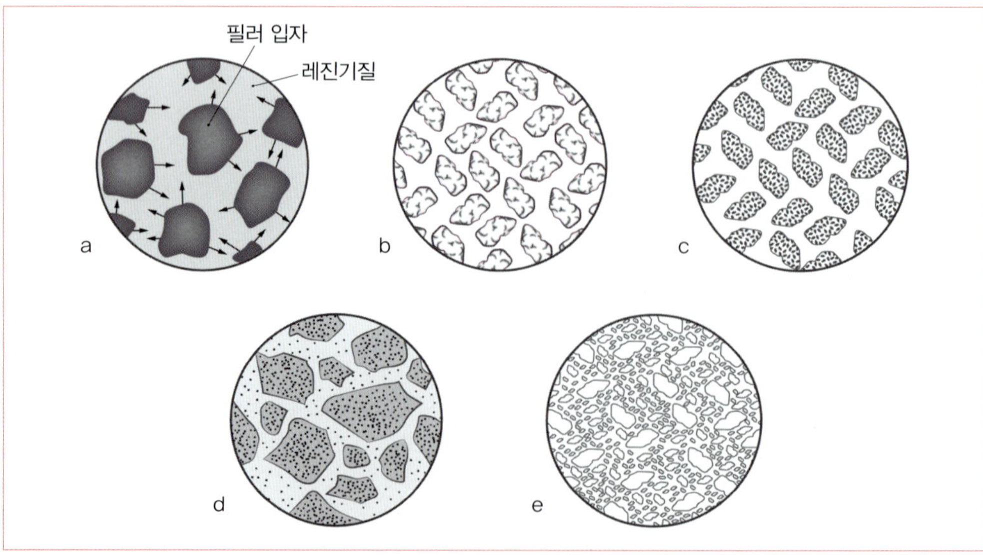

그림 3-5 복합레진 필러 입자

a : 레진기질과 필러 입자 b : 거대입자형 c : 균일 미세입자형 d : 불균일 미세입자형 e : 혼합형

(2) 중합방법에 따른 분류

모든 복합레진은 부가중합을 통해 중합되며 중합방법에 따라 다음과 같이 분류할 수 있다.

① 화학중합형

화학중합형 복합레진은 분말과 용액을 혼합하여 사용하거나 2개의 연고를 혼합하여 사용한다. 따라서 제품 유형에 따라서 분말-액형(powder-liquid system), 2개 연고형(two paste system)이 있으며 중합개시제(universal initiator)에 경화촉진제(catalyst paste)가 반응하여 중합이 일어나는 것이므로 자가중합형(self cured)이라고도 한다(그림 3-6).

임시치관, 개인 트레이, 교정용 유지장치 및 기타 구강장치 제작에 사용되며 금속 금관을 접착할 때 광선이 금속을 통과하지 못해 복합레진 시멘트에 도달하지 못하는 경우 화학중합형 복합레진을 사용하기도 한다.

a. 분말-액형(powder-liquid system)

분말은 레진 중합체와 무기 필러로 구성되고 용액은 레진 단량체로, 각각에 중합개시제와 경화촉진제를 첨가하여 구성된 화학중합형이다. 적절한 점도와 물리적 성질을 얻기 어려우며 조작의 차이가 물리적 성질에 영향을 미치는 단점이 있다.

b. 2개 연고형(two paste system)

2개의 연고에 모두 레진 기질과 필러가 포함되어 있으며 각각의 연고에 중합개시제와 경화촉진제가 포함되어 있다. 연고는 작은 플라스틱 용기에 담겨 있거나 주사기로 공급된다. 기포가 형성되면 경화된 재료의 강도가 약해지고 표면착색을 증가시키므로 2개의 연고를 혼합할 때 공기가 들어가지 않도록 주의해야 한다. 레진 전체가 균일하게 중합되고 비용이 저렴하다는 장점과 혼합 시 기포가 생길 수 있어 강도가 약해지고 변색이 될 수 있는 단점이 있다.

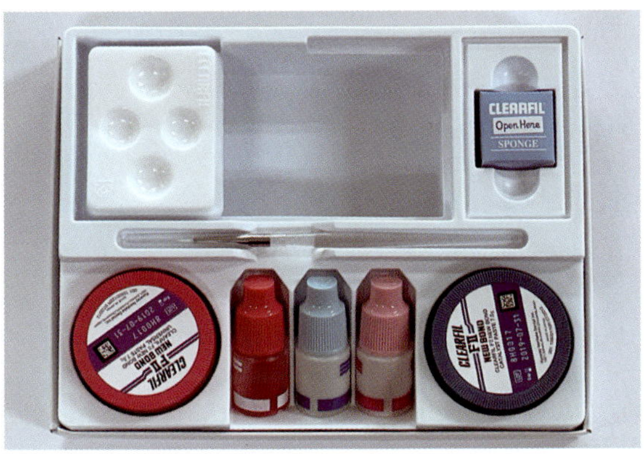

그림 3-6 화학중합형 복합레진

1 복합레진

② 광중합형

광중합형 재료는 광개시제와 아민활성제가 함유된 하나의 연고로 공급되며 임상에서 별도의 혼합 없이 적용하므로 혼합과정에서 생길 수 있는 기포를 최소화시켜 강도가 증가된다. 광중합형 재료는 빛에 의해 활성화되어 경화되기 때문에 작업시간은 술자의 계획에 따라 조정이 가능하다.

광원의 파장이 468nm의 근 자외선 영역의 청색광을 사용하기 때문에 광원을 직접 관찰하거나, 중합광의 간접관찰은 눈에 손상을 줄 수 있다. 따라서 술자의 눈을 보호하기 위해서는 필터 보안경을 착용해야 한다(그림 3-7).

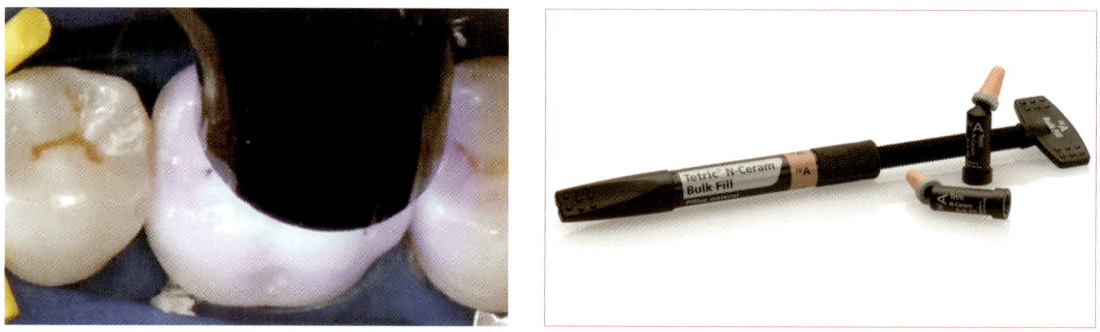

그림 3-7 **광중합형 복합레진**

a. 단일 연고형(single paste light-cured system)

혼합 과정이 없어서 혼합 시 발생될 수 있는 기포 혼입이 적으므로 레진의 물리적 성질이 증가된다. 또한 빛에 의해 중합되는 광중합이기 때문에 빛을 조사하지 않으면 경화되지 않으므로 충분한 작업시간으로 수복물의 형태를 부여하고 조작할 수 있는 장점이 있다.

b. 광원 종류

광원의 종류는 할로겐광, 플라즈마광, 아르곤레이저, 청색광 발광 다이오드(LED)가 있다.

- 할로겐 광중합기(curing lamp) (그림 3-8)
  - 할로겐 가스가 채워진 석영구 내의 텅스텐 필라멘트로 구성되어 있으며, 보라-청색 범위(약 400~500nm)를 제외한 모든 파장을 제거하기 위해 필터를 사용하고 있다.
  - 필러에서 발생되는 열을 감소시키기 위해 냉각 송풍기를 사용하기 때문에 소음이 있다.
- LED 타입 광중합기 (그림 3-9)
  - 가시광선 440~480nm 사이의 청색 부위의 파장만 방출하므로 필터가 필요 없고, 냉각 송풍기를 사용하지 않아 소음이 없다. 또한, 수명이 길고 가벼워서 가장 사용이 증가하는 광중합기이다.
- 플라즈마광, 아르곤레이저
  - 짧은 시간에 고출력으로 중합을 시키지만 가격이 비싸다.

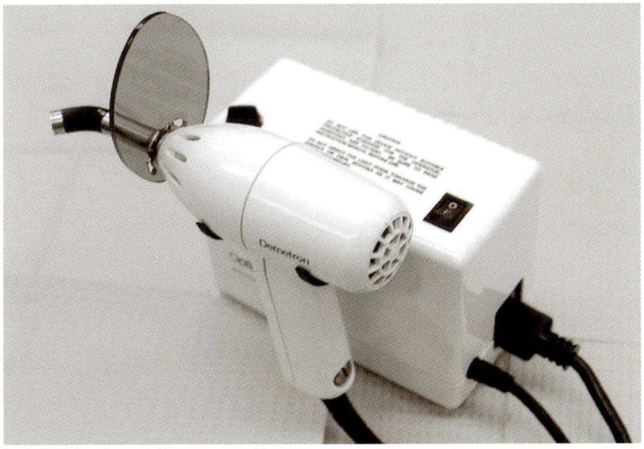

그림 3-8 할로겐 광중합기

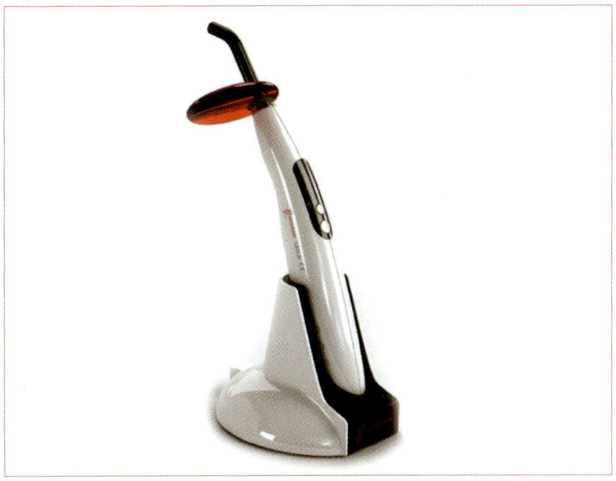

그림 3-9 LED 타입 광중합기

c. 광중합형 복합레진의 장점

- 경화시간이 빠르다.
- 색상 안정성이 향상된다.
- 작업시간 조절이 가능하다.
- 혼합이 필요하지 않아 기포가 적게 발생되며 강도가 높다.

d. 광중합형 복합레진의 단점

- 레진의 색조에 따라 광조사 시간을 조절해야 한다.
- 중합 깊이의 한계로 1회 2mm 이하로 충전해야 한다.
- 구치부와 치아 인접면 부위는 청색광의 도달이 어려운 부위가 있다.
- 실내조명에 장시간 노출 시 경화될 수 있으므로 주의해야 한다.

③ 이원중합형(dual-cure)

화학중합과 광중합 두 가지 중합반응을 나타내는 치과재료를 이원중합형 재료라고 한다. 중합은 광중합으로 시작되나 강한 빛이 도달하지 않는 부분은 화학중합 기전을 거쳐 중합된다. 이원중합은 광선의 완전한 침투가 어려운 부위의 중합을 위해 사용된다. 코어 축조용 수복재는 이원중합에 의해 경화되는 것을 사용한다.

TIP!

국제표준규격(ISO 4049)에 의한 치과용 충전, 수복 및 접착 재료 분류

- 제1급 : 경화가 개시제와 활성제의 혼합에 의해 일어나는 재료(자가중합 재료)
- 제2급 : 경화가 청색광이나 열과 같은 외부 에너지원의 적용에 의해 일어나는 재료
  - 제1군 : 구강 내에서 적용되는 에너지를 필요로 하는 재료
  - 제2군 : 구강 외에서 적용되는 에너지를 필요로 하는 재료로 제작된 후 제 위치에 합착됨(합착 재료는 제1군에만 해당됨)*
- 제3급 : 외부에서 공급되는 에너지에 의해 중합되고, 또한 자가중합 기전도 있는 재료(이중중합 재료, dual-cured materials)

* 간접법으로 제작된 레진 인레이

4) 복합레진의 특성

(1) 작업시간 및 경화시간

작업시간(working time)은 분말과 용액을 혼합하여 구강 내에 충전하기까지 적당한 상태를 유지하는 데 필요한 시간이다. 국제표준규격 ISO 4049:2019에서는 합착용 재료를 제외한 제1급과 제3급 수복재료의 작업시간을 최소한 90초 이상 요구하고 있다. 화학중합형은 분말과 용액의 혼합으로 개시제와 활성제의 반응이 시작되면 중합반응이 일어나 제한된 시간 내에 작업을 진행해야 한다. 그러나 광중합형 복합레진은 광조사기에 의한 빛이 조사되어야 중합반응이 시작되기 때문에 광조사를 하기 전까지 화학중합형보다는 작업시간을 좀 더 확보할 수 있다.

중합이 완료되는 경화시간(setting time)은 화학중합형인 경우 혼합 개시부터 4~5분에 초기경화가 완료되고, 광중합형은 광조사후 1분 이내에 경화가 완료되어 경화시간이 빠르다.

(2) 중합깊이

광중합에서 광(light)은 레진을 중합하기 위해 약 2~3mm 정도를 투과할 수 있다. 광으로 중합되는 복합레진의 두께를 중합 깊이라고 한다. 중합 깊이는 광선의 노출시간, 복합레진 제품의 종류 및 색조, 중합광선에 따라 다양하다.

치수에 근접한 복합레진 재료가 완전히 중합되지 못하면 치수자극과 술후 과민증이 나타난다. 그러므로 불완전한 중합을 막기 위해 중합 깊이를 고려하여 층별로 복합레진을 2mm 정도씩 나누어 도포하는 적층법으로 충전한 후 중합한다.

(3) 중합수축

중합반응을 통해 다량의 작은 단량체 분자에서 소수의 매우 큰 중합체 분자가 만들어지는데, 중합 시 공유 결합을 하면서 분자들의 간격이 가까워져 중합수축(polymerization shrinkage)이 일어난다. 필러가 포함되지 않은 레진의 중합수축은 5~8%까지 발생함으로써 수복물과 치아 사이에 틈을 만들어 미세누출(microleakage)이 발생한다. 중합수축으로 인한 미세누출은 술후 지각과민증이나 재발성 치아우식증을 일으킬 수 있으므로 치과 수복재료로 사용할 때 중요한 문제가 된다.

따라서 중합수축을 최소화하기 위해서는 치질에 재료를 결합시킬 때 필러가 많이 함유된 복합레진을 선택하도록 하고 중합 깊이를 고려한 적층법 충전을 이용하여 미세한 틈의 발생으로 인한 미세누출을 줄이도록 해야 한다.

적층법은 1회 충전되는 레진의 양을 최소로 해서 여러 번 나누어 충전하고 중합하는 것을 말한다(그림 3-10).

적층법을 적용해야 하는 이유는 중합 깊이를 초과하여 충전함으로써 발생될 수 있는 미중합층이 생기지 않도록 하고, 복합레진의 특성상 경화 시 약 2% 수축이 발생되는 중합수축을 최소한으로 줄이기 위해서이다. 또한 레진 수복재의 수축을 최소화 하기 위해서는 간접법으로 레진 인레이를 작업하여 흐름성이 좋은 레진 시멘트로 접착해주는 방법도 있다.

- 중합수축으로 인한 문제점 : 미세누출, 술후 지각과민증, 재발성 치아우식증
- 중합수축 최소화 방법 : 필러가 많이 함유된 레진 사용, 적층법으로 충전, 레진 인레이 사용

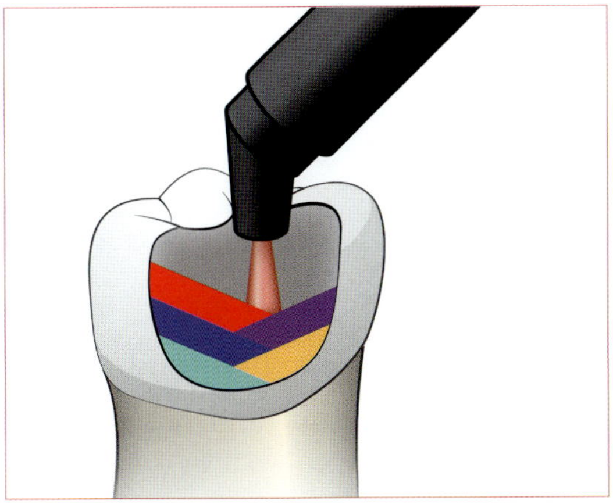

그림 3-10 적층법을 이용한 복합레진 수복

TIP! 복합레진 충전 후 지각과민을 해결하는 방법

① 적층법 충전
② 치아방습 및 격리
③ 치수보호용 이장재 사용
④ 직접 충전보다 간접법으로 인레이 수복
⑤ 잔존 상아질 양이 적을 경우(1mm 이하)
- 수산화칼슘 이장재 → 글래스아이오노머 베이스 → 복합레진 수복

(4) 열전도성(thermal conductibility)

법랑질과 상아질의 열전도성과 유사하여 수복재로서 치수에 열이 전달되는 것을 차단시킬 수 있다.

(5) 열팽창 계수(coefficient of thermal expansion)

중합재료는 치질에 비해 높은 열팽창 계수를 가지는데 치질보다 2~10배 크다. 고분자 수복재료의 반복적인 팽창과 수축은 수복물 변연에 틈을 만든다. 결과적으로 미세누출과 재발성 치아우식이 증가한다.

(6) 물 흡수도(water sorption)

레진 기질의 양이 많은 복합레진이 물을 많이 흡수한다. 필러가 적고 레진 기질의 양이 많아지게 되면 물 흡수도가 높아, 착색이 쉽게 일어날 수 있다.

(7) 색 안정성

치과용 복합레진은 치아의 색과 반투명도에 맞게 여러 가지 색조로 제조된다. 여러 색조와 반투명도의 재료를 층별로 도포하면 더 자연스러운 수복물이 될 수 있다. 불투과성(opaque) 재료는 하부색이 투과되어 보이는 것을 막기 위해 사용되며, 착색이나 변색된 상아질이 보이지 않게 한다. 불투과성 재료 위에 복합레진 재료를 도포하는데, 최외층은 법랑질의 반투명도를 모사하기 위해 반투명 색조를 사용한다.

(8) 방사선 불투과성

수복재로서 사용되는 복합레진은 재발성 치아우식증과의 구별을 확실히 하기 위하여 방사선 불투과성을 나타내야 하는데, 이를 위해 바륨(Ba), 스트론튬(Sr), 브롬(Br), 아연(Zn), 지르코늄(Zr), 이테르븀(Yb), 요오드(I)와 같은 원소를 첨가한다.

(9) 기계적 특성

복합레진은 필러의 함량이 많거나, 필러의 양이 동일한 경우 필러의 크기가 작을수록 강도와 탄성계수, 마모 저항성이 증가된다. 또한 화학중합형에 비해 광중합형의 강도가 약간 더 크다.

(10) 생물학적 성질

와동이 치수에 근접하게 형성되면 와동이장재를 도포해 주고 복합레진으로 수복해 준다. 이때 와동이장재로 바니시나 산화아연유지놀 시멘트를 사용하는 경우 수복재인 레진의 중합을 방해할 수 있으므로 사용하지 않도록 한다.

5) 복합레진의 충전 방법

(1) 가압 충전법(pressure technique)

복합레진을 와동에 채운 후, 레진의 중합수축을 방지하기 위하여 매트릭스 스트립(matrix strip)으로 레진을 덮고 압력을 가하면서 경화가 끝날 때까지 고정하는 방법이다.

(2) 비가압 충전법(non-pressure technique)

화학중합형 복합레진의 용액을 와동에 먼저 적시고 붓을 이용하여 분말을 가볍게 접촉시켜 덩어리를 형성하여 와동에 채워넣는 방법이다. 이 과정을 반복하여 압력이 가해지지 않는 상태로 와동 내에 레진이 충전되도록 한다.

(3) 유입 충전법(flow technique)

흐름성이 좋은 복합레진을 와동 내에 흘려서 채우는 방법이다. 흐름성이 좋아 미세한 부분까지 흘러 들어갈 수 있다.

(4) 벌크 충전법

최근에 개발된 벌크 충전용 레진은 한 번에 4mm 이상 와동 충전이 가능하다. 2급 와동의 경우 광조사 각도가 치면에 수직으로 도달하기 어려운데 이러한 경우 벌크필 레진을 사용하면 효과적이다.

흐름성에 따라 유동형과 비유동형으로 구분하며 흐름성이 우수한 유동형은 마모 저항성과 기계적 성질이 약하므로 주의가 필요하다(그림 3-11).

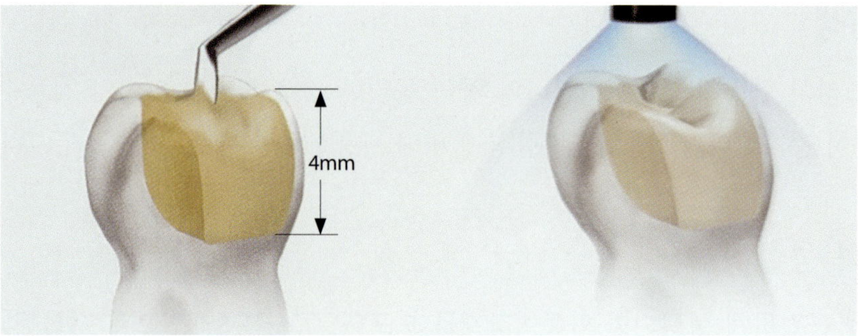

그림 3-11 **벌크 충전법**

6) 복합레진의 수복 과정

(1) 치아 방습 및 격리

와동이 형성된 치아를 러버댐(rubber dam)을 이용하여 혀나 타액 등으로 인한 수분이 접촉되지 않도록 격리한다. 러버댐을 사용하지 않고 충전을 하면 수분이나 습기가 레진의 중합을 방해할 수 있다.

와동이 너무 깊은 경우는 치수자극을 야기할 수 있으므로 적절한 이장재로 와동을 도포한다.

(2) 산부식과 건조

와동이 형성된 치아에 30~50% 인산을 이용하여 20~30초간 산부식하고, 깨끗한 물로 충분히 세척한 후 건조시킨다.

(3) 접착제 도포

상아질 또는 법랑질 접착제를 도포하고 광조사한다.

(4) 충전 및 중합

와동에 가압충전법을 이용하여 기포가 함입되지 않도록 주의하여 충전한다. 화학중합형 복합레진을 사용하는 경우 플라스틱 스파튤라를 이용하여 혼합하고 중합이 완료될 때까지 매트릭스 스트립을 이용하여 고정한다. 금속 스파튤라 기구는 복합레진 혼합 시 금속 입자가 유리에 의해 깎여 나올 수 있으므로 사용하지 않는다. 광중합형 복합레진은 혼합 없이 단일 연고형을 바로 사용하면 된다. 광중합은 빛의 투과를 고려하여 2mm 두께로 적층법을 이용하여 충전한다.

(5) 교합 검사 및 연마

레진의 충전이 끝나면 교합 검사와 연마를 실시한다. 교합 검사는 교합지를 이용하여 저작 시 불편한 부분을 확인하고, 카바이드 피니싱 버(carbide finishing bur)나 그린스톤(green stone)을 이용하여 삭제한다. 연마는 고무연마포인트(white rubber polishing point)나 산화알루미늄(aluminum oxide), 지르코늄 실리케이트(zirconium silicate) 스트립(strip)과 디스크(disk)를 사용하여 충분히 시행한다.

7) 복합레진 조작 시 주의사항

① 와동에 충전 시 수분이나 습기가 레진의 중합을 방해하지 않도록 러버댐을 사용
② 와동이 깊은 경우 치수자극을 방지하기 위해 이장재로 와동을 도포
③ 와동에 충전 시 기포가 함입되지 않도록 가압충전법을 이용
④ 화학중합형 복합레진을 사용하는 경우 플라스틱 스파튤라를 사용하여 혼합하고, 중합이 완료될 때까지 매트릭스 스트립을 이용하여 고정
⑤ 광중합형 복합레진을 사용하는 경우 2mm 두께로 적층법을 이용하여 충전
⑥ 중합수축으로 인해 미세누출이 발생할 수 있으므로 중합수축을 최소화하기 위한 복합레진 선택 및 적층법 충전 시행
⑦ 미세누출은 재발성 치아우식증이나 술후 지각과민증을 유발할 수 있으므로 접착제를 사용하여 수복물을 변연에 밀폐시킴으로써 미세누출 방지
⑧ 복합레진은 자체적인 접착기전이 없으므로 접착제의 역할이 중요

8) 접착제(Bonding agent)

치과용 수복물은 일반적으로 치질에 부착되어 유지된다. 금 인레이나 금관은 내부와 치질에 존재하는 미세한 요철 부위를 채운 시멘트에 의해 유지된다. 그러나 복합레진은 자체적인 접착기전에 의한 유지기전이 없으므로 별도의 접착제가 필요하다. 복합레진과 같은 직접수복용 재료는 수복재의 수명에 있어서 접착제의 역할이 매우 중요하다.

(1) 사용 목적

① 수복재의 유지

접착제는 잔존 치질에 세라믹 비니어(veneer)와 같은 심미 수복재료를 결합시키거나 교정용 브라켓(bracket)이나 다른 장치를 치아에 부착하여 유지시키기 위해서 사용한다.

② 미세누출(microleakage)의 감소

치아와 수복물의 열팽창 계수가 서로 다른 상태에서 반복적인 팽창 및 수축이 일어나면 수복물 변연에 미세누출이 발생하기 쉽다. 미세누출이 발생하면 치아와 수복물 사이 계면에 체액과 박테리아가 스며

들어 재발성 치아우식증이나 술후 지각과민성을 증가시킨다(그림 3-12).

또한 치아와 수복물의 경계부에서의 잦은 누출로 인해 검게 착색되어 비심미적으로 보인다. 따라서 접착제를 사용함으로써 수복물의 변연을 밀폐시키면 미세누출을 감소시키거나 제거하여 재발성 치아우식증이나 술후 지각과민성 및 착색을 감소시킬 수 있다.

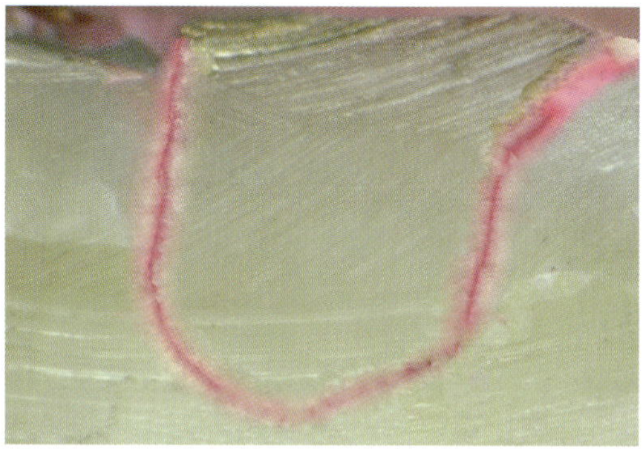

그림 3-12 **미세누출**(microleakage)

③ 재발성 치아우식증의 감소

미세누출의 감소가 필요한 가장 중요한 이유는 재발성 치아우식증의 가능성을 최소화 하기 위한 것이다. 재발성 치아우식증은 치아와 수복물 사이의 공간에서 발생하기 쉬우므로 올바른 접착제의 사용으로 수복물이 치질에 잘 부착되도록 하여 미세한 틈이 생기지 않도록 주의해야 한다.

(2) 법랑질 산부식(acid etching)

산으로 부식된 법랑질에 결합된 레진은 내구성이 강하다. 산부식은 미세누출을 최소화하고 재료를 유지하기 위하여 미세기계적 결합술식에 이용되었다. 30~40% 인산으로 법랑질을 부식하면 법랑소주(enamel rod)의 칼슘성분이 선택적으로 용해되어 레진이 효과적으로 흘러 들어갈 수 있는 공간이 생긴다.

산부식은 치질에 치과재료를 결합시키기 위한 술식이며, 산부식을 하게 되면 거칠어진 법랑질 표면이 만들어진다. 거친 표면을 '법랑질 태그(enamel tag)' 또는 '미세기공'이라고 한다. 저점도의 액상 레진을 태그가 형성된 거칠어진 치질 표면에 도포하면, 레진은 법랑질 태그로 흘러 들어가고 경화 후에는 10~20μm 길이의 레진 태그가 형성되어 경화된 레진이 거친 법랑질 표면과 미세기계적으로 결합되어 유지력을 얻게 된다. 산부식된 법랑질은 혈액이나 타액, 습기에 의해 재오염이 되지 않도록 하여야 한다(그림 3-13, 3-14).

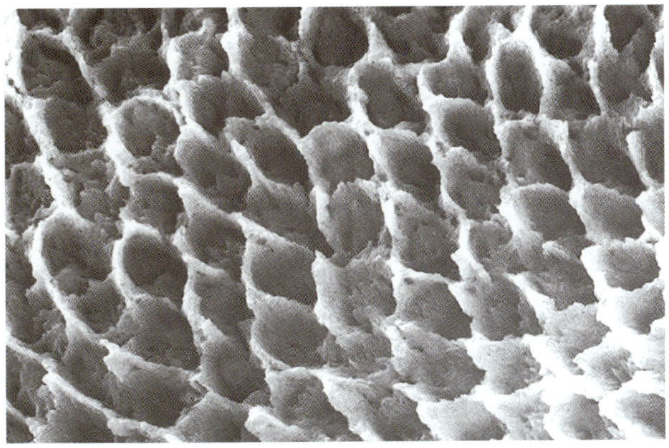

그림 3-13 산부식된 법랑질의 주사전자현미경(SEM)

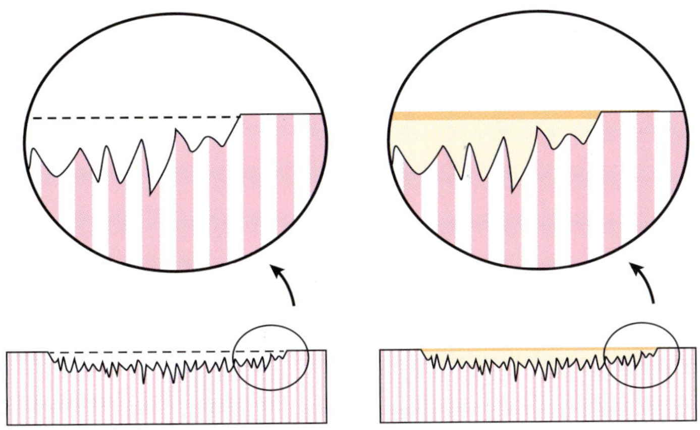

그림 3-14 법랑질의 산부식

TIP!

레진결합의 실패원인

- 부식된 법랑질 표면에 물이나 타액, 혈액이나 오일 등의 오염
- 불충분한 건조
- 과도하거나 미흡한 산부식
  - 과도한 산부식은 법랑질 표면의 요철 모양을 없애고 태그 형성을 방해함
  - 석회화가 많이 형성되어 있는 성인의 법랑질이나 불소 농도가 높은 법랑질은 산부식에 시간이 많이 걸리므로 미흡한 산부식이 되지 않도록 주의해야 함

(3) 법랑질 접착제(enamel bonding resin, adhesive)

저점도 레진(low-viscosity) 시스템이라고도 하는데, 처음 사용된 것은 폴리메틸메타크릴레이트(polymethyl methacrylate)이다. 접착제의 사용은 변연봉쇄성을 향상시키고 변연부의 착색을 방지하며 재발성 치아우식증을 방지하고 치수자극을 방지하는 효과가 있다. 빛이나 화학반응에 의해 활성화되는 부가중합이며, 기계적 성질이 좋지 않으므로 너무 두껍게 도포하지 않도록 주의한다(그림 3-15).

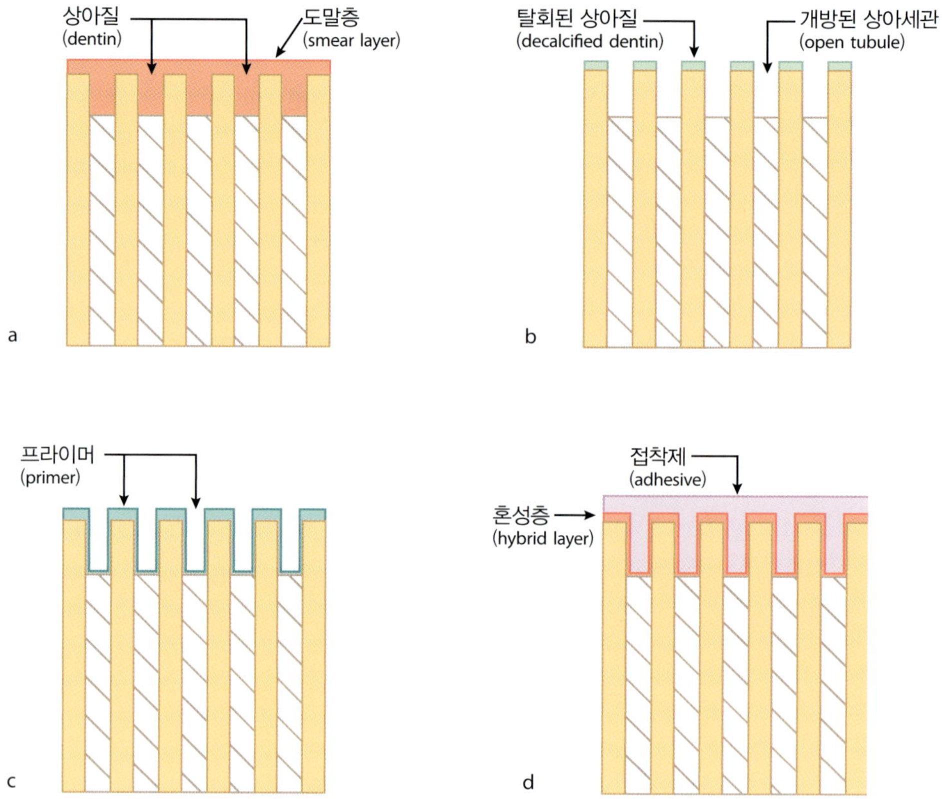

그림 3-15 **3단계 접착 시스템의 모식도**

(4) 상아질 산부식(conditioner)

일반적인 산부식 술식은 법랑질에 재료를 결합하는데 적용하며 상아질에는 컨디셔너(conditioner)라고 하는 상아질 산부식제를 이용한다.

(5) 상아질 접착제(dentianl bonding resin, primer)

상아질은 체적비로 약 50%의 무기물, 30%의 유기물, 20%의 체액으로 구성되어 있으며 법랑질보다 다양하고 복잡한 구조로 되어 있어 레진과의 결합이 어렵다. 상아질 접착제는 도말층(smear layer) 제거와 상아질 표면 탈회에 30~40% 인산을 이용한다.

치과용 기구로 상아질을 삭제하게 되면 상아질 찌꺼기와 콜라겐에 의해 도말층(smear layer)이라는 잔사층이 생성된다. 상아질 접착에 사용되는 자가부식 접착제는 법랑질 표층은 부식할 수 있지만, 표층 아래는 효율적으로 부식하지 못한다. 따라서 자가부식 접착제를 사용할 때는 법랑질 변연에 경사면(bevel)을 형성해야 잘 유지된다.

TIP!

상아질 접착제의 요구사항

- 상아질 표면에 깊숙이까지 침투하여 접착면을 잘 적셔야 한다.
- 화학적 결합과 미세기계적 결합이 잘 이루어져야 한다.
- 수복물의 유지에 적합한 강도를 가져야 한다.

(6) 상아질 접착제의 개발(1~8세대)

접착 시스템은 개발시기와 단계에 따라 '세대(generation)'라는 용어를 사용한다. 세대를 구분하는 기준은 도말층의 처리이다.

- **제1세대** : 1980년 이전에 개발된 것으로 도말층을 완전히 제거하여 상아세관을 노출시켰다.
- **제2세대** : 도말층을 부분적으로 제거하고 칼슘 등을 형성하여 상아질 프라이머가 칼슘과 결합하도록 하였다.
- **제3세대** : 도말층을 완전히 제거하거나 일부 변경시켜 화학적 결합과 미세기계적 결합을 시도하는 단계였다.
- **제4세대** : 3단계 상아질 접착 시스템으로 상아질과 법랑질을 함께 산부식하는 total etching을 하고 혼성층(hybrid layer)과 레진 태그의 역할을 중요시한다. 또한 다양한 재질의 표면에 접착할 수 있는 제품들로서 상아질뿐만 아니라 합금이나 세라믹에도 접착한다.
  구성성분의 개수에 따라 제4세대까지는 산부식제와 프라이머, 접착제를 도포하는 것으로 구성되었다.
- **제5세대** : 개수를 줄이고 단계를 축소하여 '단일용액형 접착제(one bottle adhesive)'가 나왔다. 그러나 실상은 하나의 구성물로 전 접착과정을 완전히 해결한 것은 아니었으며 컨디셔너와 프라이머 · 접착제의 2가지 형태, 즉 산부식제와 접착제 적용으로 구성되었다.
- **제6세대** : 상아질의 부식과 프라이머의 적용을 동시에 진행하는 것으로 상아질은 인산에 의해 부식되는 것이 아니고, 자가부식 프라이머에 의해 산부식되는 것이다. 치질이 산부식되는 양이 인산보다 적어 치질의 손상이 적으며, 부식 후 물로 세척을 하지 않아 세척을 하는 동안 자극이 없고, 인산에 의한 불쾌한 맛이 없어 민감도가 낮다.

- 제7세대 : 1단계 자가부식 접착제(one-step self-etching adhesive)로 산부식, 프라이머, 접착제가 하나로 결합되어 있다. 이것을 치아에 도포한 후 복합레진 수복재를 그 다음에 도포한다. 최근에는 임상 상황에 따라 다양한 산부식 술식이 가능하고 별도의 경화촉진제를 사용하지 않고도 화학중합 재료와 함께 사용할 수 있으며 치아뿐만 아니라 수복재료의 표면에도 강한 접착성을 보이는 기계적 특성과 내구성이 강한 제8세대 범용 접착제(universal binding agent)가 소개되어 임상에서 유용하게 사용되고 있다(그림 3-16~3-18).

	산부식/컨디셔너 도포	프라이머 도포	본딩 레진 적용
다성분 시스템(4세대)	컨디셔너	프라이머	본딩 레진
단일용액 시스템(5세대)	컨디셔너	프라이머/본딩 레진	
자가부식 시스템(6세대)	산성 단량체(세척하지 않음) 자가부식 프라이머		본딩 레진
All-in-One 시스템(7세대)	산성 단량체(세척하지 않음) 자가부식 접착제		

그림 3-16 상아질 접착제 시스템의 종류에 따른 구성물의 차이

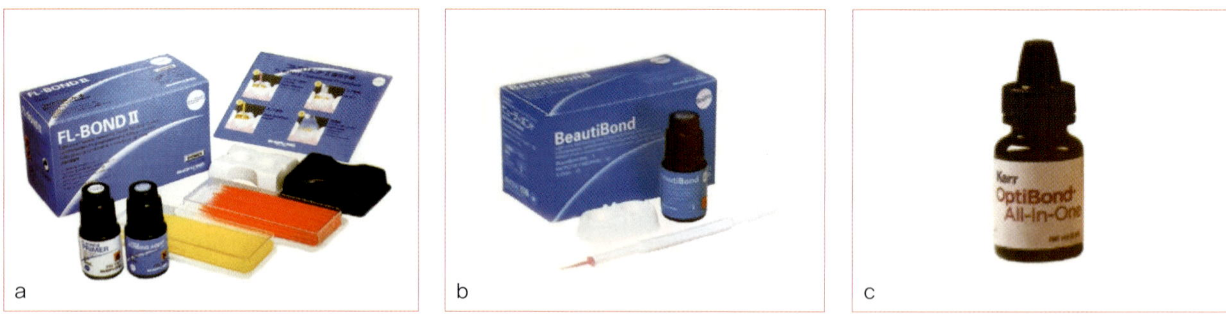

그림 3-17 접착제

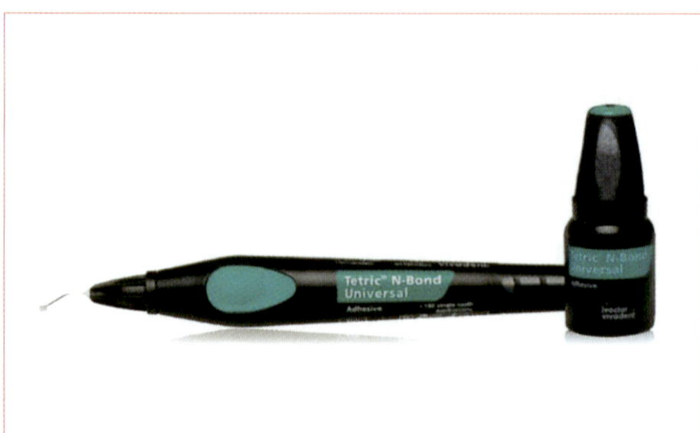

그림 3-18 8세대 범용 접착제

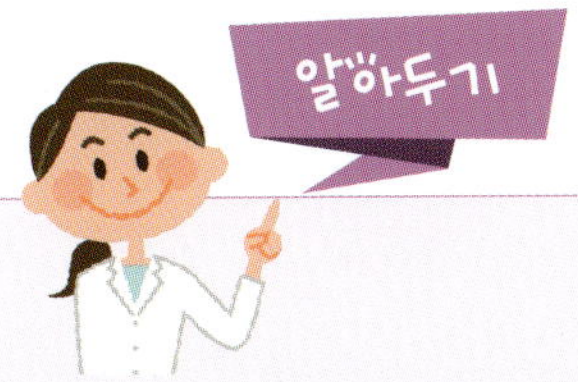

- 복합레진의 주요 구성성분
  - 레진 기질 : Bis-GMA(bisphenol A-glycidyl methacrylate), 우레탄 디메타크릴레이트(urethane dimethacrylate, UDMA), 트리에틸렌글리콜 디메타크릴레이트(triethyleneglycol dimethacrylate, TEGDMA)
  - 무기 필러 : 석영(quartz), 붕규산글라스(borosilicate glass), 글라스세라믹
  - 결합제 : 실란 커플링제
  - 중합개시제와 촉진제 : 화학중합형, 광중합형
  - 중합금지제
- 복합레진의 용도
  - 와동 수복
  - 치간이개 수복
  - 치아 형태와 치아 표면의 색상 개선을 위한 수복
  - 영구접착제(cement)
  - 간접법에 의한 복합레진 인레이
  - 금관제작용 코어 축조 및 파절된 세라믹 수복물 수리
- 복합레진의 분류
  - 필러 크기에 따른 분류 : 거대입자형(macrofilled), 균일 미세입자형(homogeneous microfilled), 불균일 미세입자형(inhomogeneous microfilled), 혼합형(hybrid)
  - 중합방법에 따른 분류 : 화학중합형, 광중합형, 이원중합형
- 복합레진의 특성
  - 중합수축으로 인한 문제점 : 미세누출, 술후 지각과민증, 재발성 치아우식증
  - 중합수축 최소화 방법 : 필러가 많이 함유된 레진 사용, 적층법으로 충전, 레진 인레이 사용, 흐름성이 좋은 시멘트로 접착함
  - 법랑질과 상아질의 열전도성과 유사함
  - 치아에 비해 높은 열팽창 계수를 가짐
  - 레진 기질의 양이 많으면 물을 많이 흡수함
  - 재발성 치아우식증과의 구별을 위하여 방사선 불투과성 물질을 넣음
  - 필러의 함량이 많으면 기계적인 성질이 좋아짐
  - 복합레진의 지각과민 감소방법 : 적층법 충전, 치아방습 및 격리, 이장재 사용, 간접법을 활용한 수복
- 접착제의 사용 목적
  - 수복재의 유지
  - 미세누출(microleakage)의 감소
  - 재발성 치아우식증의 감소

Review Questions

01. 복합레진 수복 시 지각과민을 해결하는 방법으로 옳지 않은 것은?

① 적층법으로 충전한다.
② 타액으로부터 철저히 격리시킨다.
③ 수복 후 적절한 교합조정을 실시한다.
④ 치수를 보호하기 위해 산화아연유지놀 베이스를 사용한다.
⑤ 간접법이 직접법보다 우수한 인접면 접촉을 얻을 수 있으므로 와동의 형태나 깊이에 따라 적절히 선택한다.

02. 다음 중 복합레진의 용도가 아닌 것은?

① 치간이개 수복용
② 파괴된 세라믹의 수리용
③ 왜소치나 기형치의 수복용
④ 금관제작을 위한 코아 축조용
⑤ 열자극을 줄이기 위한 열차단용 베이스

03. 복합레진 시술 후 나타나는 지각과민의 원인은?

① 마모 ② 물흡수 ③ 미세누출 ④ 경화팽창 ⑤ 갈바니즘

정답 01. ④ 02. ⑤ 03. ③

2 글래스아이오노머 (Glass ionomer)

1. 글래스아이오노머

글래스아이오노머는 산-염기 화학반응으로 경화하는 재료이다. 글래스아이오노머는 접착성 수복재료로 법랑질과 상아질에 화학적 결합을 한다. 장시간 불소를 유리하여 재발성 치아우식 억제 효과가 있으나 불투명한 치아색으로 심미성은 치과용 복합레진보다 떨어진다.

분말/용액으로 공급되며 다양한 색상의 제품이 이용된다. 적절한 혼수비로 혼합하면 점성이 있는 재료가 된다. 혼합한 재료를 와동형성부에 도포하고 적절한 형태로 치관 외양을 형성한다. 경화되는 동안 플라스틱 스트립(strip)을 사용해 재료를 고정한다.

글래스아이오노머 재료는 재료의 초기 경화 과정에서 탈수현상이 나타난다. 탈수에 의한 표면의 얕은 균열은 초기 마무리 이후 특수 바니시를 이용하여 글래스아이오노머에 적용한다. 최종 마무리는 완전히 경화되는 24시간 후에 시행한다.

치질과의 화학적 결합과 불소유리의 장점을 가진 글래스아이오노머는 유용한 재료이지만, 접착용 시멘트 및 교합력이 낮게 가해지는 치아 부위에만 제한적으로 사용된다. 화학중합형 글래스아이오노머 수복재료는 취성이 있고 불량한 마모 저항성과 파괴 인성으로 유치의 1급, 2급 와동 수복물에 한정적으로 사용되며 불소유리로 인해 우식 위험이 높은 환자의 5급 와동에 적용하기에 최선의 재료이다.

- 화학중합형(산-염기 반응) 글래스아이오노머 수복물의 적용은 조작에 주의해야 한다. 천천히 혼합하거나 늦게 와동에 적용하면 재료의 접착력이 상실된다.
- 광중합형 글래스아이오노머는 기계적 성질이 우수하여 유사한 접착용 재료로 시판되고 있지만, 금속금관(metal crown) 하방으로는 광선이 투과하지 못하여 중합이 잘 되지 않으므로 금속 및 금속-도재합금의 접착에는 산-염기 반응하는 화학중합형 글래스아이오노머 재료를 사용한다.

2. 레진 강화형 글래스아이오노머

레진 강화형 글래스아이오노머 제품은 1980년대 후반에 개발되었는데, 화학중합형, 광중합형, 이원중합형으로 분류되며, 글래스아이오노머 시멘트의 산-염기반응은 중합과 함께 일어난다. 기존의 글래스아이오노머 시멘트의 낮은 강도와 높은 초기용해도 등의 단점을 개선하려고 시멘트 용액의 일부를 수용성 메타크릴레이트계 단량체로 대체하여 광중합에 의해 경화되는 레진 강화형 글래스아이오노머를 개발하였다.

레진 강화형의 광중합형 글래스아이오노머는 복합레진처럼 광선에 노출되어야 경화가 시작되며 접착성이 생기고 불소가 유리된다.

화학중합형 글래스아이오노머보다 조금 더 강하고 단단하며 도포와 마무리가 더 쉽고 화학중합형 만큼 탈수에 예민하지 않다(그림 3-19).

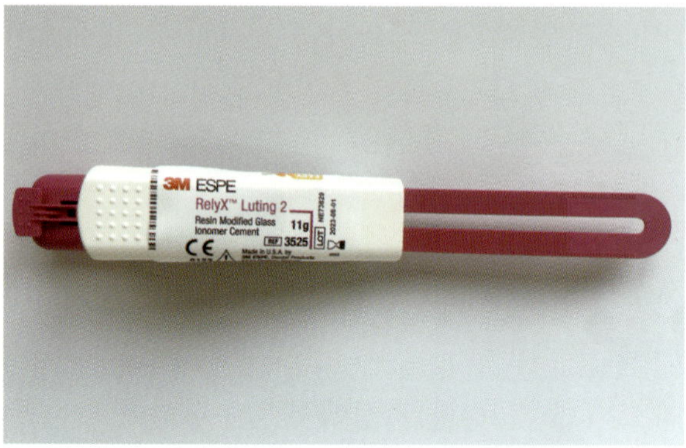

그림 3-19 **레진 강화형 글래스아이오노머**

3. 글래스아이오노머 제품의 불소 유리

글래스아이오노머를 사용하는 경우는 불소의 방출로 인해 치아우식증이 예방될 수 있다. 불소 방출은 시간이 지날수록 감소하는데, 일부 연구에서는 글래스아이오노머로 수복재에 국소 불소도포를 시행할 경우 불소가 재충전된다고 보고되었다.

3 콤포머 (Compomer)

콤포머(compomer)는 복합레진(composite)과 글래스아이오노머(glass ionomer) 재료를 결합하여 개발된 재료이다. 광중합에 의해 복합레진 같은 중합반응이 시작되고 이후 레진 성분과 글래스아이오노머의 폴리아크릴산 수용액의 산-염기반응이 일어나며 이로 인해 불소가 유리된다(그림 3-20).

콤포머는 복합레진보다는 물리적 성질이 낮은 편이나 글래스아이오노머나 레진강화형 글래스아이오노머(resin-modified glass ionomer)에 비해 비교적 높은 치질과의 결합력, 강도, 심미성, 마모저항성을 갖고 있기 때문에 대체 수복재로 활용되고 있다. 혼합과정이 필요없고 복합레진에 비해 끈적거림이 적어 조작 취급이 양호하며 글래스아이오노머보다는 적으나 불소를 방출하는 장점으로 활용도가 높은 편이다.

콤포머가 수복재로 사용되는 용도는 유치의 충전용, 영구치의 3급, 5급와동과 같이 응력이 적은 와동수복, 치면열구전색재 등이며 합착용으로는 교정용 밴드 합착 등에 사용된다.

합착용 콤포머를 제외하고 단일 연고형으로 제공되는 수복용 콤포머는 산 부식 후 상아질 접착제를 도포하고 충전하는 일반적인 복합레진의 술식 과정과 유사하다.

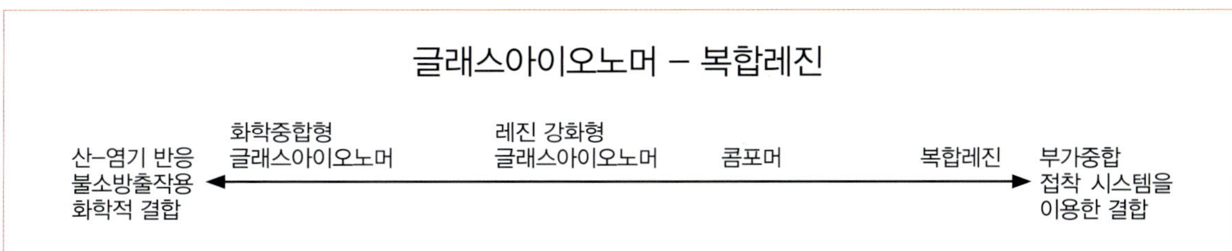

그림 3-20 글래스아이오노머와 복합레진의 연속점

4 아말감 (Amalgam)

학습목표

1. 아말감 합금의 조성과 형태
   - 아말감 충전물의 장 · 단점을 설명할 수 있다.
   - 아말감 합금의 조성을 설명할 수 있다.
2. 아말감의 경화반응을 설명할 수 있다.
3. 아말감의 물리적 성질을 설명할 수 있다.
4. 아말감의 사용법을 설명할 수 있다.
5. 치과용 수은 취급 시 주의사항을 설명할 수 있다.

치과용 아말감은 역사가 매우 오래된 수복재이다. 비용이 저렴하고 사용 방법이 간편하였으나 최근에는 복합레진과 같은 심미수복 재료의 개발과 아말감에 포함된 수은의 위해성과 환경오염 문제로 점차 사용이 줄어들고 있다.

현재의 아말감 형태는 1800년대부터 사용되었는데, 1818년 영국의 벨(Bell)이 은화에 수은을 섞어서 금보다 저렴하면서 사용하기 쉬운 아말감을 개발하였다. 그러나 은화가 순수한 은(silver, Ag)이 아니어서 사용하기 불편하고 인체에도 해로워, 1826년 프랑스의 타보(August Taveau)가 순수한 은에 수은을 혼합시킨 현대적 아말감을 개발하게 되었다. 그러나 초창기의 아말감에는 수은이 적절하게 들어가지 않았고 이로 인한 인체의 다른 피해가 커서 1839년 미국치과의사협회는 아말감 사용을 금지하였다. 그 후 1895년 미국의 치과의사 그린 바디먼 블랙(Greene Vardiman Black)이 적절한 아말감 합금의 비율을 찾아낸 뒤 수복재로 널리 사용되기 시작하였다.

그러나 1990년 수은에 대한 위험성이 다시 대두되면서 2017년 '미나마타 협약'으로 더 이상 수은을 유통할 수 없게 되어 아말감 합금과 수은을 분리해서 사용하는 방식은 더 이상 사용할 수 없게 되었으며, 현재는 치과용 아말감을 사용해야 하는 경우 일회용 캡슐형만 사용할 수 있게 되었다.

1. 치과용 아말감의 특징

(1) 용도

아말감은 많은 유형의 치아우식성 병소에 사용되는 수복재료이다. 또한 심하게 파손된 치관 부위를 수복하는 아말감 축성(amalgam buildup) 또는 아말감 코어(amalgam core) 같은 치관의 기초재료로 사용된다.

(2) 장점

아말감은 저렴한 비용, 높은 인성과 마모 저항성 때문에 오랜 기간 동안 지속적으로 사용되었던 수복재이다. 아말감은 치아와 수복물의 계면에 부식산물이 형성되어 변연의 미세누출이 감소된다. 이러한 현상을 자가폐쇄성(self−sealing)이라고 하는데, 치과용 아말감 변연이 파괴되어 보여도 표면 직하방은 실제로 밀폐되어 있다. 다른 직접 수복재처럼 아말감의 수명은 수복물의 크기와 간접 관련이 있다. 수복물 크기가 증가되면 수복물 내 응력이 증가하고 수복물의 수명이 감소된다. 아말감의 수명은 10~15년 이상으로 매우 긴 편이다.

(3) 단점

아말감의 단점으로는 충전 후 어느 정도 압축강도를 발휘할 때까지 일정 시간이 필요하며, 변연의 강도가 약해지면 아말감 변연 부위가 떨어져 나가기 쉽다.

색상이 은회색으로 자연 치질과 달라 심미적이지 못하며, 변색 및 부식 등이 생겨서 치질의 착색 원인이 될 수 있다. 이종 금속의 수복물이 대합치나 인접치에 있을 때 갈바닉(galvanic) 전류가 발생하여 때로는 동통이나 수복물의 변색을 일으킬 수 있다. 치료 시 조작 방법에 따라 수복물의 예후가 좌우될 수 있으며, 수은을 사용하기 때문에 취급에 주의해야 한다.

2. 아말감 합금의 조성

아말감 합금(alloy)은 은(Ag)−주석(Sn)이 주성분인 분말금속이다. 치과용 아말감은 분말금속(alloy)에 수은(mercury)을 혼합하여 치아 수복에 사용되는 재료로서 수은을 함유한 금속 합금이다.

(1) 조성

아말감 합금은 은(Ag)과 주석(Sn)을 주성분으로 하며, 구리(Cu), 아연(Zn), 팔라듐(Pd)과 같은 원소들이 소량 첨가된다.

(2) 구성 성분의 기능 (표 3-1)

① 은(Ag)

67~70%가 함유되어 있으며, 경화를 빠르게 하고 경화팽창과 강도 및 부식 저항성을 증가시킨다. 또한 수은과의 반응성을 좋게 하여 크립(creep)을 감소시킨다.

② 주석(Sn)

25~27%가 함유되어 있고, 은과는 반대되는 작용을 한다. 주석은 수은에 대한 용해도가 크므로 아말감화를 촉진하고 경화수축의 원인이 되며, 크립과 부식을 증가시킨다. 또한 강도와 경도를 감소시키는데, 주석과 수은이 반응하여 형성되는 화합물은 약하고 부식되기 쉽기 때문이다.

③ 구리(Cu)

은과 유사한 작용을 하여 강도, 경도, 경화팽창, 변색을 증가시키고, 크립을 감소시킨다. 초기 아말감 합금에는 6% 이하의 구리가 함유되었지만, 지금은 6% 이상의 구리를 함유한 것이 더 많다.

④ 아연(Zn)

아말감 합금 내 산소제거제(deoxidizer)로서의 역할을 한다. 산소와 쉽게 반응해서 산소가 다른 합금과 반응하는 것을 막는 역할을 하여 합금 내 다른 금속의 산화를 감소시킨다.

아연이 0.01~1% 이상 함유된 아말감을 아연함유 아말감이라고 하고 아연이 0.01% 이하인 경우를 무아연 아말감이라고 한다.

아연함유 합금은 무아연 합금보다 초기 부식을 억제하고 변연 적합도를 높여 임상 수명을 연장시키지만 아연함유 합금은 수분에 오염되면 아말감의 비정상적인 팽창을 초래할 수 있다.

표 3-1 아말감 구성성분의 기능

금속성분	증가	감소	금속성분	증가	감소
은(Ag)	강도 경화팽창 수은과 반응성 경화속도	크립	구리(Cu)	경도 강도 경화팽창 변색(tarnish)	크립
주석(Sn)	크립(creep) 수축 아말감화(amalgamation) 속도 부식(corrosion)	강도 경도 경화팽창	아연(Zn)	수분과 접촉 시 지연팽창 및 부식 혼합된 아말감의 유연성	

3. 아말감 합금의 형태와 분류

(1) 형태

① 절삭형(lathe-cut) 아말감 합금

금속을 연마해서 작은 입자로 제조하는 합금으로, 절삭된 분말은 대개 바늘모양을 띠고 있다(그림 3-21a).

② 구상형(spherical) 아말감 합금

용융된 합금을 분사(atomizing)하여 제조하는 합금이다. 분사된 작은 방울이 떨어지면서 다른 물체와 만나기 전에 냉각되면 구상 형태를 유지하게 된다(그림 3-21b). 구상형 합금은 절삭형 합금보다 적은 양의 수은을 사용해도 반응성이 좋다.

③ 혼합형(admixed, blended 또는 dispersion) 아말감 합금

일부 절삭형과 구상형 입자가 혼합된 합금이다(그림 3-21c).

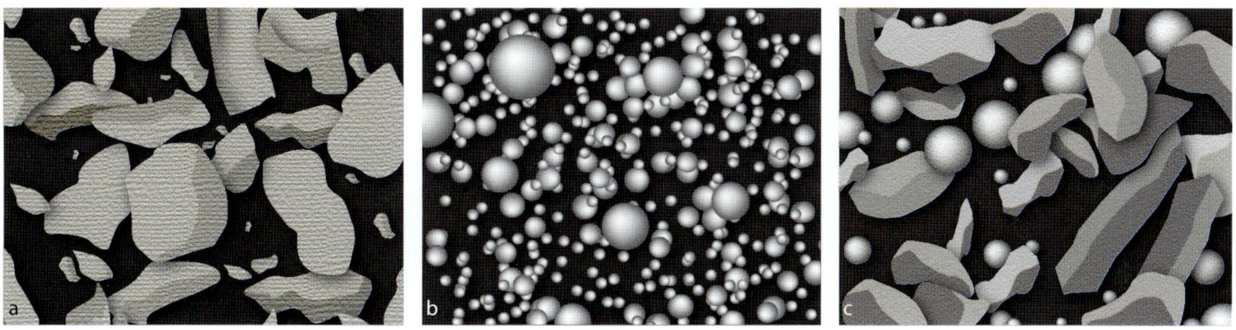

그림 3-21 아말감 합금 입자
a : 절삭형 합금 b : 구상형 합금 c : 혼합형 합금

(2) 분류

① 구리 양에 의한 분류

구리 함유량이 6% 이하인 합금을 저동 합금(low-copper, conventional alloy)이라 하고, 6~30% 이하인 합금을 고동 합금(high-copper)이라고 한다. 구리의 양은 임상적으로 우수한 결과를 얻기 위해서는 최소 11% 이상이 필요하다.

② 아연 유무에 의한 분류

아연 함유량이 0.01% 이상인 함유한 합금을 아연함유(zinc-containing) 아말감이라고 하며, 0.01% 이하인 합금을 무아연(non-zinc) 아말감이라고 한다.

③ 입자 형태에 의한 분류

아말감 합금은 입자 형태에 따라 절삭형, 구상형, 혼합형으로 분류된다.

④ 입자 크기에 의한 분류

아말감 합금의 입자 크기는 입자들의 분포범위에서의 평균 입자 크기로 분류할 수 있는데, regular cut은 입자들의 분포범위에서 입자의 평균크기가 35μm 이상이며, fine cut과 micro cut은 regular cut보다는 입자들의 분포범위가 좁아 각각 35μm, 26μm를 나타낸다.

⑤ 공급 형태에 의한 분류

아말감 합금의 공급 형태는 분말형과 알약 모양의 정제형, 캡슐형이 있다(그림 3-22).

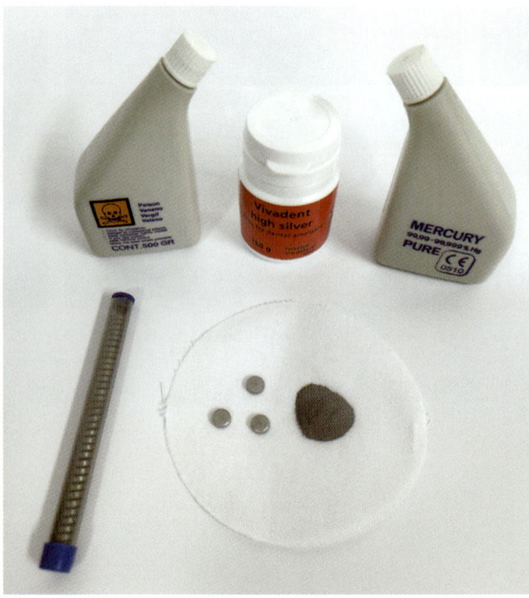

그림 3-22 아말감 합금의 공급 형태

4. 치과용 아말감의 각 상의 성질과 경화반응

치과용 아말감의 경화반응은 아말감 합금과 수은의 혼합과 동시에 시작되고 충전과 조각을 하는 동안 지속된다. 경화반응은 관련된 금속의 상으로 표시하며, 이 상들은 각 합금 조성 상태에서 발견되는 기호에 해당하는 그리스 문자로 표시한다(그림 3-23, 3-24).

(1) 각 상의 성질

① 감마상(γ)

은-주석(Ag-Sn)상을 나타내며, 수은과 반응하지 않은 고유의 아말감 합금상으로 강하고 부식 저항성이 크다.

② 감마1상(γ1)

은-수은(Ag-Hg)상을 나타내며, 경도가 크고 강도나 부식 저항성이 감마(γ)상과 감마2(γ_2)상의 중간 정도이며 취성(brittle)이 크다.

③ 감마2상(γ2)

주석-수은(Sn-Hg)상을 나타내며, 강도와 경도 모두 낮고 부식 저항성도 약한 상으로 흐름성이 크다.

④ 에타상(η)

구리-주석(Cu-Sn)상을 나타내며, 부식 저항성이 감마(γ)상이나 감마1(γ_1)상보다는 약하지만 감마2(γ_2)상보다는 크다.

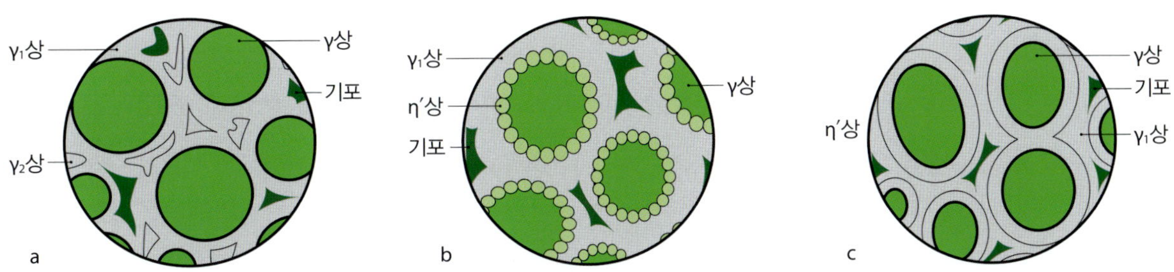

저동 아말감
합금의 표층이 Hg에 용해되어 새로운 γ_1상과 γ_2상이 생긴다. 미반응 부분은 core(γ상)가 되고, 그 사이를 메우는 새로운 상을 매트릭스(γ_1, γ_2상)라고 한다.

고동 단일조성형 아말감
단일조성형에서는 미반응 합금 입자의 주위에 과립상의 η′상이 띠를 이루면서 둘러싸고 있다. 매트릭스 내에서 γ_2상은 관찰되지 않는다.

고동 혼합형 아말감
Sn이 Hg와 결합하여 γ_2상을 만드는 대신에 Cu와 결합하여 매우 강한 η′상을 만든다. Core의 주위에 환상의 η′상이 둘러싼다. 매트릭스 내에서 γ_2상은 관찰되지 않는다.

그림 3-23 아말감 경화물의 미세구조

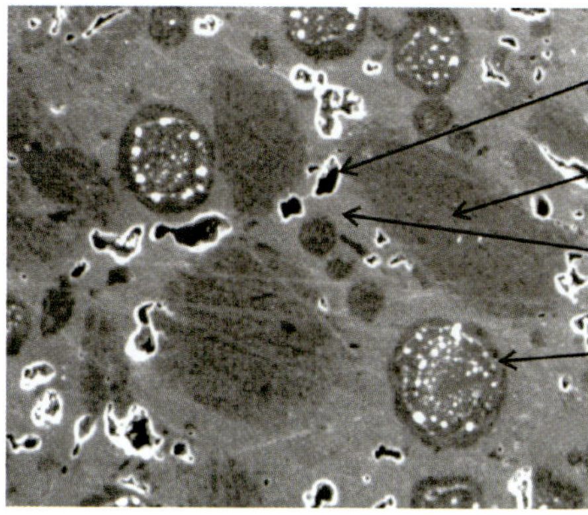

그림 3-24 치과용 고동 혼합형 아말감의 미세구조

(2) 아말감 합금의 경화반응

① 저동 아말감 합금의 경화반응

수은을 아말감 합금과 혼합하면 수은은 아말감 입자에 의해 흡수되고 입자 표면을 용해시킨다. 그리고 은과 주석이 수은에서 용해되기 시작하며 감마1(γ_1)상과 감마2(γ_2)상의 석출이 시작된다. 석출은 용해된 재료에서 고형상이 형성되는 과정이다. 수은이 소모되고 고형 덩어리가 나타날 때까지 감마1(γ_1)상과 감마2(γ_2)상의 침전이 지속된다.

> 미반응 아말감 합금[$Ag_3Sn(\gamma)$] + 수은[Hg]
> → $Ag_2Hg_3(\gamma_1)$ + $Sn_8Hg(\gamma_2)$ + 미반응 아말감 합금[$Ag_3Sn(\gamma)$]

② 고동 아말감 합금의 경화반응

치과용 고동 아말감은 1960년대부터 개발되었다. 대부분의 고동 아말감은 임상에서 저동 아말감보다 우월하다. 개선된 성질은 약한 감마2(γ_2)상을 제거하여 강도를 증가시키고 부식과 변연파절을 감소시켜 고동 아말감이 주로 사용되었다.

고동 아말감 합금의 경화반응은 저동 아말감에서 생성되는 감마2(γ_2, Sn-Hg)상이 결핍되어 있는 것이 특징이다.

고동 아말감 합금은 10~30% 구리를 함유한다. 은은 저동 아말감과 같은 방법으로 반응하며 감마1(γ_1, Ag-Hg)상 반응산물을 형성한다. 주석은 은보다 친화성이 큰 구리와 반응하여 에타(η, Cu_6-Sn_5)상을 형성한다. 이로 인해 감마2(γ_2)상의 반응이 억제되어 저동 아말감 반응에서 일어나는 감마2(γ_2, Sn-Hg)상 반응산물은 형성되지 않는 것이 특징이다.

미반응 아말감 합금[$Ag_3Sn(\gamma)$] + Ag·Cu + 수은[Hg]
→ $Ag_2Hg_3(\gamma_1)$ + Cu_6-$Sn_5(\eta)$ + 미반응 아말감 합금[$AgSnCu(\gamma)$]

(혼합형 또는 단일 조성형에 따라 화학반응식이 달라진다.)

5. 아말감 형태의 차이

아말감 합금 입자의 형태는 재료의 취급 특성에 영향을 준다. 입자 형태는 입자 표면을 적시는 데 필요한 수은의 양에 영향을 미치기 때문이다. 절삭형 아말감은 구상형 아말감보다 더 많은 치아 와동 내 충전력이 요구되고 구상형 아말감은 작은 응축 기구를 사용해 약한 응축압으로 재료를 충전한다.

또한 구상형 아말감은 표면적이 작기 때문에 입자를 적시는 수은이 덜 필요하고, 아말감 합금 입자가 수은과 반응하는 시간이 적게 들어 경화가 빨리 이루어진다.

(1) 저동 아말감 합금

6% 이하의 구리를 함유하는 아말감 합금으로 형태에 따라 절삭형과 구상형이 있다.

① 절삭형

여러 금속을 배합하고 용융과 주조, 열처리를 하여 균일 조성의 고체봉으로 만든 후 이것을 깎아서 작은 입자로 제조하는 합금을 절삭형 합금이라고 한다. 이 입자를 체에 걸러 분말 형태 그대로 사용하는 분말형과 일정한 크기와 무게가 되도록 압축하여 만든 정제형이 있다.

② 구상형

절삭형보다 우수한 성질을 얻기 위하여 용융된 합금에 미세한 물방울을 뿌리는 분무 과정을 통해 입자를 작은 모양의 구상형으로 만든 것이다. 절삭형보다 10% 적은 양의 수은에도 아말감화가 가능하며 적은 응축압으로도 와동에 충전할 수 있다.

(2) 고동 아말감 합금

저동 아말감의 변연부 변형이나 파절을 개선하기 위하여 개발된 것으로 상대적으로 은의 양이 적기 때문에 저은(low silver) 아말감이라고도 한다. 일부 합금은 10% 이하의 구리를 함유한 경우도 있지만 최고 30%의 구리를 함유한 경우도 있다. 일반적으로 우수한 임상적 결과를 얻기 위해서는 최소 11%의 구리가 필요하다. 고동 아말감은 혼합형과 단일조성형의 두가지 형태가 있다.

① **혼합형**

저동 아말감의 절삭형과 고동 아말감의 구상형을 혼합한 합금으로 혼합형이라고 한다. 변연파절에 대한 저항성이 저동 아말감보다 높다.

② **단일조성형**

아말감 합금의 전체 구리 함량을 증가시키기 위하여 은-주석-구리의 삼원 합금 제조 시 구리의 양을 증가시켜 제조한 것이다. 한 가지 분말로 구성되어 있으므로 단일조성형 합금이라고 한다.

6. 아말감의 물리적 성질

재료의 적절한 취급은 물리적 성질을 개선시켜 임상적으로 좋은 결과를 얻을 수 있다.

(1) 크기 변화(dimensional change)

아말감은 충전 후 크기 변화를 최소화하는 것이 중요하다. 과도한 수축은 미세누출, 치면세균막의 축적, 재발성 치아우식증, 술후 과민증 등을 초래한다. 또한 과잉팽창은 치수에 압력을 유발하고, 충전 후 과민증, 와동으로부터 수복물의 정출을 유발할 수 있다.

크기 변화에 영향을 주는 요소에는 수은/합금 비와 혼합 및 응축 술식이 있다. 혼합물 내에 충분한 수은이 있으면 팽창하게 되지만, 낮은 수은/합금 비에 높은 응축압을 적용하면 혼합물 내에 수은을 감소시키게 되어 수축이 일어나게 된다.

또한 긴 혼합시간, 작은 분말 입자의 사용은 경화 시 수은의 소비를 촉진하여 수축을 일으키게 된다. 또한, 아연 함유 아말감의 조작 시 수분 오염에 의한 지연팽창도 발생할 수 있다. 지연팽창이 일어나고 6개월이 지났을 때 0.5mm 크기 변화를 가져올 수 있다.

수분 오염에 의한 영향은 아연함유 아말감이 무아연 아말감보다 더 많은 영향을 받는다. 아연함유 아말감이 혼합이나 조작 시 수분에 오염되면 아연이 물과 반응하여 수소기체를 만들기 때문이다. 수소기체는 압력을 발생시켜 충전 후 3~5일부터 지연팽창(delayed expansion)이 일어나 수개월 동안 지속된다. 무아연 아말감은 수분에 오염되면 부식 저항성이 저하된다. 크기 변화를 최소화하기 위해서는 제조사의 권장사항을 따라야 한다.

(2) 강도(strength)

아말감 수복물은 교합되는 저작력에 견딜 수 있는 강도를 가져야 한다. 아말감의 압축강도(compressive strength)는 24시간 후에 가장 크며 구상형 합금의 압축강도는 절삭형 또는 혼합형 아말감보다 더 크다.

아말감 혼합 후 20분 후의 압축강도는 7일 후 압축강도의 6% 정도이고, 1시간 후의 압축강도는 7일 후 압축강도의 15~20%, 8시간 후의 압축강도는 7일 후 압축강도의 85~90%이다. 그러므로 아말감 충전 후 최소 8시간 동안은 부드러운 음식을 섭취하도록 해야 한다.

치과용 아말감은 압축강도가 높으나 인장 및 전단강도가 비교적 낮다. 따라서 치질에 의한 지지를 받아야 아말감의 강도가 우수해질 수 있다. 교합력을 견디려면 충분한 크기의 아말감이 필요하며 1.5mm 이상의 두께가 필요하다.

아말감의 강도는 정확한 혼합시간, 적절한 수은의 양, 응축압 및 정확한 응축시간을 지켰을 때 증가한다.

(3) 크립(creep)

크립은 재료에 영구변형이 일어나지 않을 정도의 작은 하중을 가했을 때 나타나는 길이 변화를 말하는데, 압축응력을 받았을 때 형태가 완만히 변화한다. 크립은 아말감이 인접치와 대합치를 밀어 치아 변연이 파절되거나 돌출(overhanging)되는 원인이 되며, 재발성 치아우식증을 발생시키기도 한다. 크립이 낮을수록 변연파절이나 돌출 현상은 적게 나타난다. 고동 아말감의 경우 감마2(γ_2)상이 제거되고, 감마1(γ_1)상의 변형을 방지하는 에타(η)상이 형성된 것으로 크립 현상이 감소된다.

수은/합금의 비가 증가하거나 혼합시간이 짧을 때, 또는 혼합 후 응축을 지연시킬 때 크립이 증가한다.

(4) 변색(tarnish)과 부식(corrosion)

아말감 수복물은 타액으로 덮여 있는 구강 내에서 변색과 부식을 일으킬 수 있다. 갈바닉 부식은 갈바니즘(galvanism)에 의해 진행되며, 타액으로 젖은 환경에서 이종 금속이 존재하면 전위차가 나타나 이들 사이에서 전자이동이 일어나고 전류가 이종 금속 사이를 흐르면 금속 중 하나가 부식된다.

부식은 수복물의 표면과 내부에서 일어나는데 표면 부식은 아말감 수복물을 변색하고 표면의 미세한 기포를 초래한다. 표면 부식은 부식 산물들이 치아와 아말감의 계면을 채워 아말감을 자가봉쇄형 수복물(self-sealing restoration)로 만들어 미세누출을 감소시킨다. 자가봉쇄형 수복물은 수복물이 비심미적이고 변연이 불규칙해도 아말감 계면은 여전히 밀폐되므로 사용하는 데 큰 불편은 없다.

구강 내 산성 환경은 갈바닉 부식을 촉진하며, 불량한 구강관리와 우식 유발 식단은 치아와 수복재를 파괴시킨다. 그 외에 우식을 촉진시키는 요소 역시 부식을 가속시킬 수 있다.

7. 아말감의 조작 및 수복 과정

(1) 아말감 합금의 선택

아말감의 포장 및 용기를 확인하고 사용 설명서에 있는 제조자의 지시를 확인한다. 합금의 조성 중 아연합유 여부나 합금의 열처리, 합금 분말의 크기, 형태와 생산방법, 분말의 표면처리 및 합금의 공급 형태, 사용방법 등을 확인한다.

(2) 수은의 선택

치과용 아말감에 사용되는 수은은 'pure', 'redistilled', 'triple distilled', '99.99%'와 같은 순도 표시가 되어 있는데 화학적으로 순수한 것을 선택한다.

(3) 와동 형성

아말감은 치아의 와동 형성 부위에 충전하는 직접 수복재료로서 와동에 형성된 기계적 유지 형태를 통해 유지된다. 기계적 유지 형태는 와동 형성 시 핸드피스와 버(bur)를 이용하여 함몰 부위(undercut)와 구(grooves)를 형성한다.

(4) 혼합(수은/합금 비)

아말감 합금과 수은의 혼합과정을 아말감화(amalgamation) 또는 혼합(trituration)이라 하며, 아말감 합금과 수은을 고속으로 혼합하는 장비를 아말감 혼합기(amalgamator 또는 triturator)라고 하는데 2개 성분을 혼합하여 성형하기 좋은 금속 덩어리를 만든다(그림 3-25).

수은/합금 비는 아말감 합금과 혼합되는 수은의 양에 따라 달라진다. 수은을 많이 사용하면 수은을 함유하는 반응산물이 증가하고, 적게 사용하면 수은을 함유하는 반응산물이 감소된다. 적절한 수은/합금 비로 혼합되었을 경우에 기포 없는 덩어리를 만들 수 있다. 부적절한 수은/합금 비는 기포와 불량한 수복물을 만들게 된다. 합금의 종류에 따라 제조사의 지시에 따라 수은/합금 비를 조절한다. 미리 정량화된 캡슐을 사용하면 제조사에서 정한 비율대로 사용할 수 있다.

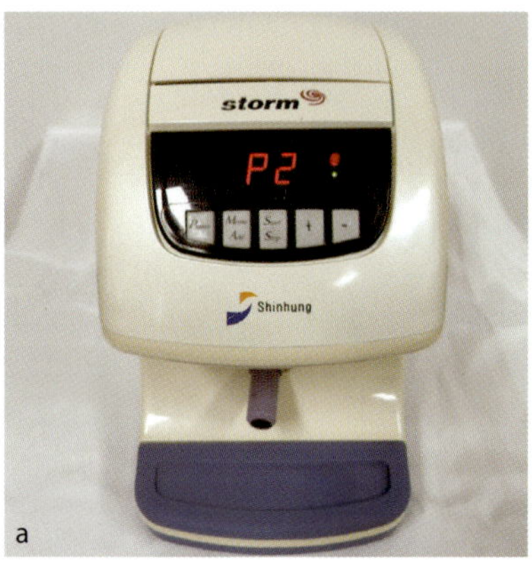

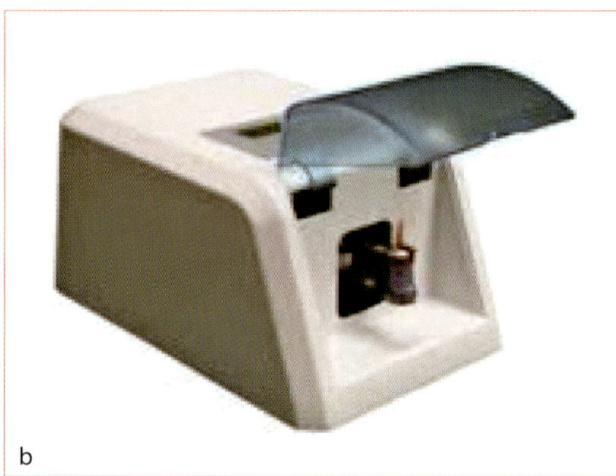

그림 3-25 **아말감 혼합기**

a : 자동형 b : 수동형

(5) 연화(trituration)

연화는 아말감 합금과 수은을 혼합하여 아말감화시키는 과정으로, 아말감 혼합기를 사용하여 합금과 수은을 정확히 배합하여 연화한다(그림 3-25).

(6) 멀링(mulling)

멀링(mulling)은 연화된 아말감이 균질하게 혼합되고 사용하기 좋은 덩어리가 되도록 뭉쳐주는 과정이다. 연화 후 진동자(pestle)를 제거하고 혼합기에 1~2초간 혼합해 주거나 연화된 아말감을 러버댐 시트와 압착천(squeezing cloth)에 이중으로 싸서 손으로 문질러 준다(그림 3-26).

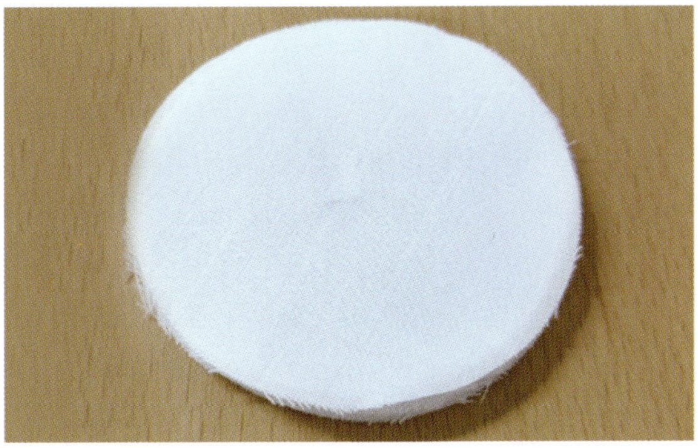

그림 3-26 **압착천**

(7) 응축(condensation)

응축은 혼합된 아말감을 치아에 형성된 와동에 힘을 가해 충전하는 과정이다. 적절한 혼합과 응축은 경화된 아말감의 수은 양을 감소시킨다. 수은을 함유한 반응산물은 아말감 합금보다 약하므로, 수은을 최소화해야 아말감 강도가 증가하고 변연 파절이 감소된다.

연화된 아말감을 소량씩 여러 번에 나눠서 와동에 적용하고 응축기를 이용해서 응축시킨다. 응축은 연화된 아말감을 와동에 잘 적합시키고, 기포를 없애며, 과잉의 잔여 수은을 제거하는 역할을 한다. 아말감이 수분에 오염되면 수복물의 성질이 감소되므로 아말감 응축 과정에서 수분에 오염되지 않도록 방습법을 이용한다.

(8) 버니싱(burnishing)

버니싱은 와동의 높이보다 높게 아말감을 응축하여 충전한 다음 아말감의 표면과 변연을 아말감 버니셔(amalgam burnisher)를 이용해서 매끄럽게 문질러 주는 과정이다. 버니싱을 통해 잔여 수은을 표면으로 올라오게 해야 수복물의 강도를 증가시키고 변연의 적합도를 높여줄 수 있다.

(9) 조각(carving)

조각은 치아의 고유 형태를 수복하기 위해 치아 표면의 아말감 과잉부를 아말감 조각도(amalgam carver)를 이용하여 치아의 해부학적 및 기능적 형태가 재현되도록 깎는 과정이다.

(10) 아말감 연마(amalgam polishing)

아말감의 연마는 아말감 수복물의 수명을 연장시킨다. 아말감 수복물의 연마 목적은 인접한 치질과 연속되는 변연을 만들고 적절한 외형을 만드는 것이다. 연마를 통해 부식 가능성과 표면에 부착되는 치면세균막을 감소시키기 위해 평탄하고 광택 있는 표면을 만들 수 있다.

절삭형 및 혼합형 아말감의 연마는 아말감 수복 후 24시간 후에 실시한다. 24시간 후의 아말감의 경도가 연마 과정에 견딜 만큼 충분히 단단해지기 때문이다. 일부 구상형 아말감은 더 빨리 경화되므로, 충전 후 20분 후에 연마가 가능하다.

아말감 표면 온도가 60℃ 이상 되면 수은이 유리되므로 저속으로 부드럽게 물을 뿌리면서 충전물의 중심에서 변연 쪽으로 연마한다.

8. 조작방법에 의한 영향

제조사가 공급하는 아말감 합금에는 분말형과 정제형, 캡슐형이 있는데, 캡슐형은 합금 분말과 수은을 계량해 일회용으로 사용할 수 있게 한 것이다. 최근에는 수은의 오염과 감염관리에 대한 대책으로 임상에서는 정량화된 일회용 캡슐만 사용할 수 있다.

(1) 정량화된 캡슐(proportional)

제조사에 의해 수은 함량이 조절된다. 과잉으로 수은이 함유된 경우 약한 아말감 상을 형성하고 수은을 함유한 반응산물을 증가시킨다.

(2) 정제형 아말감

정제형 아말감은 알약의 덩어리 형태로 공급되므로 분쇄 정도가 혼합에 영향을 미친다. 혼합물의 적절한 점조도를 얻기 위해서는 적절한 혼합 속도와 시간이 중요하다. 과혼합(over trituration)과 저혼합(under trituration)은 재료의 작업시간과 강도에 영향을 미친다. 과혼합된 아말감은 부스러져 충전이 어려우며, 작업시간이 짧아지고 수복물 내에 기포가 형성된다. 저혼합된 아말감은 모든 입자가 깨지지 않아 연약한 과립상(grainy) 느낌의 덩어리로 충전이 어렵다. 적절히 혼합된 아말감은 충전이 쉽고 작업시간도 적절하다.

(3) 분말형 아말감

분말형 아말감 합금은 정제형 아말감 합금과 달리 분말 형태로 판매되고 있다. 정제형 아말금 합금과 달리 혼합되는 동안 분쇄 정도가 혼합체 성질에 영향을 미치지 않는다. 아말감이 혼합되는 동안에 수은 첨가량의 조절과 혼합 시간에 따라 아말감 혼합물의 점조도를 변화시킨다. 수은 양이 과잉으로 증가되면 혼합체의 점조도가 증가하고 일부 미혼합된 수은방울이 혼합체 주변에서 소량 관찰된다. 반대로 수은 양이 적게 첨가되면 일부 혼합물이 부스러져 부족한 혼합 덩어리가 만들어진다. 적절한 아말감 합금 분말/수은 양의 비를 선택하여 혼합물의 적절한 점조도를 얻도록 한다(그림 3-27).

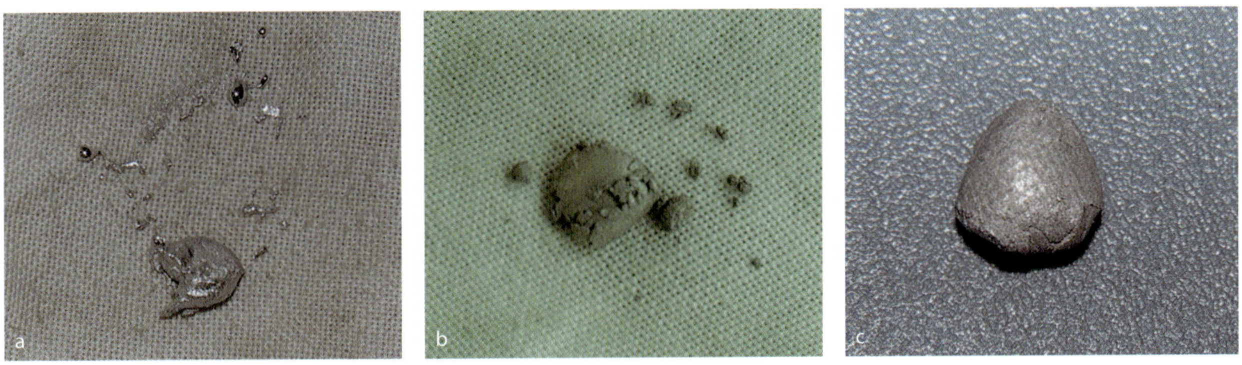

그림 3-27 **혼합물의 형태**

a : 수은이 과잉 첨가된 혼합물의 형태 b : 수은 함량이 부족한 혼합물의 형태 c : 수은 함량이 적당한 혼합물의 형태

9. 수은과 독성

아말감 수복물은 아말감 합금과 수은이 혼합되어 만들어진다. 수은은 아말감 합금과 혼합되어 가소성 화합물을 만들어 치아에 충전이 가능하도록 하고, 경화되면 구강 환경에서 오랫동안 유지될 수 있도록 한다.

수은은 공급자로부터 제공된 용기를 처음 개봉하였을 때 기름, 물, 먼지 또는 다른 이물질에 의해 오염되지 않은 상태여야 한다(그림 3-28).

(1) 수은 독성

수은은 신장과 중추신경계에 독성을 나타내므로 조작 시 주의를 기울여야 독성의 위험을 예방할 수 있다. 수은의 가장 큰 위험은 수은 증기로, 수은 증기압이 높아지면 실온에서 증발되므로 공기를 흡입할 때 수은 증기가 체내로 흡수될 수 있다.

수은의 이러한 위험을 예방하기 위해서 진료실을 잘 환기시키고, 일회용 캡슐이나 폐기물, 응축하는 동안 제거된 아말감 등에서 나오는 과잉 수은을 수집하여 밀봉 용기에 보관하고, 환경오염을 방지하기 위하여 치과용 아말감 처리 허가를 받은 기관을 통해 적절히 처리해야 한다.

아말감 사용 시 아말감 폐기물이 환경에 미치는 영향이 가장 큰 문제가 되므로, 아말감 폐기물의 처리 및 관리에 대한 규정을 잘 지키도록 해야 한다.

(2) 수은 취급 시 주의사항

① 수은이나 아말감을 다루는 모든 사람들에게 수은 증기에 의한 중독 가능성을 교육하고 아말감을 조작할 때 수은이나 혼합된 아말감이 피부에 닿지 않도록 한다.

② 수은 유출이나 사용한 캡슐의 방치, 아말감 혼합과 충전, 연마, 제거 시 생성된 아말감 조각, 아말감에 오염된 기구의 가열이나 누출이 있는 캡슐이나 수은 용기 등 치과 진료실 내에서 수은 증기가 발생할 수 있는 원인 요소들을 차단한다.

③ 아말감 조각은 물에 보관하면 용기를 열었을 때 수은 증기가 날아갈 수 있으므로 반드시 방사선 정착액이 담긴 밀폐 용기에 보관한다. 아말감 폐기물은 법률에 따라 정부의 허가 기준을 따르는 재생업체를 통해 처리한다.

④ 정량화된 캡슐을 사용하며 덮개가 있는 아말감 혼합기를 사용한다.

⑤ 아말감 연마나 제거 시에는 고성능 흡입기를 사용한다. 흡입 시스템은 배출 장치나 필터를 부착해야 하고 아말감 찌꺼기를 제거하기 위해 주기적으로 확인하고 필터를 청소하거나 교환한다.

⑥ 수은을 엎지른 경우, 많은 양은 주사기로 흡입해서 수거하고 작은 양은 테이프나 상품화된 청소 도구를 이용해서 수거한다. 진공청소기는 강력한 흡입력에 의해 수은이 수은 증기가 되어 실내를 오염시키므로 사용해서는 안 된다.

⑦ 환기가 잘 되는 환경에서 작업해야 하며, 바닥재는 반드시 비흡수성이고 이음새가 없으며 청소하기 쉬운 재질이어야 한다.

⑧ 주기적으로 진료실 내 공기를 수은 증기 분석기를 이용하여 측정한다. 수은 유출이 발생했거나 의심되는 경우, 진료실 내 수은 증기 농도를 반드시 측정하고 확인한다.

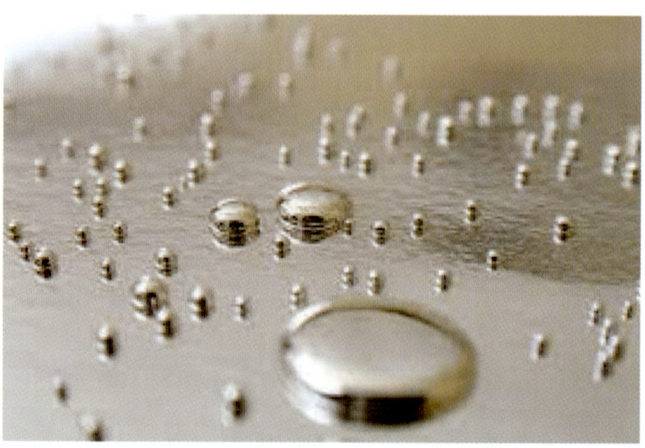

그림 3-28 수은

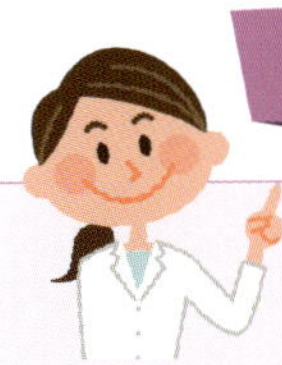

알아두기

● **아말감의 용도**

- 우식성 병소 충전
- 파손된 치관 부위 수복 시 아말감 축성(amalgam buildup) 또는 아말감 코어(amalgam core) 같은 치관의 기초 재료로 사용

● **아말감의 장 · 단점**

- 장점 : 저렴한 비용, 높은 인성과 마모 저항성, 자가 폐쇄성(self-sealing), 오랜 시간 사용이 가능
- 단점 : 비심미성, 변색과 부식으로 인한 갈바니즘, 수은 독성

● **아말감의 조성과 기능**

- 은(Ag) : 경화를 빠르게 하고 경화팽창과 강도 및 부식 저항성을 증가시키며 수은과의 반응성을 좋게 하여 크립(creep)을 감소시킴
- 주석(Sn) : 경화수축, 크립과 부식을 증가시키고 강도와 경도를 감소시킴
- 구리(Cu) : 강도, 경도, 경화팽창, 변색을 증가시키고, 크립을 감소시킴
- 아연(Zn) : 산소제거제(deoxidizer)로서의 역할로 금속의 산화를 감소시킴. 아연함유 합금이 수분에 오염되면 아말감의 팽창을 초래함

● **아말감의 물리적 성질**

- 크기변화 :
  - 팽창 : 수은이 많거나 아연함유 아말감이 수분과 접촉 시
  - 수축 : 수은이 적거나 긴 혼합시간, 작은 분말 입자 사용 시
- 강도 : 24시간 이후의 강도가 가장 높으며 압축강도가 높으나 인장 및 전단강도는 낮음. 정확한 혼합시간, 적절한 수은의 양, 응축압 및 정확한 응축시간으로 아말감의 강도를 조절할 수 있음
- 크립 : 재료에 영구변형이 일어나지 않을 정도의 작은 하중을 가했을 때 나타나는 길이 변화. 수은/합금의 비가 증가하거나 혼합시간이 짧을 때, 혹은 혼합 후 응축을 지연시킬 때 크립이 증가함
- 변색과 부식 : 갈바니즘은 부식을 유발하며 부식은 아말감 수복물을 변색시킴

● **수은 취급 시 주의사항**

- 아말감 조각은 방사선 정착액이 담긴 밀폐 용기에 보관하며 물에 보관하지 않음
- 정량화된 캡슐을 사용하며 아말감 연마나 제거 시에는 고성능 흡입기를 사용
- 수은을 엎지른 경우 많은 양은 주사기로 흡입해서 수거하고 작은 양은 테이프나 상품화된 청소 도구를 이용해서 수거함
- 진공청소기는 사용하지 않음

Review Questions

01. **복합레진의 성질을 설명한 것으로 옳은 것은 ?**

① 열팽창을 한다.
② 피로도가 높다.
③ 열전도성이 높다.
④ 압축강도가 높다.
⑤ 열팽창계수가 크다.

02. **복합레진 사용방법으로 옳은 것은?**

① 금속 스파츌라를 사용한다.
② 얇은 두께로 나누어 충전한다.
② 간접법보다 직접법으로 충전한다.
③ 산화아연유지놀시멘트로 베이스를 적용한다.
⑤ 미세누출 감소를 위하여 와동 바니쉬를 도포한다.

03. **복합레진의 중합수축을 예방하기 위한 방법은?**

① 작업시간을 길게 한다.
② 한번에 많은 양을 충전한다.
③ 입자가 작은 레진을 사용한다.
④ 레진 기질의 양을 많이 첨가한다.
⑤ 필러가 많이 함유된 레진을 사용한다.

04. **아말감 합금에서 가장 많이 함유되는 성분은?**

① 은　② 주석　③ 구리　④ 아연　⑤ 팔라듐

Review Questions

05. 아말감 반응에서 은의 기능은?

① 산화작용의 최소화
② 산화작용의 최대화
③ 크립 증가와 경화 수축
④ 강도와 부식 저항성의 감소
⑤ 강도와 부식 저항성의 증가

06. 아말감 합금의 조성 성분에 대한 설명으로 옳은 것은?

① 은은 경화팽창과 강도를 감소시킨다.
② 주석은 아말감화를 감소시킨다.
③ 구리는 강도, 경도, 경화팽창을 증가시킨다.
④ 0.01% 이하의 아연을 함유한 경우를 아연함유 합금이라고 한다.
⑤ 구리 함량이 6% 이하인 아말감 합금을 고동아말감 합금이라고 한다.

정답 01. ⑤ 02. ② 03. ⑤ 04. ① 05. ⑤ 06. ③

Chapter 04

치과용 인상재

치과용 인상재 (Dental Impression materials)

학습목표

1. 치과용 인상재의 분류
   - 치과용 인상재를 분류할 수 있다.
   - 하이드로콜로이드 인상재의 이액 및 팽윤현상을 설명할 수 있다.
2. 비가역성 하이드로콜로이드–알지네이트
   - 알지네이트 인상재의 장 · 단점을 설명할 수 있다.
   - 알지네이트 인상재의 경화시간 조절법을 설명할 수 있다.
   - 알지네이트 인상체의 크기 안정성에 대해 설명할 수 있다.
   - 알지네이트 인상채득 시 주의할 점을 설명할 수 있다.
   - 알지네이트 인상채득 후 나타날 수 있는 문제점과 원인을 설명할 수 있다.
   - 알지네이트 인상재로 인상채득하는 과정을 설명할 수 있다.
3. 가역성 하이드로콜로이드–아가
   - 아가–알지네이트 연합인상 채득과정을 설명할 수 있다.
4. 고무 인상재
   - 고무 인상재를 분류할 수 있다.
   - 부가중합형 실리콘 고무 인상재의 특성을 설명할 수 있다.
   - 폴리이써 고무 인상재의 특성을 설명할 수 있다.
   - 고무 인상재로 인상채득하는 과정을 설명할 수 있다.
5. 인상재의 인체 위해성을 설명할 수 있다.

인상(impression)이란 구강 내 진단이나 보철물 제작을 위해서 치아나 구강 내 조직을 복제하는 과정을 말하며 여기에 사용되는 재료를 치과용 인상재라고 한다. 치과용 인상재는 치아나 구강조직을 정밀하게 복제할 수 있어야 하는데 인상채득 시 구강 내에 잘 안착될 수 있도록 적당한 흐름성과 탄성이 있어야 하며 구강에서 제거 시 변형이 생기지 않도록 적절한 기계적 강도를 가지고 있어야 한다. 치과용 인상재는 다양한 종류가 있으며 각 재료마다 취급법과 사용법이 다르므로 치과위생사는 인상재에 대한 올바른 지식을 가지고 있어야 한다.

1. 치과용 인상재의 요구조건

정확한 진단 및 보철물 제작을 위해서는 치아나 조직을 면밀히 복제하는 정확한 인상 과정이 중요하며 다음 조건에 맞는 인상재가 필요하다.

① 구강 내 상태를 정확히 복제할 수 있어야 한다.
② 구강 내에서 제거 시 찢김이나 파절되지 않아야 한다.
③ 크기 변화가 없어야 한다.
④ 적당한 점도와 탄성을 가져야 한다.
⑤ 구강 내 치아 및 조직에 젖음성이 좋아야 한다.
⑥ 작업시간이 충분해야 한다.
⑦ 모형재와의 친화성이 우수해야 한다.
⑧ 알레르기, 독성, 자극성 반응이 없어야 한다.
⑨ 조작 방법이 쉽고 사용 장비가 간단해야 한다.
⑩ 맛과 냄새가 양호해야 한다.

2. 치과용 인상재의 분류

치과에서 사용되는 인상재는 알지네이트(alginate), 아가(agar), 고무 인상재(rubber impression material), 인상용 컴파운드(impression compound), 왁스(wax), 산화아연유지놀 인상재(zinc oxide eugenol paste), 인상용 석고(plaster) 등이 있다.

치과용 인상재는 성분이나 경화반응에 따라 탄성과 비탄성, 가역성과 비가역성 인상재로 분류할 수 있다. 또한, 온도 변화에 의해 재사용이 가능한 가역성 인상재와 재사용이 불가능한 비가역성 인상재로 분류할 수 있다(표 4-1).

표 4-1 치과용 인상재의 분류

<table>
<tr><th>분류</th><th colspan="2">탄성 인상재</th><th>비탄성 인상재</th></tr>
<tr><td rowspan="2">가역성 인상재</td><td colspan="2" rowspan="2">하이드로콜로이드 아가</td><td>인상용 컴파운드</td></tr>
<tr><td>인상용 왁스</td></tr>
<tr><td rowspan="5">비가역성 인상재</td><td colspan="2">하이드로콜로이드 알지네이트</td><td>인상용 석고</td></tr>
<tr><td rowspan="4">고무 인상재</td><td>폴리설파이드</td><td rowspan="4">산화아연유지놀 인상재</td></tr>
<tr><td>축중합형 실리콘</td></tr>
<tr><td>부가중합형 실리콘</td></tr>
<tr><td>폴리이써</td></tr>
</table>

1) 탄성에 의한 분류

(1) 탄성 인상재(elastic impression material)

탄성 인상재란 다시 원래 형태로 돌아갈 수 있는 탄성을 가진 인상재를 말한다. 구강 내에서 인상재를 제거할 때 치아함몰(undercut) 부분에서 최대 풍융부를 거치게 되는데 이 때 다시 원래 형태로 돌아갈 수 있는 탄성을 가진 인상재를 사용해야 한다.

탄성 인상재는 유치악과 무치악에서 모두 사용이 가능한 것으로 아가, 알지네이트, 고무 인상재 등이 있다.

(2) 비탄성 인상재(inelastic impression material)

비탄성 인상재란 탄성이 없는 인상재를 말한다. 치아함몰(undercut) 부분이 없는 무치악에서만 사용이 가능한 인상재로 인상용 컴파운드와 인상용 왁스, 산화아연유지놀 인상재 등이 있다.

2) 경화반응에 의한 분류

(1) 가역성 인상재(reversible impression)

가역성 인상재란 온도에 따라 물리적 변화가 나타나는 인상재로 열을 가열하면 겔(gel) 상태에서 졸(sol) 상태로 변화되고 냉각시키면 졸(sol) 상태에서 겔(gel) 상태의 가역성 변화가 나타난다. 아가, 인상용 컴파운드와 인상용 왁스 등이 있다(표 4-2).

(2) 비가역성 인상재(irreversible impression)

비가역성 인상재란 화학반응에 의해 경화가 진행되며 경화된 후에는 원래의 형태로 되돌아가지 못하는 인상재이다. 알지네이트, 고무 인상재, 인상용 석고와 산화아연유지놀 인상재 등이 있다(표 4-2).

표 4-2 인상재의 경화반응과 용도

가역성 유무	분류	경화반응	사용 용도			
			총의치	국소의치	In/Onlay, Cr. Br	연구모형
가역성 인상재	아가	물리	사용 안 함	사용함	사용함	사용함
	인상용 왁스	물리	예비	사용 안 함	사용 안 함	사용 안 함
	인상용 컴파운드	물리	예비	사용 안 함	사용 안 함	사용 안 함
비가역성 인상재	알지네이트	화학	예비	사용 안 함	사용 안 함	사용함
	폴리설파이드	화학	최종	사용함	사용함	사용 안 함

표 4-2 인상재의 경화반응과 용도 (계속)

가역성 유무	분류	경화반응	사용 용도			
			총의치	국소의치	In/Onlay, Cr. Br	연구모형
비가역성 인상재	축중합형 실리콘	화학	최종	사용함	사용함	사용 안 함
	부가중합형 실리콘	화학	최종	사용함	사용함	사용 안 함
	폴리이써	화학	최종	사용함	사용함	사용 안 함
	산화아연유지놀 인상재	화학	최종	사용 안 함	사용 안 함	사용 안 함

3. 하이드로콜로이드(Hydrocolloid) 인상재

하이드로콜로이드 인상재는 가열하면 액화되어 졸 상태가 되고 굳으면 겔화되는 가역성 탄성 인상재이다.

기본 성분은 해초인 우뭇가사리에서 추출한 천연고분자 화합물인 한천(agar)이며, 그 밖의 구성 성분은 색소, 향료, 붕사(borax) 및 황산칼륨이다. 하이드로콜로이드로서 물이 85.5% 정도 함유되어 있다.

하이드콜로이드 재료는 경화 후 방치하면 수분이 증발하여 수축이 발생하는데 이것을 이액현상(syneresis)이라고 한다. 반대로 물을 흡수하여 팽창하는 것을 팽윤현상(imbibition)이라고 한다.

하이드로콜로이드 인상재에는 알지네이트(alginate)와 아가(agar)가 있다.

1) 알지네이트(Alginate)

알지네이트는 분말(powder)과 물을 혼합하여 사용하는 하이드로콜로이드 인상재이다. 알지네이트 분말을 물과 혼합하면 점액성의 졸 상태가 되고, 이것을 구강 내에 위치시킨 후 어느 정도 시간이 지나면 겔 상태로 변한다. 알지네이트는 비가역성 인상재이면서 탄성 인상재이다(표 4-3).

(1) 조성

알지네이트 분말은 해조류에서 추출한 알긴산(alginic acid)을 함유하고 있어 알지네이트라고 부른다. 알지네이트에는 황산칼슘 이수화물(calcium sulfate dihydrate), 불화칼륨(potassium zinc fluoride)과 인산소다 및 색소와 향료 등이 함유되어 있다(표 4-3).

일부 알지네이트 제품은 실리케이트 또는 20% 이상의 납이 첨가되어 있으므로 사용하는 동안 분진을 줄여야 한다. 분진 호흡은 건강에 해로우므로 알지네이트 분진에 노출되는 것을 감소시키기 위해 마스크를 착용해야 하며, 가능한 한 무분진형 알지네이트를 사용하는 것이 좋다.

알지네이트 분말에 항균제가 첨가되어 있는 제품도 있다(그림 4-1, 4-2).

표 4-3 **알지네이트 성분 함량 및 역할**

성분	함량	역할
칼륨 알지네이트(potassium alginate)	18%	물에 용해되어 칼슘이온과 반응
황산칼슘 이수화물(calcium sulfate dihydrate)	14%	칼륨 알지네이트(potassium alginate)와 반응하여 비용해성 칼슘 알지네이트(calcium alginate) 겔 형성
황산칼륨(potassium sulfate), potassium zinc fluoride, silicate, borate	10%	알지네이트의 석고경화 억제효과를 저지하여 석고 표면강도를 우수하게 함
인산나트륨(sodium phosphate)	2%	칼슘이온과 반응하여 작업시간 지연
diatomaceous earth 또는 silicate 분말	56%	혼합된 알지네이트의 점조도 조절
경화된 인상의 탄성 조절 glycol	미량	무분진형으로 만듦
방향제(wintergreen, peppermint)	미량	향기 부여
색소	미량	색 부여
소독제	1~2%	감염방지 역할

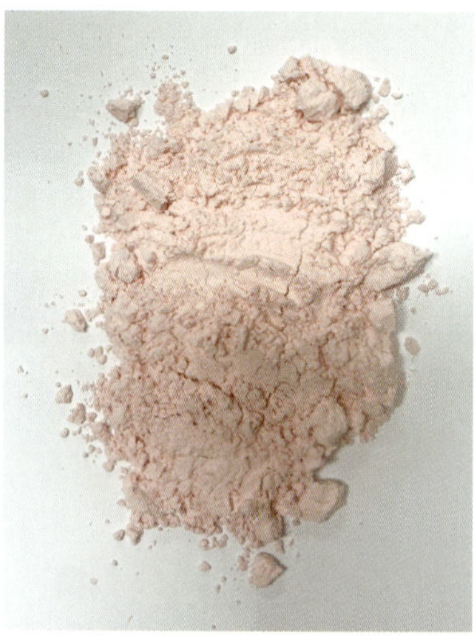

그림 4-1 **알지네이트 분말**

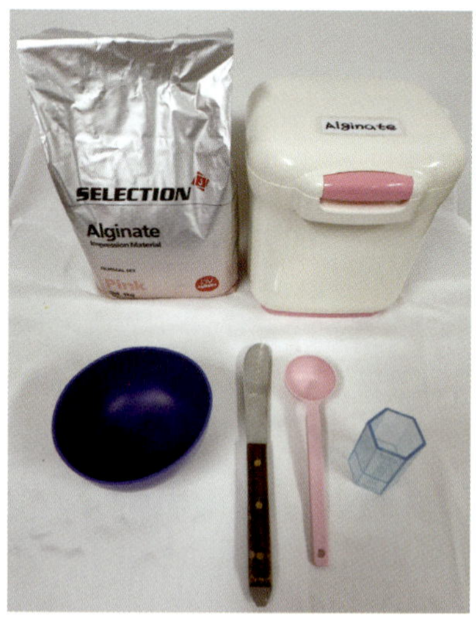

그림 4-2 **알지네이트 인상재**

(2) 특성

아가와 마찬가지로 친수성 인상재이나, 알지네이트는 화학반응에 의해 졸에서 겔로 변화되지만 일단 겔이 형성되면 물리적 방법에 의해 졸 상태로 변화되지 않는 비가역성 탄성 인상재이다.

① 경화반응

용해성 칼륨 알지네이트(potassium alginate)와 황산칼슘 이수화물(calcium sulfate dihydrate)은 알지네이트 인상재의 분말에 포함되어 있다. 이 분말을 물과 혼합하면 황산칼슘 이수화물이 용해되어 칼륨 알지네이트(potassium alginate)와 반응한 후 칼슘 알지네이트(calcium alginate)를 형성한다.

칼슘 알지네이트는 물에 녹지 않는 비용해성 겔로서 이 반응은 비가역성이므로 졸로 환원되지 않는다.

② 경화시간

알지네이트 인상재의 경화시간에 영향을 미치는 요인은 혼합시간과 혼합온도, 혼수비, 기타 첨가제 등이 있다. 경화시간을 혼합시간이나 혼수비로 조절하는 방법은 재료의 물리적, 기계적 성질을 변화시킬 수 있으므로 사용하지 않는 것이 좋다. 경화시간은 물의 온도로 조절하는 것이 바람직한데 물의 온도가 1℃ 낮아질수록 경화시간은 6초씩 증가한다.

정상 경화 재료는 3분대에, 급경화 재료는 1~2분대에 겔 상태가 된다.

③ 탄성과 영구변형

혼수비가 낮으면 알지네이트의 탄성이 감소되므로 정확한 혼수비를 지켜야 한다.

인상채득 과정에서 인상체에 가해지는 압력은 채득 중과 제거 과정에서 발생하는데, 치아의 함몰 부위 (undercut)에 들어가 경화된 인상재는 이 부위를 빠져나오면서 10% 정도의 압축력을 받게 되고 이로 인해 영구변형이 일어나게 된다(그림 4-3).

a. 영구변형을 최소화하기 위한 방법

- 트레이와 치아 사이에 알지네이트 인상재의 충분한 두께를 확보한다.
- 인상재에 가해지는 압력을 최소화한다.
- 인상체 제거 시 가해진 압력을 회복할 수 있는 시간을 최대로 확보한다.
- 인상체 제거 시 재빠르게 빼냄으로써 오랫동안 압축력을 받지 않게 한다.
- 제거 시 인상체를 비틀면서 제거하지 않는다.
- 약 8~10분가량 회복할 때까지 기다린 후 석고를 주입한다.
- 혼합시간과 혼수비는 인상체의 변형을 일으키는 요인이므로 제조사에서 지시하는 정확한 혼합시간과 혼수비를 지켜야 한다.

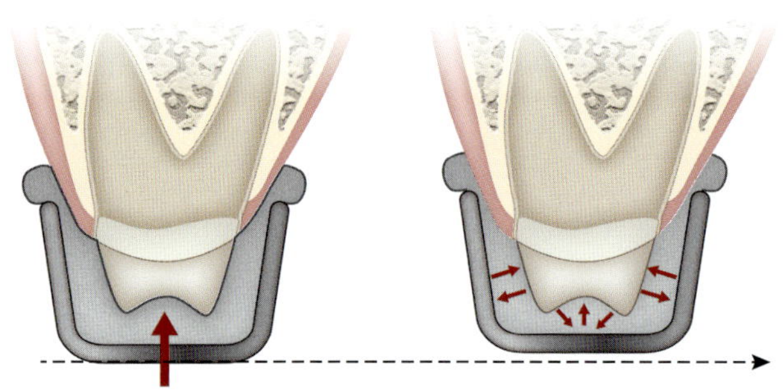

그림 4-3 **인상체 제거 시 인상체에 가해지는 압력**

④ 강도

강도는 주로 압축 강도와 찢김 강도로 측정한다. 인상채득 시 알지네이트가 찢어지지 않고 충분한 탄성을 갖기 위해 강도가 중요하다. 알지네이트의 강도는 겔화 후에도 증가하므로 경화시간이 지난 후 2~3분 정도 구강 내에서 유지한 후 제거해야 한다. 그러나 강도 증가의 목적으로 너무 오랜 시간 구강 내에서 압축력을 받게 하면 형태 변화의 원인이 될 수 있다.

인상체를 제거할 때 비틀지 않고 치아 장축과 평행하게 빠른 속도로 빼내면 변형을 최소화하고 찢김 강도를 증가시켜 찢어질 위험을 줄일 수 있다.

인상재는 치간과 치간 사이, 트레이와 인상재 사이에서 잘 찢어질 수 있으므로 트레이에 인상재를 담을 때 주의해야 한다.

⑤ 크기 안정성

알지네이트 인상재는 하이드로콜로이드로서 다량의 물을 함유하고 있으므로 공기나 물속에 보관하면 수축 또는 팽창이 일어난다. 만약 석고를 빠른 시간 내에 주입하기 어렵다면 100% 상대습도 내에서 보관한다. 또한, 인상체 보관 시 아래 방향(downward inversion)으로 위치시키면 중력에 의해 흘러내리는 물이 인상재에 보충되어 수축을 감소시킬 수 있다.

그러나 1시간 내에 0.44%까지 수축이 진행되므로 채득한 알지네이트 인상재는 가능한 한 10분 이내에 석고를 주입해야 정밀한 모형을 얻을 수 있다.

⑥ 석고와의 친화성

알지네이트 인상재는 석고와 친화성이 있어야 미세부 재현성이 우수한 모형을 얻을 수 있다.

석고와의 친화성 및 미세부 재현성은 석고모형과 깨끗하게 분리되고 모형 표면이 매끄러워야 하며, 인상체에 주입한 석고모형은 50μm의 선을 재현하여야 한다.

⑦ 장 · 단점

a. 장점

- 고가의 장비가 필요 없다.
- 가격이 저렴하고 조작이 쉽다.
- 비교적 정확한 인상을 채득할 수 있다.
- 석고와의 친화성이 고무 인상재보다 좋다.
- 물의 온도에 따라 경화시간 조절이 가능하다.
- 옷이나 피부에 착색되지 않아 청결하게 사용할 수 있다.

b. 단점

- 이액 현상과 팽윤 현상이 일어나 크기 안정성이 낮다.
- 미세부 재현성이 낮아 표면 결함이 일어나기 쉽다.
- 트레이에서 유지력이 약해 심한 변형이 나타날 수 있다.
- 공기 중에 방치하면 인상체에 수축이 일어나 변형의 원인이 된다.

(3) 조작법

① 수동 혼합

a. 물과 분말의 혼합 비율을 정확히 계량한 다음 먼저 러버볼(rubber bowl)에 물을 담고, 분말을 넣어 분말이 물에 적셔지도록 혼합한다.

b. 스파튤라(spatula)는 러버볼의 내면을 따라 무한대(∝) 모양으로 혼합하며 혼합시간은 제조사의 지시(약 30~45초)에 따른다.

c. 혼합된 알지네이트 재료를 스파튤라를 이용해 트레이에 담아 환자 구강에 장착한다. 부족한 흐름성을 보상하기 위해 술자가 임의로 물이나 분말을 첨가해서는 안 된다(그림 4-4).

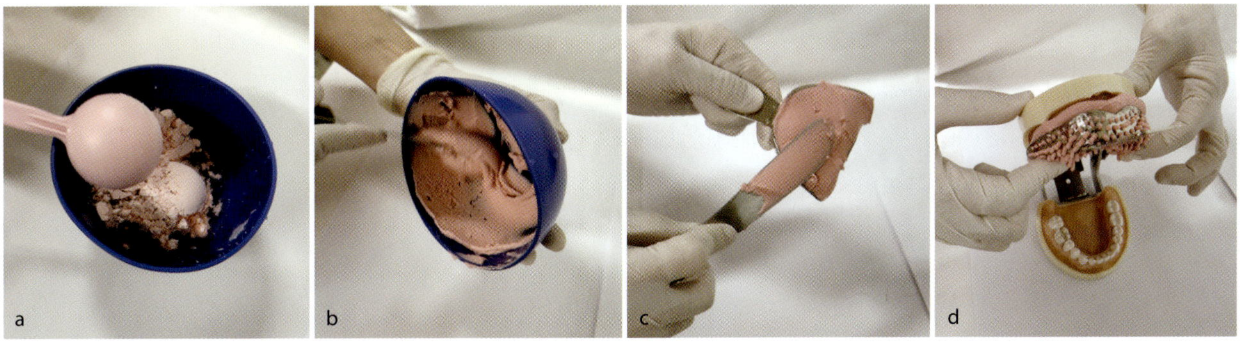

그림 4-4 알지네이트 혼합

② 자동 혼합

a. 자동 혼합기를 사용할 경우 먼저 알지네이트와 물을 계량한 뒤 자동 혼합기의 무게 추를 조절한다.

b. 혼합시간을 설정하고 작동을 시작한다.

c. 자동 혼합의 경우 수동 혼합에 비해 기포가 적은 균질한 혼합체를 얻을 수 있다. 빠른 혼합속도로 인해 경화시간이 단축되며 혼합시간은 7~8초이다(그림 4-5).

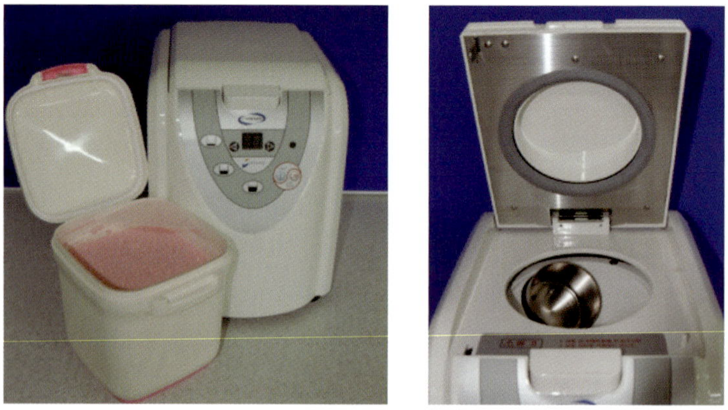

그림 4-5 **알지네이트 자동 혼합기**

③ 인상채득

a. 환자의 악궁에 맞는 적절한 크기의 트레이를 선택하고 혼합한 알지네이트를 트레이에 담는다.

b. 환자는 수직 자세(upright position)로 고개를 약간 앞으로 숙이게 하여 구토를 방지하고 알지네이트가 후방으로 흘러가지 않도록 한다.

c. 혼합한 알지네이트를 소량 교합면과 인접면에 바른다.

d. 한 손으로 트레이 손잡이를 잡고 다른 한 손으로 뺨을 젖히고 트레이의 한쪽 부위부터 구강 내로 밀어 넣는다.

e. 후방 부위를 먼저 압입한 후 전방 부위를 압입하여 위치시킨다.

f. 알지네이트가 묻어나지 않는 초기 경화시간이 될 때까지 움직이지 않게 한다.

g. 초기 경화 후 2분 정도 더 기다려 찢김 강도가 증가하도록 한다. 압흔이 생기지 않는 최종 경화시간이 될 때까지 기다린 후에 구강 내에서 한번에 제거한다.

h. 인상채득은 환자의 구역반사를 방지하기 위해 하악부터 시행하는 것이 좋다.

④ 보관 및 취급

알지네이트 인상재는 온도가 높은 곳에 보관한 경우 경화가 지연되거나 조기 경화되는 문제가 발생할 수 있으므로 10~27℃의 건조하고 서늘한 곳에 밀봉 보관하도록 한다. 알지네이트 인상재가 냉각되는 경우 불용성의 겔이 형성되어 덩어리가 생길 수 있으므로 보관에 유의해야 하며 유효 저장기간을 지켜 사용하는 것이 좋다.

2) 아가(Agar)

(1) 조성

아가는 최초의 탄성 인상재로서 주성분인 물에 아가를 첨가하여 제조한 것으로 하이드로콜로이드(hydrocolloid) 인상재이다.

표 4-4 **아가 인상재의 성분과 역할**

성분	무게(%)	역할
아가(agar)	12.5	졸상에서 분산상을 이루고 겔상에서 연속 섬유 구조를 이룸
황산칼륨(potassium sulfate)	1.7	석고모형재의 경화 촉진
붕사(sodium borate)	0.2	분자 간 인력 증가에 의해 겔의 강도 향상
알킬벤조에이트(alkyl benzoate)	0.1	보관 시 인상재의 항진균 효과
물(water)	85.5	• 졸에서 연속상을 이루고 겔에서 2차 연속상을 이룸 • 졸의 흐름성을 조절하고 겔의 물리적 성질 조절
색소 및 방향제	소량	색과 향기 부여

(2) 특성

- 아가 인상재는 가역성 인상재로 온도를 높이면 졸 상태가 되고 냉각시키면 겔 상태가 되므로 이 성질을 이용하여 인상채득을 한다.
- 아가 인상재는 주로 알지네이트와 연합 인상채득 형태로 사용한다.
- 가역성 하이드로콜로이드 아가의 겔 상태 온도는 30~50℃, 졸 상태의 온도는 71~100℃이다. 이와 같이 서로 다른 온도에서 액화되거나 겔화되는 특성을 이력 현상(hysteresis)이라고 한다.
- 알지네이트와 마찬가지로 100% 상대습도 하에 보관하거나 가능한 한 빨리 석고를 주입하여야 한다.

① 장 · 단점

a. 장점

- 탄성이 우수하다.
- 인상채득 직후의 인상 정밀도가 우수하다.
- 사용하고 남은 아가는 재사용이 가능하다.

b. 단점

- 가열, 보관 등 준비단계가 번거롭다.
- 아가를 취급하기 위한 특수 장비가 필요하다.
- 이액 현상과 팽윤 현상이 일어나 크기 안정성이 낮다.
- 입술이나 연조직 등에 열에 의한 손상을 일으킬 수 있다.

(3) 조작법

① 아가 인상재의 액화와 보관

아가 인상재를 사용하기 위해서는 인상재를 액화시키고 보관하며 온도를 조절할 수 있는 장비를 갖추어야 한다. 아가는 카트리지(cartridge), 시린지(syringe), 스틱(stick) 형태가 있으나, 주로 카트리지 형태가 공급된다(그림 4-6). 아가는 아가 컨디셔너(agar conditioner)라는 특수한 장비가 필요한데(그림 4-7) 아가 컨디셔너는 물을 끓여 액화시키는 보일링 컨디셔너(boiling conditioner)와 전기를 이용해 액화시키는 드라이 컨디셔너(dry conditioner)가 있다. 또한 아가 인상채득 시에는 냉각수를 순환시키는 특수 인상용 트레이를 사용하기도 한다. 지대치 주입용 아가는 주사기를 이용하여 치아에 적용한다.

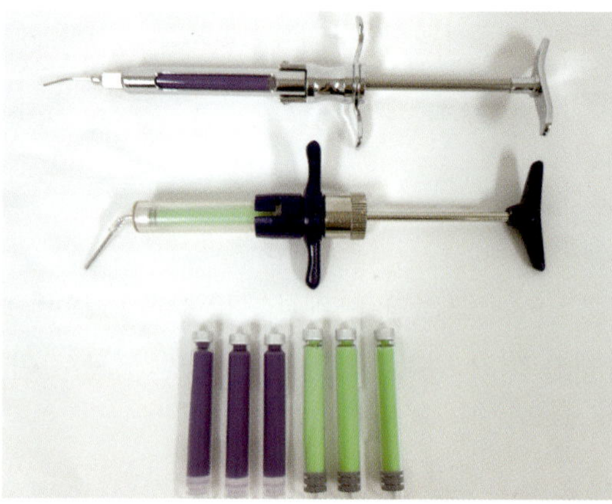

그림 4-6 **아가 인상재**

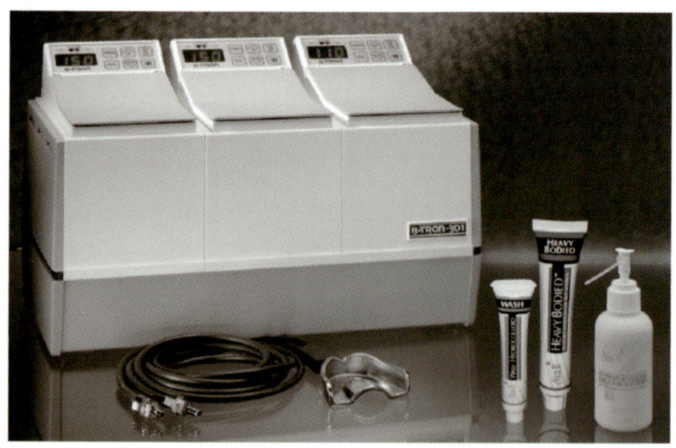

그림 4-7 **보일링 컨디셔너**

a. 보일링 컨디셔너(boiling conditioner)

보일링 컨디셔너는 액화칸, 보관칸, 조절칸으로 구성되어 있다(그림 4-7). 액화칸(liquefying compartment)에서는 10분 이상 물을 끓여 겔을 졸의 상태로 변화시킨다. 보관칸(storage compartment)에서는 졸 상태인 아가를 필요할 때까지 65℃(150℉) 수조에 보관한다. 인상채득을 하기 위해서 최소 2분 전에 조절칸(tempering compartment)에서 가역성 친수성 콜로이드를 45℃(110℉) 수조에 보관한다.

b. 드라이 컨디셔너(dry conditioner)

드라이 컨디셔너는 조절칸이 없이 액화칸과 보관칸으로 구성되어 있으며 액화칸에서 약 10~20분이 지나면 액화되어 액상의 졸을 만든다. 이후 보관칸에서 보관한 뒤 인상채득에 사용한다(그림 4-8).

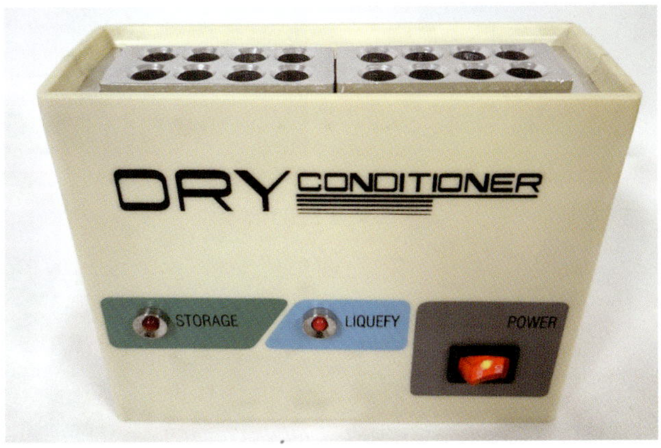

그림 4-8 드라이 컨디셔너

② 아가-알지네이트 연합인상(agar-alginate impression)

아가 인상재는 친수성이기 때문에 미세부 재현성이 우수하다. 또한 석고 주입 시 기포가 감소되는 장점이 있으나 여러 장비가 필요하고 사용하기 복잡하여 이용 빈도가 낮다. 그러나 알지네이트와 연합으로 사용하게 되면 적은 비용으로 간편하게 사용할 수 있어 비교적 우수한 석고모형을 얻을 수 있다. 이것을 아가-알지네이트 연합인상법(agar-alginate combination impression technique)이라 한다.

아가-알지네이트 연합인상은 아가와 알지네이트의 결합력이 중요하므로 경화되기 전에 흐름성을 비슷하게 하여 서로 잘 결합될 수 있도록 알지네이트에 정상 혼수비에 비해 10%가량의 물을 더 넣어 혼합한다.

아가 인상재를 주사기에 넣어 지대치에 주입하고 알지네이트 인상재가 담긴 트레이를 구강 내에 장착한다. 차가운 물을 사용한 알지네이트는 열을 이용해 액화시킨 아가의 겔화를 빠르게 하고 아가는 알지네이트의 경화를 빠르게 한다(그림 4-9).

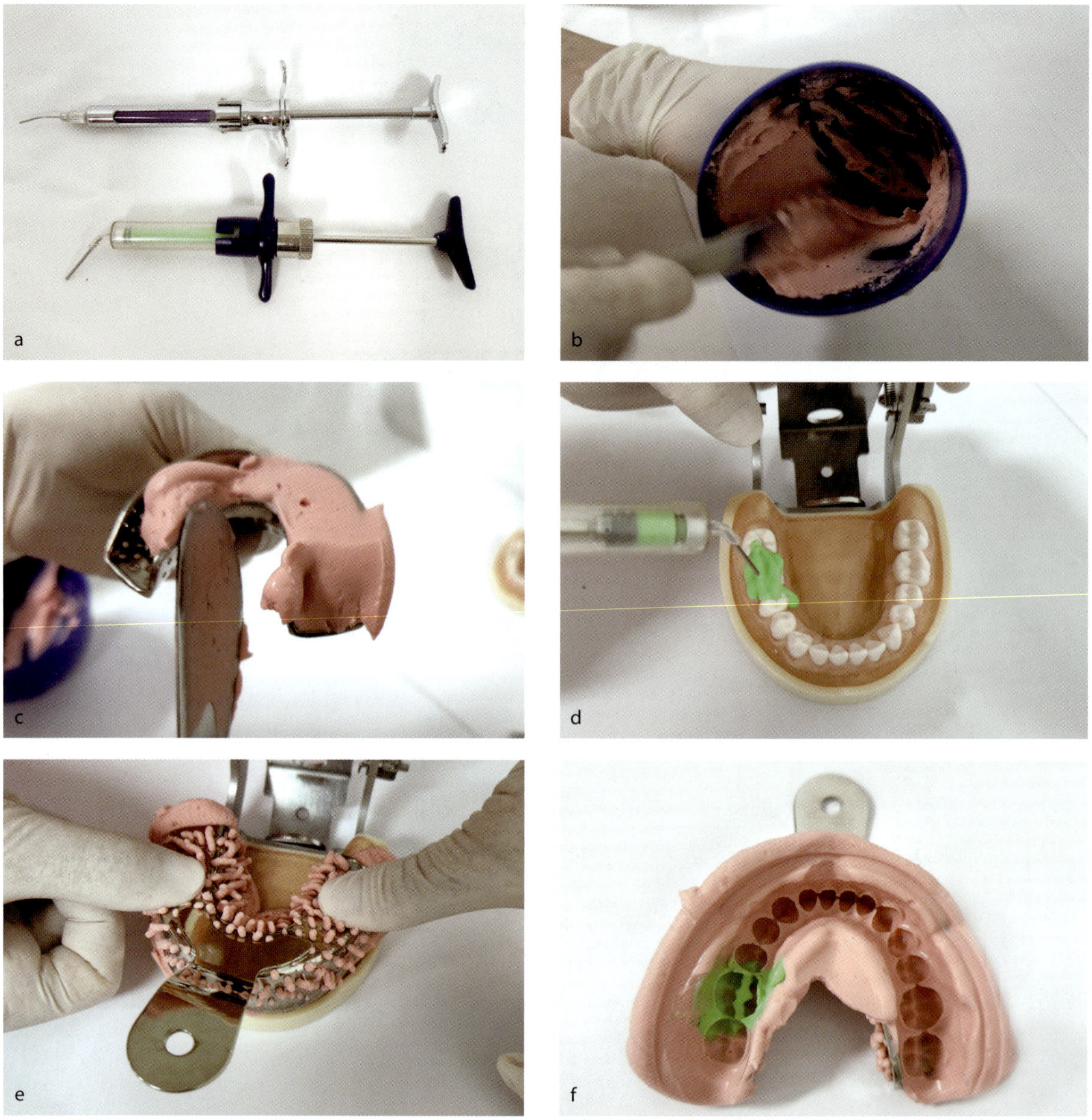

그림 4-9 **아가-알지네이트 연합인상채득**

a : 아가 시린지에 졸 상태로 녹인 아가를 준비한다. b : 알지네이트를 혼합한다.
c : 혼합된 알지네이트를 인상용 트레이에 담는다.
d : 알지네이트 인상재를 준비하는 동안 아가를 인상채득할 지대치에 주입한다.
e : 알지네이트 인상재가 담긴 트레이를 구강 내에 위치시킨다. f : 경화가 끝나면 구강 내에서 제거한다.

3) 하이드로콜로이드 인상재의 문제점과 원인

하이드로콜로이드 인상재 사용 시 발생할 수 있는 문제점과 원인은 표 4-5에 정리되어 있다.

표 4-5 하이드로콜로이드 인상재의 문제점과 원인

<table>
<tr><th rowspan="2">문제점</th><th colspan="2">원인</th></tr>
<tr><th>알지네이트</th><th>아가</th></tr>
<tr><td>과립</td><td>• 불충분한 혼합
• 잘못된 혼수비(낮은 물/분말 비율)
• 부적절한 물의 온도
• 혼합시간 연장</td><td>• 적절한 boiling 실패
• 너무 낮은 보관온도
• 컨디셔닝 시간 과잉
• 부적절한 물 온도</td></tr>
<tr><td rowspan="2">인상체의 거친 표면</td><td colspan="2">• 구강 내 조직에 수분이나 음식물 잔사가 있음</td></tr>
<tr><td></td><td>• 아가의 과잉냉각이나 과립이 있는 경우</td></tr>
<tr><td rowspan="2">찢김</td><td colspan="2">• 수분오염
• 혼합시간 연장
• 구강 내에서 조기 제거 또는 잘못된 제거방법
• 불충분한 인상재 두께</td></tr>
<tr><td>• 잘못된 혼수비 및 혼합방법</td><td>• 트레이 위치 전 주사기 재료의 겔화</td></tr>
<tr><td rowspan="2">인상체의 표면 기포</td><td colspan="2">• 구강 내 조직에 수분이나 음식물 잔사 잔존</td></tr>
<tr><td>• 혼합 시 공기 함입</td><td>• 과도한 겔화로 흐름성 방해
• 재료의 과잉 냉각</td></tr>
<tr><td rowspan="2">변형</td><td colspan="2">• 인상재와 트레이의 유지가 불안정함
• 겔화 전 트레이의 움직임
• 구강 내에서 조기 제거하거나 트레이를 움직인 경우
• 트레이 안에 인상재를 고루 담지 않은 경우</td></tr>
<tr><td>• 인상채득 후 석고의 주입 지연</td><td>• 인상재의 즉시 주입 실패</td></tr>
<tr><td rowspan="2">거칠거나 분필모양</td><td colspan="2">• 인상체의 불충분한 세척과 건조
• 석고의 취급 부주의
• 석고모형의 조기 분리 또는 분리 실패</td></tr>
<tr><td>• 인상재와 석고의 비친화성</td><td>• 과도한 물, 세척액 잔존</td></tr>
</table>

4. 고무 인상재

탄성 인상재는 알지네이트, 아가 이외에 여러 가지의 고무 인상재가 있는데, 점조도와 화학성분에 따라 다음과 같이 분류할 수 있다.

1) 고무 인상재의 분류

(1) 점조도에 따른 분류 (그림 4–10)

- 제0형(반죽형, putty) : 트레이용으로 밀도가 가장 크다.
- 제1형(고점조도, high consistency, heavy body) : 트레이용으로 밀도와 점성이 크다.
- 제2형(중점조도, medium consistency, regular body) : 총의치 인상용으로 중간 정도의 유동성을 가지고 있다.
- 제3형(저점조도, low consistency, light body) : 금관과 가공의치 형성부, 총의치 인상용으로 유동성이 가장 좋다.

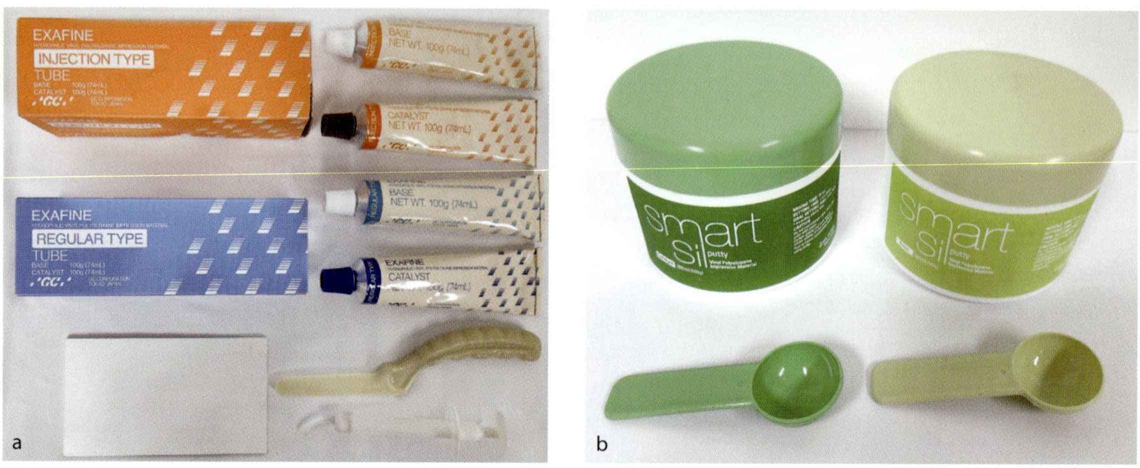

그림 4–10 **점조도에 따른 분류**

a : 저점조도(light type)와 중점조도(regular type) b : 반죽형(putty type)

(2) 화학성분에 따른 분류

- 폴리설파이드(polysulfide)
- 축중합형 실리콘(condensation silicone)
- 부가중합형 실리콘(addition silicone)
- 폴리이써(polyether)

2) 폴리설파이드(Polysulfide)

(1) 조성

폴리설파이드는 처음 개발된 소수성 탄성 고무 인상재(그림 4–11)로 촉진제와 기저재의 2개 연고로 공급된다(표 4-6). 촉진제(accelerator paste)는 암갈색으로 산화납과 반응하지 않는 유성 유기물질을 함유하며, 소량의 황이 갈색 연고에 함유되어 있어 중합반응을 촉진한다. 기저재(base paste)는 흰색으로 산화티타늄과 같은 무기 필러와 혼합되는 저분자량의 폴리설파이드 중합체를 함유한다.

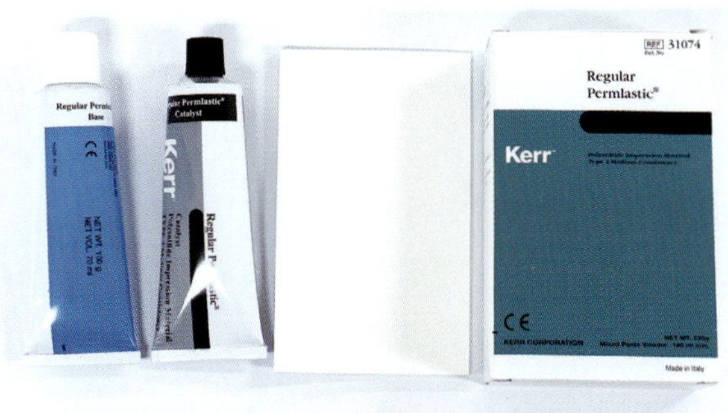

그림 4-11 폴리설파이드 인상재

표 4-6 폴리설파이드의 조성

	성분	함량(%)
기저재	폴리설파이드 폴리머(polysulfide polymer)	80~85
	이산화티타늄(titanium dioxide), 황화아연(zinc sulfate) 구리탄산염(copper carbonate) 또는 실리카(silicate)	16~18
촉진제	이산화납(lead dioxide)	60~68
	디부틸 프탈레이트(dibutyl 또는 dioctyl phthalate)	30~35
	황(sulfur)	3
	기타	2

(2) 중합반응

폴리설파이드는 축중합으로 경화된다. 폴리설파이드는 짧은 사슬중합체 끝에 메르캅탄(mercaptan, -SH군)을 갖는 황과 수소이온(mercaptan군), 산화납(PbO_2)으로 구성된다. 즉, 폴리설파이드는 메르캅탄(mercaptan, CH_3SH)을 갖는 유기황화합물로 독특한 냄새가 난다.

저분자량의 폴리설파이드는 중합반응 시 메르캅탄 수소이온 2개가 산화납(PbO_2)의 산소와 반응하여 물(H_2O)을 형성한다. 즉, 축중합에서 수소이온과 수산화이온(OH)을 단량체에서 가져와 반응 부산물로 물이 만들어진다. 이러한 반응 부산물의 생성으로 경화수축이 발생한다.

(3) 특성

- 폴리설파이드 인상재는 알지네이트보다 미세부 재현성이 뛰어나다.
- 황으로 인한 특유한 냄새와 맛이 나는 단점이 있다.
- 이산화납이 포함되어 있으나 혼합된 상태에서는 독성이 없지만 인상재를 혼합하는 동안 손이나 의복에 착색되지 않도록 조작 시 유의해야 한다.
- 작업시간이 길다.
- 경화반응을 촉진시키기 위해 재료에 물을 한두 방울을 첨가하면 작업시간이 짧아진다.
- 경화반응으로 반응 부산물인 물이 생성되어 중합수축이 발생한다.
- 폴리설파이드는 뻣뻣함이 비교적 적고 유연하여 구강 내 인상재를 제거하거나 모형재를 분리하기 쉽다.
- 소수성이므로 접촉각이 크고 치아에 잔여 수분이 존재할 경우 기포가 발생할 가능성이 높다.

(4) 조작법

① 기저재와 촉진제 2개의 연고를 혼합지에 동일한 길이로 분배한다.
② 스파튤라를 사용하여 30~45초간 균일한 색이 되도록 혼합한다.
③ 미혼합 재료가 혼합지에 남아 있지 않도록 스파튤라 날 측면으로 잔여 재료를 모으면서 혼합한다.
④ 혼합된 재료를 트레이에 담고 구강 내에 장착한다.

3) 축중합형 실리콘(Condensation silicone)

(1) 조성

기저재에는 실리콘이 함유되어 있으며 촉진제에는 알킬실리케이트(alkylsilicate)와 틴옥토에이트(tin octoate)가 함유되어 있다.

(2) 중합반응

경화과정은 축중합형 반응으로 나타난다. 반응 부산물로 에틸알코올이 생기며 많은 양의 중합수축을 야기하여 크기 안정성이 낮다. 축중합형 실리콘 역시 폴리설파이드 재료처럼 증발을 통한 반응 부산물로 중합수축이 발생한다.

(3) 특성

- 축중합형 실리콘 인상재는 탄성 인상재로서 폴리설파이드에 비해 냄새가 나지 않고 취급과 혼합이 용이하도록 개선되었다.
- 작업시간은 짧은 편이며 영구변형률은 폴리설파이드보다 적다.

- 에틸알코올과 같은 반응 부산물의 생성으로 크기 안정성이 떨어지기 때문에 구강에서 제거 후 1시간 이내에 석고를 주입해야 한다.
- 소수성으로 접촉각이 크므로 석고를 주입할 때 기포가 유입되지 않도록 주의해야 한다.

(4) 조작법

① 기저재와 촉진제 2개의 연고를 동일한 길이로 혼합지 위에 짠다.

② 스파튤라를 사용하여 촉진제 연고를 기저재 연고에 혼합하여 넓게 혼합한다.

③ 혼합된 연고의 줄무늬가 없이 균일한 색이 될 때까지 힘차게 혼합한다.

4) 부가중합형 실리콘(Addition silicone)

(1) 조성

비닐기(vinyl-group)를 갖는 저분자량의 실리콘과 강화제, 백금 염산 촉매제가 함유되어 있다.

부가중합형 실리콘 인상재는 비닐(vinyl)기를 가지고 있어 폴리비닐실록산(polyvinylsiloxane) 또는 폴리실록산(polysiloxanes)이라고도 한다(그림 4-12).

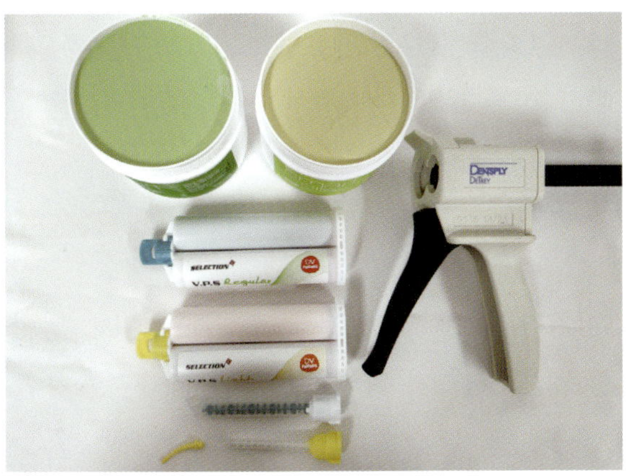

그림 4-12 **부가중합형 실리콘**

(2) 중합반응

부가중합으로 이루어지므로 반응 부산물이 생성되지 않아 중합수축이 적으며 크기 안정성이 매우 우수하다.

(3) 특성

- 축중합의 수축 문제를 해결하기 위해 개발된 재료이다.

- 가장 대중적으로 사용되는 탄성 인상재이다.
- 불쾌한 맛이나 냄새가 없다.
- 크기 안정성이 우수하므로 여러 번에 걸친 복제 모형의 재제작이 가능하다.
- 경화된 재료는 뻣뻣하여 전악 인상채득 시 제거가 어렵고, 찢김 저항성이 낮다.
- 친수성(hydrophilic) 부가중합형 실리콘은 접촉각이 작아 석고를 주입하기가 쉽다.
- 부가중합형 실리콘 인상재는 다른 물질에 의해 오염된 경우 중합반응을 지연시키는 문제가 발생할 수 있으므로 라텍스 글러브나 러버댐 등과의 접촉을 피해야 한다.

(4) 조작법

① 저점도(low viscosity, light body)의 기저재와 촉진재를 혼합지에 동일한 길이로 분배한다.

② 2개의 연고를 30~45초간 균일한 색이 되도록 혼합하여 주사기에 넣어 지대치에 주입한다.

③ 동시에 고점도의 인상재(high viscosity, heavy body)를 동일한 길이로 분배한 후 30~45초간 균일한 색이 되도록 혼합하여 트레이에 담는다.

④ 자동혼합기를 사용하는 경우는 저점도의 인상재(low viscosity, light body)를 지대치에 주입하고, 동시에 고점도의 인상재(high viscosity, heavy body)를 짜서 트레이에 담는다.

⑤ 트레이를 구강 내에 위치한다.

⑥ 인상체를 구강에서 제거하고, 세척, 소독, 건조 후 즉시 석고를 주입하여 모형을 제작한다.

5) 폴리이써(Polyether) (그림 4-13)

(1) 조성

기저재에 저분자량의 폴리이써가 함유되어 있는데 촉진제에 있는 방향성 설폰산 에스터(sulfonic acid ester)에 의해 활성화된다. 점성을 감소시키기 위해 희석제(thinner)를 사용한다.

(2) 중합반응

폴리이써는 2개의 탄소 원자와 결합하는 산소 원자인 에스터군에 의해 활성화된다. 폴리이써는 부가중합형 실리콘 인상재와 마찬가지로 부가중합을 하여 반응 부산물이 생성되지 않으므로 크기 안정성이 우수하다.

(3) 특성

- 폴리이써의 영구변형은 부가중합형 실리콘과 비슷하여 반응 부산물이 생성되지 않기 때문에 중합수축과 크기 안정성이 우수하다.

- 폴리설파이드보다 물성이 좋고 축중합형 실리콘보다 크기 변화가 적으며 작업시간이 가장 짧으나 뻣뻣하기 때문에 임상에서 사용 시 불편함을 줄이기 위해 희석제(thinner)를 사용한다.
- 친수성으로 물을 흡수하면 팽창하기 때문에 모형재를 붓기 전까지 건조한 상태를 유지하거나 인상체를 건냉소에 보관한다.
- 석고와의 접촉각이 작아 주입이 용이하고 취급 시 깨끗하며 냄새가 없고 혼합이 쉽다.
- 방향성 설폰산 에스테르 촉진제가 피부자극을 유발할 수 있으므로 직접 접촉되지 않도록 주의가 필요하다.

(4) 조작법

① 혼합지에 동일한 길이로 짜서 줄무늬가 없어질 때까지 30~45초 혼합한다.
② 일부는 주사기에 넣어 지대치에 주입하고, 나머지는 트레이에 넣고 인상을 채득한다.
③ 인상체를 구강 내에서 제거하고, 세척, 소독, 건조 후 즉시 석고를 주입하여 모형을 제작한다.

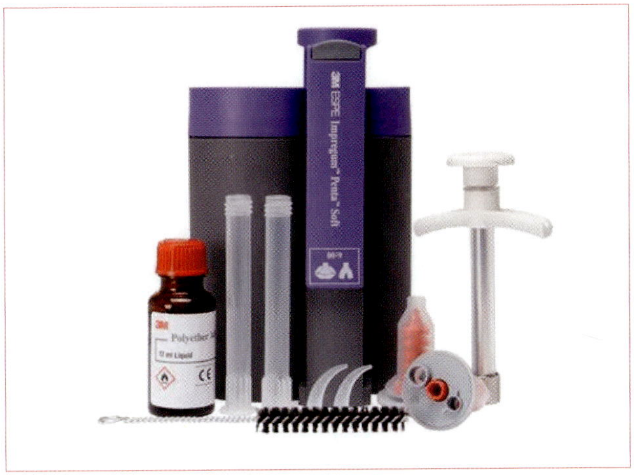

그림 4-13 폴리이써

6) 고무 인상재의 특성 (표 4-7)

(1) 크기 안정성

고무 인상재는 하이드로콜로이드 인상재보다 환경에 따른 크기 안정성이 우수하다. 폴리설파이드 인상재나 축중합형 실리콘 인상재는 구강에서 제거 후에도 계속 중합이 일어나 체적 변화가 발생하므로 30분에서 1시간 이내에 석고모형을 제작해야 한다. 폴리이써 인상재는 실온의 정상적 상태에서는 체적 안정성이 우수하지만 수분을 흡수하는 친수성 재료이므로 높은 습도나 물과 닿으면 팽윤 현상이 나타나므로 습기가 없는 곳에 보관해야 한다.

고무 인상재는 중합 시 반응 부산물에 의해 발생하는 수축, 수분에 의한 팽창, 탄성의 부적절한 회복력등에 의해 크기 변화가 발생할 수 있으므로 주의가 필요하다.

(2) 찢김 강도(tear strength)

고무 인상재의 찢김 강도는 인상채득 시 얇은 부위가 찢겨지지 않고 견디는 저항성을 의미하며 찢김 강도가 높을수록 인상채득에 용이하다.

하이드로콜로이드 인상재는 350~700g/cm이며 고무 인상재는 2,000~4,000g/cm로 하이드로콜로이드 인상재의 찢김 강도가 낮다. 즉, 찢김 강도는 폴리설파이드가 가장 크고 축중합형 실리콘, 폴리이써, 부가중합형, 하이드로콜로이드 인상재 순으로 낮다.

(3) 영구변형(permanent deformation)

구강 내에서 경화된 인상재는 치아의 함몰 부위를 나오면서 10% 정도의 압축력을 받게 되어 영구변형이 생긴다.

영구변형량은 폴리설파이드 인상재가 가장 크고 축중합형 실리콘, 폴리이써, 부가중합형 실리콘 인상재 순으로 낮다.

표 4-7 **고무 인상재의 특성**

	폴리설파이드	폴리이써	축중합형 실리콘	부가중합형 실리콘
혼합의 용이성	우수	쉬움	우수-쉬움	쉬움
혼합시간(초)	60	30~45	30~60	30~45
작업시간(분)	3~6	2~3	2~4	2~4
구강 내 경화시간(분)	10~20	6~7	6~10	6~8
청결	어려움	쉬움	쉬움	쉬움
냄새와 맛	불쾌	양호	양호	양호
강도	낮음	매우 높음	중간 높음	높음
구강 내 제거 후 크기 안정성	중간	우수*	나쁨	우수
구강 내 제거 후 영구변형	높음	매우 낮음	낮음	매우 낮음
석고와의 젖음성	나쁨	좋음	매우 나쁨	매우 나쁨**
찢김 저항성	우수+	나쁨	우수	나쁨

* 건조한 곳에 보관
** 친수성 실리콘은 우수
+ 재료가 쉽게 파절되지 않지만 매우 심한 변형이 일어남

(4) 점조도(consistency)

고무 인상재의 점조도는 시간이 경과할수록, 온도가 높아질수록 증가한다.

주사기나 자동 혼합기를 이용하여 인상채득을 하는 경우는 압력에 의해 점조도가 낮아지는데 주사기에 주입된 인상재가 많은 전단하중을 받아 점조도가 감소하고 흐름성이 커지기 때문이다.

점조도가 낮아지게 되면 흐름성이 커져 삭제된 지대치의 변연부나 치아의 소와열구의 미세부 재현성이 좋아진다. 알지네이트 인상재는 0.05mm 선의 재현이 가능한 반면 고무 인상재는 0.02mm 선의 재현이 가능하다.

(5) 젖음성

고무 인상재 중 폴리이써와 친수성 부가중합형 실리콘 인상재는 수분이 있어도 기포 발생 없이 정밀한 모형을 얻을 수 있다.

최근에는 접촉각이 더 작아진 초친수성 인상재가 소개되었으나 가장 좋은 방법은 인상채득 부위가 건조하고 수분이 적을수록 더 좋은 결과를 얻을 수 있다.

7) 고무 인상재의 인상채득

고무 인상재의 인상채득 방법은 이중 혼합채득법과 단일 혼합채득법으로 이루어진 1단계(one-step) 인상채득법과 2단계(two-step) 인상채득법이 있다(그림 4-14).

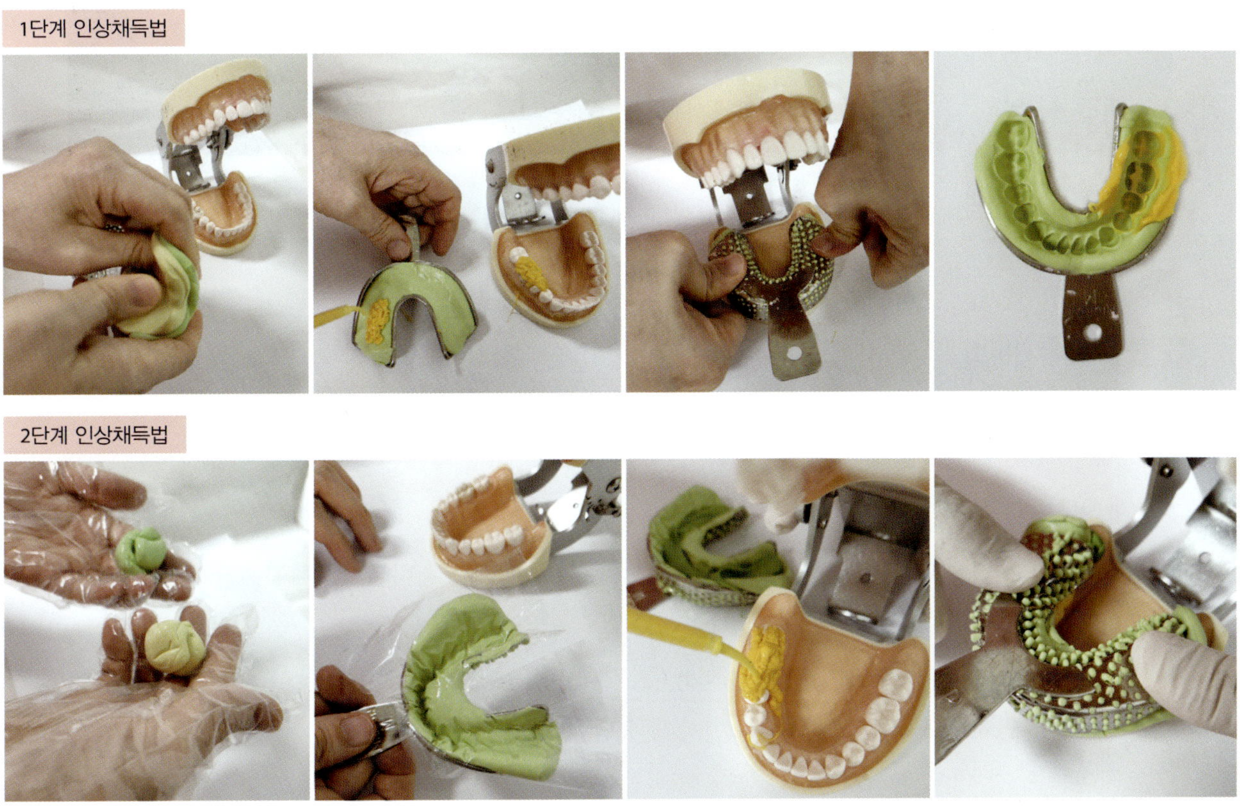

그림 4-14 고무 인상재의 인상채득(부가중합형 실리콘)

① 1단계 인상채득법

a. 이중 혼합채득법 : 2가지 점도의 인상재를 동시에 혼합하여 한 번에 인상채득하는 방법이다(그림 4-15).

- 저점조도의 인상재(low consistency, light body)를 혼합하여 주사기에 담은 후 지대치에 주입한다.
- 동시에 고점조도의 인상재(high consistency, heavy body)를 짜서 혼합하여 트레이에 담는다.
- 트레이를 구강 내에 위치시킨다.

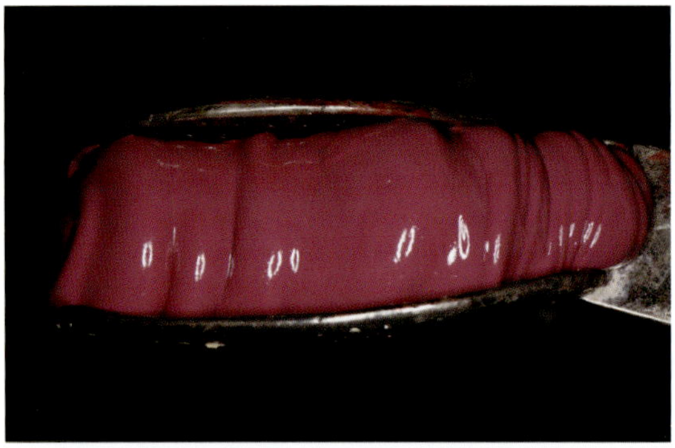

① 기성트레이에 heavy body 인상재를 넣음

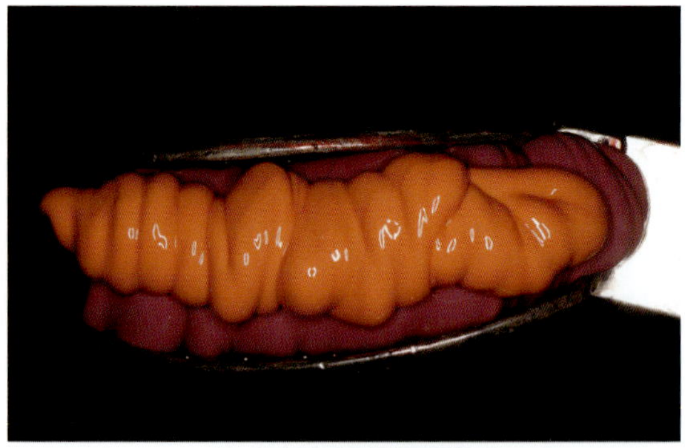

② ①위에 인상재를 더함

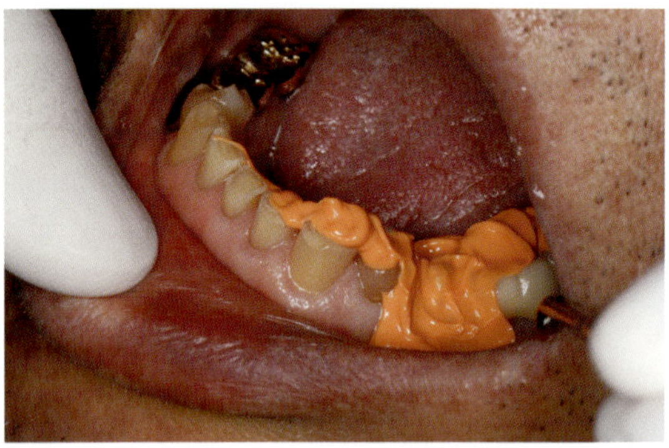

③ 구강 내에 light body 인상재를 주입

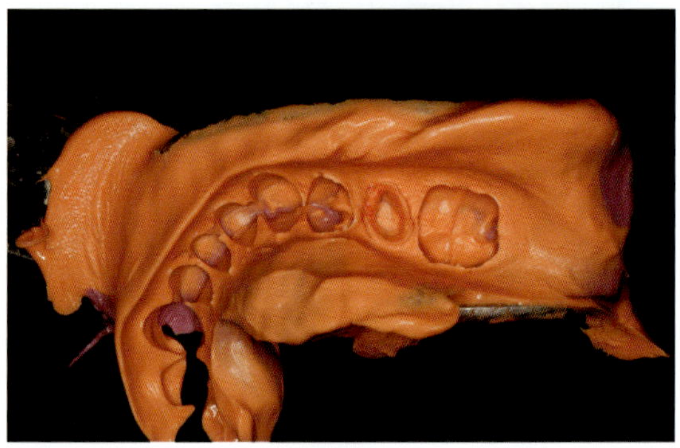

④ 채득된 인상

그림 4-15 heavy body와 light body를 이용한 이중동시인상

b. 단일 혼합채득법 : 동일한 점도의 인상재를 한 번에 혼합하여 지대치와 트레이에 동시에 주입하여 인상을 채득한다.

② 2단계 인상채득법

- 퍼티 점도의 인상재(putty)를 손으로 반죽하여 트레이에 거즈, 비닐, 스페이서를 위치시켜 공간을 확보하며 1차 인상을 채득한다.
- 저점조도 인상재(low consistency, light body)를 지대치에 주입하고 1차 인상이 채득된 트레이에 중점조도(medium consistency, regular body) 인상재를 담는다.
- 트레이를 구강 내에 위치시킨다.

8) 고무 인상재의 문제점과 원인

고무 인상재 사용 시 발생할 수 있는 문제점과 원인은 다음과 같이 표 4-8에 정리되어 있다.

표 4-8 고무 인상재의 문제점과 원인

문제점	원인
인상체의 거칠거나 울퉁불퉁한 표면	• 인상체의 조기 제거 • 기저재와 촉진제의 부적절한 혼합비율 • 구강 내 오일이나 유기물에 의한 불완전한 중합 • 높은 온도나 습도에 의한 급격한 조기 중합
인상체의 기포	• 인상재의 유동을 저해할 정도의 급격히 빠른 중합 • 혼합 시 유입된 공기 • 잘못된 주입에 의한 공기 혼입 • 구강 내의 과잉 수분이나 음식물 찌꺼기
경석고 표면의 분필 같은 거친 결함	• 인상체의 부적절한 세척 • 인상체 표면에 잔존한 과잉의 물 • 인상체로부터 모형의 조기 제거 • 경석고의 부적절한 조작 • 인상재의 얇은 두께로 인한 접착제와 경석고의 접촉
변형	• 아크릴 레진 트레이 제작 시 부족한 중합시간으로 인한 중합수축 • 불충분한 접착제 또는 잘못된 접착제 사용으로 트레이와 인상재의 분리 • 과도한 인상재의 양 • 인상재 중합 중 트레이의 동요 • 구강에서 조기 제거 및 부적절한 제거방법 • 인상체의 장시간 방치 후 석고 주입

5. 인상용 컴파운드(Impression compound)

1) 조성

인상용 컴파운드는 왁스에 필러(filler)를 첨가하여 조작과 안정성을 개선한 재료로 레진, 왁스, 유기산, 충진재(filler), 색소재가 소량 함유되어 있다. 스테아린산은 가소제(plasticizer) 역할과 인성을 증가시키며 취성을 감소시켜 주는 역할을 한다. 충진재는 강도를 높이고 유동성을 감소시켜 주며 연화된 컴파운드가 구강조직에 부착되는 것을 방지한다. 색소는 석회석, 산화철 등이 함유되어 갈색이나 회색, 녹색, 검정색, 흰색 등을 부여한다.

2) 공급 형태 및 용도

인상용 컴파운드의 공급 형태는 막대형(stick)이나 판(cake)형, 콘(cone)형이 있으며(그림 4-16), 다음과 같은 용도로 사용된다.

- 열가소성 재료로 총의치의 예비 인상채득에 사용된다.
- 한 개의 지대치를 채득할 때 사용된다.
- 인레이 와동 형성 후 와동 내의 함몰 부위 여부를 확인하기 위하여 사용된다.
- 고무 인상재에 사용되는 인상용 트레이의 변연부 봉쇄재(border molding)로 사용된다. 즉, 고무 인상재가 흘러내리지 않고 경계 내에서 유지되도록 도와주는 역할을 한다.

3) 특성

인상용 컴파운드는 단단하고 부서지기 쉬우나 연화 시 흐름성이 낮다. 또한 열전도도가 낮아서 재료를 적절히 연화하기 위한 시간과 인내가 요구된다.

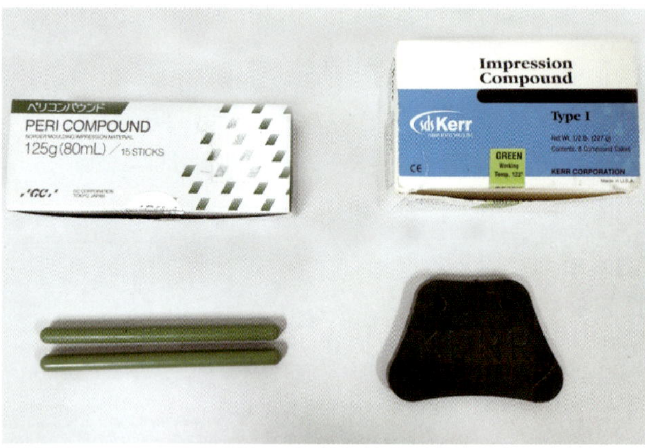

그림 4-16 인상용 컴파운드

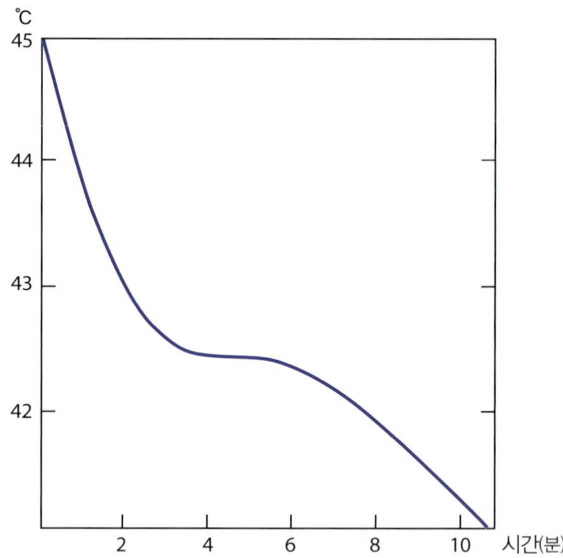

그림 4-17 인상용 컴파운드의 용해 온도

(1) 용해온도

인상용 컴파운드를 가열한 후 서서히 냉각시키면서 시간경과에 따라 온도를 측정하면 대략 43.5℃ 온도에서 온도가 변하지 않고 수평을 이루는 독특한 시간-온도 냉각곡선을 그릴 수 있다. 이를 인상용 컴파운드의 용해온도(fusion temperature)라고 한다(그림 4-17). 용해온도는 냉각곡선에서 온도가 변하지 않고 수평을 이루는 시간을 말하는데 가소성이 떨어지면 흐름성이 저하되어 미세부 재현성이 떨어져 정밀인상을 채득할 수 없으므로 용해온도에 이르기 전에 재료를 구강 내에 위치시켜야 한다.

(2) 열전도성

컴파운드는 열전도율이 낮아 가열 시 외부는 연화되지만 내부는 단단한 상태로 남아 있고, 냉각 시에도 외부는 단단하고 내부는 연화된 상태가 될 수 있다. 따라서 컴파운드 전체가 균일한 온도가 되도록 충분한 시간에 걸쳐 가열하거나 냉각시켜야 한다.

연화된 컴파운드가 구강 내에 위치되면 냉각되기 시작하는데 인상체를 제거하기 전에 냉각수를 컴파운드 표면에 분사하여 내측까지 충분히 냉각되게 한 뒤 제거해야 한다. 그래야 최종적으로 내측까지 냉각되어 전체가 변형되지 않는다.

(3) 잔존응력

인상채득 시 가해지는 압력으로 냉각된 인상체에 잔존응력이 남게 된다. 잔존응력을 최소화할 수 있도록 작업은 실온에서 실시한다. 또한 인상을 채득하고 나서 한 시간 이내 즉 응력이완이 일어나기 전에 모형이나 다이를 제작하는 것이 안전하다.

(4) 흐름성

구강 내 온도(37℃)에서 단단하고 45℃에서 가소성이 있으며 인상채득이 가능해야 한다(그림 4-18). 컴파운드를 연화하여 조직에 힘을 가하고 있는 동안은 일정한 흐름이 있어서 연조직을 정확하게 재현할 수 있어야 한다. 컴파운드가 냉각되어 단단해지면 흐름성이 없어 변형되지 않아야 구강 내에서 변형 없이 인상체를 제거할 수 있다.

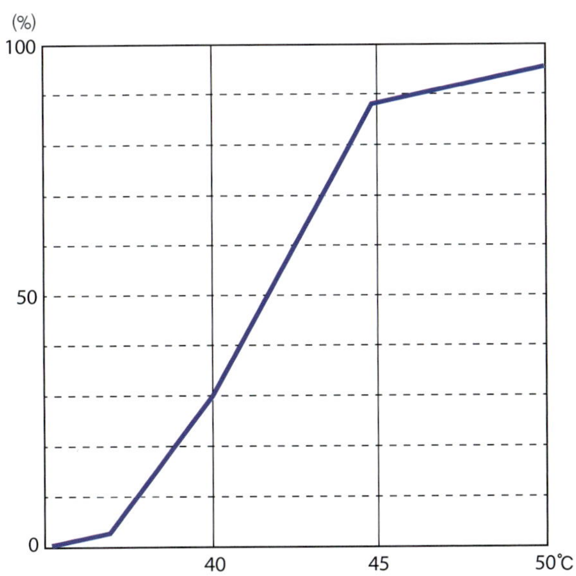

그림 4-18 인상용 컴파운드의 온도에 따른 흐름성(%)

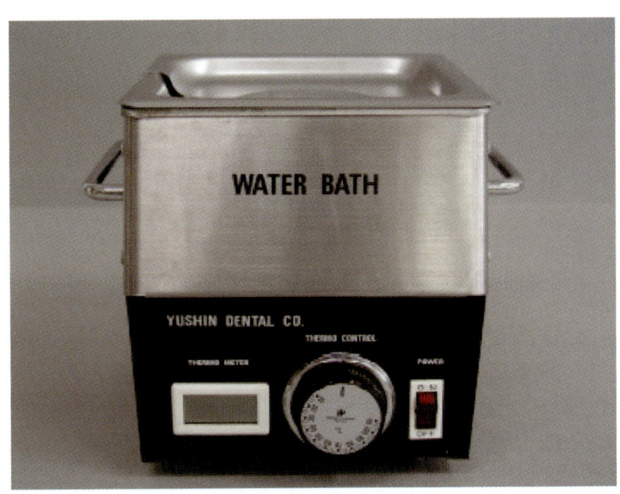

그림 4-19 항온수조

(5) 연화

적은 양의 컴파운드를 연화시킬 때는 불꽃을 이용하고 총의치 제작 등 많은 양의 컴파운드를 균일하게 연화시킬 때에는 항온수조의 물을 이용한다(그림 4-19).

뜨거운 물에 너무 오래 담가두어 과열되면 경화 후 인상체가 깨지거나 표면이 거칠어지는 경우가 있으니 주의하여야 한다.

4) 조작법

환자의 무치악궁에서 직접 제작하거나 석고모형 위에서 제작한다.

① 트레이용 컴파운드를 수조에서 연화시킨다.

② 인상채득 후에 즉시 석고를 주입한다.

③ 경화 후 따뜻한 물에 넣어 컴파운드를 연화시킨 후 분리한다.

6. 산화아연유지놀 인상재(Zinc oxide eugenol paste, ZOP)

1) 조성

산화아연유지놀 인상재는 산화아연(zinc oxide)과 유지놀(eugenol)을 혼합한 것으로 간략하게 ZOP라고 한다. 2개의 연고(paste)로 구성되는데 한 개의 연고는 유지놀과 불활성 필러를 함유하고 있고, 다른 한 개는 산화아연 분말에 정향 오일(cloves oil)이 혼합되어 있다. 정향(cloves)의 냄새와 맛으로 일부 환자는 불쾌감을 느끼기도 한다.

2) 공급 형태

산화아연유지놀 인상재는 제1형과 제2형의 두 가지 형태가 있다.

① 제1형(경성 경화형)

혼합하면 흐름성이 좋아지지만 경화되면 단단해져 깨지는 성질이 있다. 초기 경화시간은 3~6분이며 최종 경화시간은 약 10분 정도이다.

② 제2형(연성 경화형)

혼합하면 버터와 같은 점조도가 되며, 초기 경화시간은 3~6분이고 최종 경화시간은 15분 정도로 긴 편이다.

3) 특성

- 완전 무치악 또는 부분 무치악 환자의 2차 인상채득(wash impression)에 사용한다.
- 단단하고 부스러지기 쉽다.
- 컴파운드나 레진 등 거의 모든 재료의 건조한 표면에 접착력이 우수하다.
- 크기 안정성이 매우 우수하며 미세부 재현성이 뛰어나다.
- 인상재와 분리가 잘 되는 편이므로 모형재를 주입하기 전에 분리제를 바를 필요가 없다.
- 저렴하고 사용이 쉬우나 부가중합형 실리콘(silicone)과 같은 재료로 대체되고 있다.

4) 조작법

① 유리판이나 혼합지에 두 개의 연고를 동일한 길이로 짠다.

② 넓은 면적으로 30~45초 동안 혼합한다.

③ 트레이에 얇게 펴서 넣고 인상을 채득한다.

④ 경화된 후에는 인상재를 제거하고 흐르는 물에서 완전히 씻은 후, 물기를 제거하고 소독한다.

⑤ 분리제를 바르지 않고 석고를 주입한 다음 경화 후에는 49~60℃ 물에 5~10분 담갔다 분리한다.

⑥ 경화를 촉진하고자 할 때는 혼합온도를 높여주거나 초산아연(zinc acetate), 물, 에틸알코올을 소량 첨가하며, 반대로 경화를 지연시키고자 할 때는 유지놀 연고에 글리세린이나 오일 등을 1~2방울 첨가한다.

7. 인상체의 소독

인상채득한 인상체에는 환자의 타액이나 혈액 등에 다양한 세균이 존재하므로 술자와 환자의 교차감염의 위험에 노출될 수 있다. 따라서, 질병의 위험으로부터 감염 경로를 차단하기 위해서 인상체의 소독이 필요하다.

인상체를 소독하는 방법은 소독제를 뿌리는 분무 방법과 소독제 안에 담그는 방법이 있는데 인상재의 종류에 따라 다르다.

- **알지네이트 인상체**
  내면의 타액이나 혈액을 흐르는 물로 씻고 물을 털어낸 후 소독제에 담그는 방법보다는 소독제를 뿌린 후 통에 밀봉하여 보관한다.
- **폴리설파이드, 실리콘 인상체**
  소독제에 담그는 방법을 이용한다.
- **폴리이써 인상체**
  폴리이써는 친수성이므로 소독제를 뿌리는 방법을 이용한다.

8. 인상재의 인체 위험성

인상채득 시 접촉에 의한 접촉성 피부염이나 알레르기 반응이 나타날 수 있다.

- **폴리설파이드 인상재의 촉진제(이산화납), 실리콘 인상재의 촉진제**
  알레르기 반응을 일으킬 수 있다.
- **폴리이써의 촉진제**
  특정 대상자에 한해 과민반응을 일으킬 수 있다.
- **아가 인상재**
  적절하지 않은 가열온도에 의해 치수나 치주조직에 손상을 일으킬 수 있다.
- **알지네이트 인상재**
  분진에 의해 호흡기에 영향을 미칠 수 있으므로 마스크를 착용한다. 가급적 무분진형 알지네이트를 선택하도록 한다.
- **찢김 저항성이 낮은 인상재**
  치은 내에 인상재 조각이 잔존하는 경우 구강 내 이물질 반응이 나타날 수 있으므로 인상채득 후 확인이 필요하다.

9. 트레이(Tray)

트레이는 혼합한 인상재를 구강 내로 운반하고, 겔화 또는 경화되는 동안 인상체를 지지하며 정확성을 유지하는 역할을 한다.

(1) 플라스틱 일회용 트레이(plastic disposable tray)

플라스틱 일회용 트레이와 교합인기용 트레이는 단일치아 치관 또는 인레이나 온레이 제작 등을 위한 인상과 상·하악 간 교합인기 목적을 위해 사용하고 있다(그림 4-20). 플라스틱 트레이는 저렴하고 편리하나 금속 트레이만큼 인상체를 지지하지 못하고 경화된 인상체가 트레이에서 쉽게 분리될 수 있다.

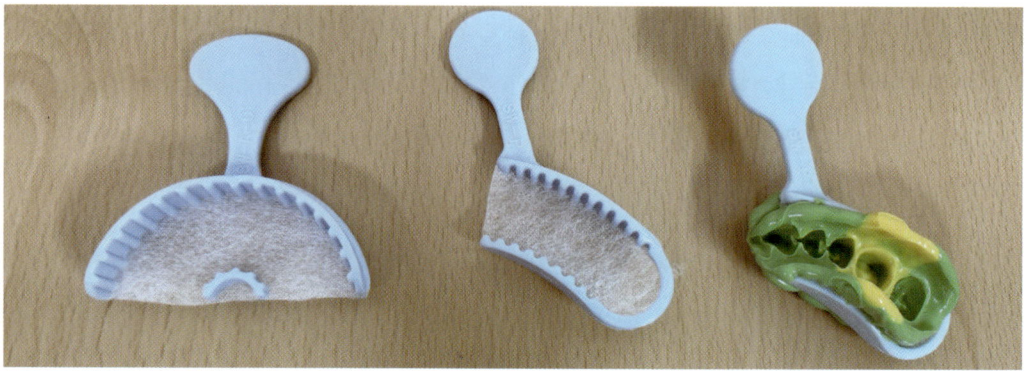

그림 4-20 **플라스틱 일회용 트레이**

(2) 금속 트레이(metal tray)

가격은 비싼 편이나 재사용이 가능하고 멸균이 가능하다는 장점이 있다. 구조가 단단하여 구강 내 장착할 때 구강 주위 연조직을 눌러 환자에게 통증을 야기할 수 있다(그림 4-21).

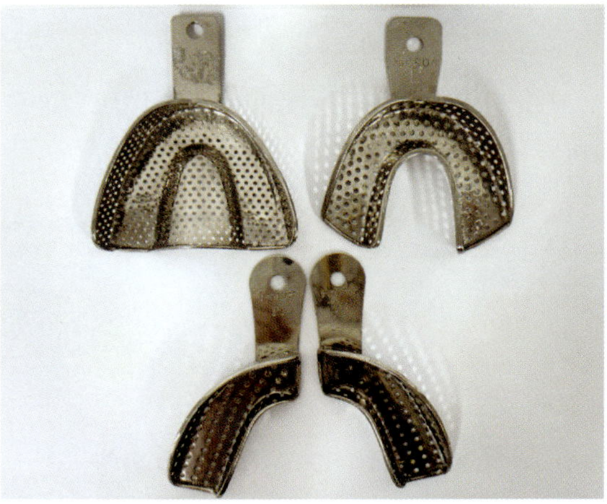

그림 4-21 금속 트레이

(3) 개인 트레이(individual tray)

개인 트레이는 아크릴(acrylic) 또는 기타 레진(resin)으로 석고 모형에서 제작한다.

기성 트레이를 이용하여 예비 인상을 채득한다. 그리고 그 인상체에 석고를 부어서 만든 모형에 개인 트레이를 제작한다(그림 4-22). 개인 트레이는 총의치, 국소의치, 가공의치, 금관 등의 최종 인상채득에 사용한다. 기성 트레이보다 인상채득이 더 쉽고 정확하다.

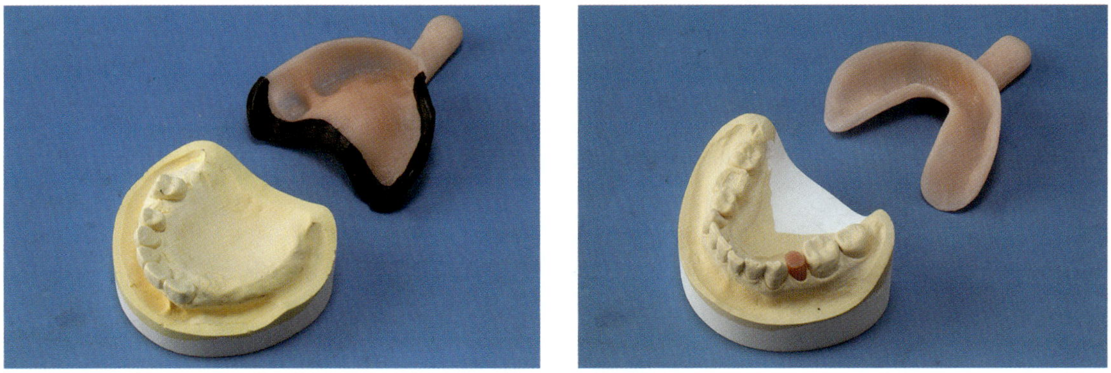

그림 4-22 개인 트레이

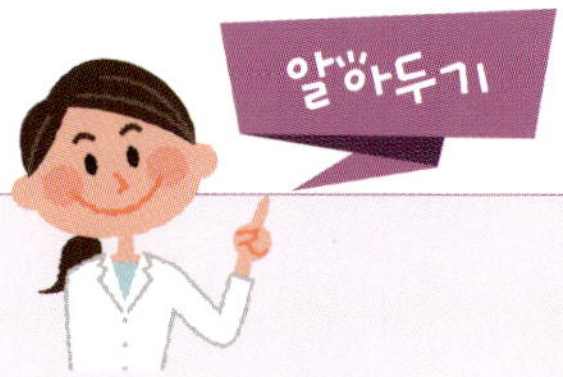

- **인상재의 분류**
  - 가역성 인상재 : 인상용 컴파운드, 인상용 왁스, 아가
  - 비가역성 인상재 : 알지네이트, 고무 인상재(폴리설파이드, 축중합형 실리콘, 부가중합형 실리콘, 폴리이써), 인상용 석고, 산화아연유지놀 인상재

- **인상재의 요구조건**
  - 복제 가능성, 크기 안정성, 탄성, 젖음성, 생체 친화성, 조작 용이

- **하이드로콜로이드 인상재의 특성**
  - 알지네이트 인상재 : 친수성, 탄성, 비가역성, 100% 상대습도 하에 보관
  - 아가 인상재 : 친수성, 탄성, 비가역성, 특수 장비 필요

- **인상재의 특성**
  - 폴리설파이드 고무 인상재 : 찢김 강도가 우수하며 반응 부산물인 물 생성으로 인해 크기 안정성이 낮음
  - 축중합형 실리콘 인상재 : 폴리설파이드의 단점을 보완하였으나 반응 부산물로 에틸알코올이 생성되어 수축률이 높음
  - 부가중합형 고무 인상재 : 폴리비닐실록산이라고도 하며 반응 부산물이 없고 크기 안정성이 뛰어남
  - 폴리이써 고무 인상재 : 크기 안정성이 우수하고 작업시간이 짧고, 뻣뻣하지만 희석제(thinner)를 이용하여 점도를 낮출 수 있음
  - 인상용 컴파운드 : 열전도성이 낮고 잔류응력으로 인해 크기 변화의 가능성이 있음
  - 산화아연유지놀 인상재 : 미세부 재현성과 크기 안정성이 높으나 취성이 크며, 무치악 환자의 인상채득에 용이

- **인상체의 소독**
  - 인상체 소독 방법 : 소독제를 뿌리는 분무 방법과 소독제 안에 담그는 침지 방법
  - 인상재 안에 소독제를 넣는 방법

Review Questions

01. 알지네이트 인상재의 문제점으로 과립형성이 발생되는 원인은?

① 불충분하게 혼합하는 경우
② 구강에서 너무 빨리 제거하는 경우
③ 인상채득 후 석고 주입이 지연되는 경우
④ 구강에서 인상재를 제거하는 방법이 부적절한 경우
⑤ 겔(gel)화 되는 동안 트레이가 움직인 경우

02. 다음 중 친수성 탄성 인상재는?

① 인상용 컴파운드
② 산화아연유지놀 인상재
③ 폴리설파이드 인상재
④ 비가역성 하이드로콜로이드
⑤ 축중합형 실리콘 고무 인상재

03. 중합반응에서 반응 부산물로 에틸알코올이 발생하여 수축을 일으키는 인상재는?

① 아가
② 폴리이써
③ 축중합형 실리콘
④ 부가중합형 실리콘
⑤ 폴리설파이드

정답 01. ① 02. ④ 03. ③

Chapter 05

모형재

1 치과용 석고 (Dental Gypsum)

학습목표

1. 치과용 석고의 종류에 따라 용도를 설명할 수 있다.
2. 혼수비가 석고의 성질에 미치는 영향을 설명할 수 있다.
3. 석고의 경화반응을 설명할 수 있다.
4. 치과용 석고의 경화시간, 팽창조절법을 설명할 수 있다.
5. 석고모형 제작과정을 설명할 수 있다.
6. 치과용 석고의 취급 시 주의사항을 설명할 수 있다.

치과 수복물과 구강 내 장치를 정확하게 제작하기 위해서는 구강 형태와 똑같은 복제물을 만드는 것이 필요하다. 이러한 복제물 제작을 위해 인상채득(impression taking)으로 구강 내 상태의 음형인기를 얻고, 치과용 석고를 이용하여 양형의 복제물을 얻는다.

구강조직을 관찰하기 위해 제작된 복제물은 연구용 모형(study model), 캐스트(cast), 다이(die)로 분류한다.

연구용 모형은 구강조직에 대한 진단 및 치료계획과 치료경과 관찰에 사용한다(그림 5-1).

캐스트는 수복물 또는 장치를 제작하는 데 사용되며, 연구용 모형보다 정확하고 1/4악 또는 전악에서 1개 이상의 치아 복제에 사용된다. 캐스트는 크기와 형태가 정확하게 복제(0.1% 이내)되어야 한다.

다이는 지대치에 해당하는 개개 치아의 복제물이며, 캐스트의 지대치 부분에 해당된다. 간접 수복물은 캐스트 또는 다이 복제물에서 제작하므로 정밀한 수복물 제작을 위해 석고의 정확한 조작이 필수적이다.

치과위생사는 모형 제작을 위해 사용되는 석고의 구성물질, 화학변화, 석고의 종류에 따른 용도와 취급법에 관하여 정확히 인지하고 있어야 한다.

1. 석고

석고는 여러 지역에서 발견되는 광물인 석고 암석을 이용하여 제조한다. 석고 암석을 채굴하여 입자가 고운 분말로 연마한 후 가열 처리하여 다양한 제품을 만든다. 화학적으로 석고 암석은 황산칼슘 이수화물($CaSO_4 \cdot 2H_2O$)이며, 이것을 고온에서 수분을 제거하여 황산칼슘 반수화물($CaSO_4 \cdot \frac{1}{2}H_2O$)의 상태로 만든다. 이 황산칼슘 반수화물에 물을 혼합하면 석고의 결정들은 물속에서 그물망 구조를 형성하여 단단한 이수화물 형태가 되며 이때 반응의 결과로 열(heat)이 발생된다.

모델, 캐스트, 다이를 만드는 데에는 정확성, 크기 안정성, 정밀한 복제 능력, 충분한 강도와 마모 저항성, 인상재료와의 친화성, 색, 생물학적 안정성, 조작 편리성, 저렴한 비용이 요구된다.

제조(탈수)		석고 + 물		
$CaSO_4 \cdot 2H_2O$	→	$CaSO_4 \cdot \frac{1}{2}H_2O + 1\frac{1}{2}H_2O$	→	$CaSO_4 \cdot 2H_2O$ + heat
calcium sulfate dihydrate(이수석고)		calcium sulfate hemihydrate(반수석고)		calcium sulfate dihydrate(이수석고)

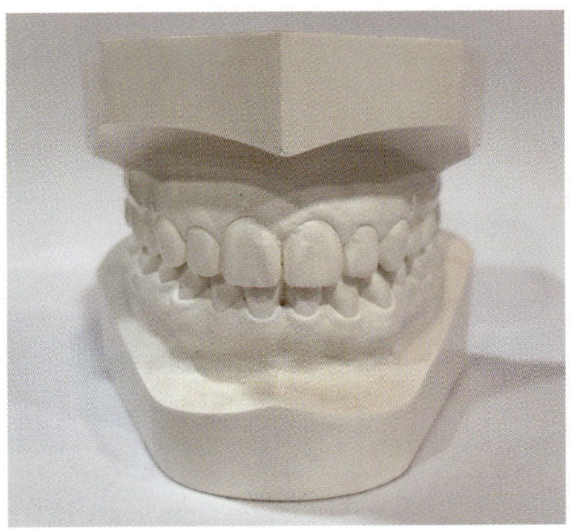

그림 5-1 **석고모형**

2. 치과용 석고의 종류

석고 제품은 보통석고(플라스터), 경석고, 초경석고로 분류하며, 5가지 유형이 있다. ISO 6873 : 2013에서는 표 5-1과 같이 구분한다. 앞에서 언급한 바와 같이 석고는 황산칼슘 반수화물로서, 황산칼슘 이수화물 상태에서 가열하여 결정에서 물을 제거하는 탈수과정을 거쳐 생산한다. 물을 제거하는 과정의 차이로 인해 보통석고, 경석고, 초경석고로 분류되며 각 분말 입자의 물리적 특성이 다르다(그림 5-2).

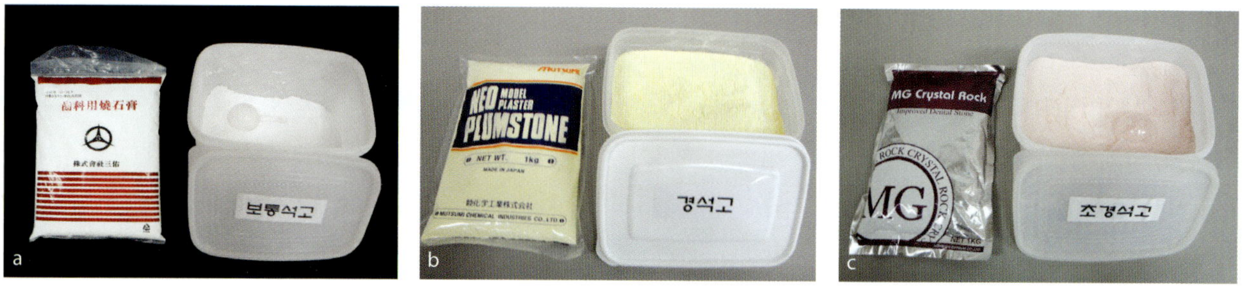

그림 5-2 치과용 석고의 종류

a : 보통석고 b : 경석고 c : 초경석고

표 5-1 치과용 석고의 종류

유형	혼수비 (100g 분말에 대한 물의 양 ml)	2시간 후 경화팽창		최소 1시간 압축강도 (lb/in2[MPa])	용도
		최소	최대		
제1형(보통석고, 플라스터)	37~50	0.00	0.15	4.0	인상용 모형
제2형(보통석고, 플라스터)	37~50	0.00	0.30	9.0	연구용 모형
제3형(경석고)	28~32	0.00	0.20	20.0	작업용 모형
제4형(저팽창 초경석고)	19~24	0.00	0.15	35.0	다이용
제5형(고팽창 초경석고)	18	0.16	0.30	35.0	다이용

(1) 보통석고(플라스터, plaster)

보통석고는 치과에서 이용된 첫 번째 석고 제품이다. 보통석고는 석고 원광석을 대기압 하에서 110~120℃로 가열하여 만들며 β-황산칼슘 반수화물(hemihydrate particle)이라고 한다. 분말 입자는 불규칙한 형태로 다공성이며, 석고 중에서 강도가 가장 약하고, 가격이 저렴하여 연구모형 제작이나 총의치용 예비 인상채득과 캐스트를 교합기에 부착하는 경우 등 캐스트의 강도가 중요하지 않을 때 주로 사용한다.

보통석고는 석고 모형재의 분류 중 제2형에 해당한다. 과거에는 보통석고에 화학약품을 첨가하여 인상재로 사용하였는데(이를 인상채득용 보통석고〈제1형〉라 함) 현재는 사용하지 않는다.

(2) 경석고(dental stone)

경석고는 수증기압으로 125℃에서 탈수하여 제작된 석고이며 α-황산칼슘 반수화물이라고 한다. 결정에서 수분을 서서히 유리시켰기 때문에 분말 입자는 보통석고보다 더 균질하며 밀도가 치밀하고 기포가 적다. 보통석고에 비하여 강도가 크고 가격도 비싸다.

경석고는 높은 강도와 표면경도를 요구하는 진단 목적의 캐스트 제작과 총의치와 국소의치용 캐스트 제작에 주로 사용한다. 석고모형재의 분류 중 제3형에 해당한다.

(3) 초경석고(improved stone)

초경석고는 30% 염화칼슘($CaCl_2$) 용액을 석고 산물에 첨가하여 탈수시킨 뒤 뜨거운 물로 염소(Cl)를 세척하고 얻어진 석고이다. 이 방법은 분말 입자를 매우 치밀한 입방형 구조로 만들고 표면적을 감소시킨다. 초경석고는 세 종류의 석고 중에서 가장 강도가 크고 비싸다.

제작과정에서 높은 강도와 표면경도가 요구되는 인레이, 금관, 계속가공의치 제작 용도의 캐스트 또는 다이를 만드는 데 주로 사용되며 제4형 초경석고에 해당된다. 최근에는 제4형 초경석고보다 경화팽창이 더 큰 제5형 초경석고를 많이 사용하고 있다.

- 보통석고 : 입자가 불규칙하고 다공성, 강도가 가장 낮고 연구모형 제작용으로 사용
- 경석고 : 보통석고보다 입자가 균질하며 강도와 표면경도가 높고 진단 목적, 총의치 및 국소의치 캐스트 용도로 사용
- 초경석고 : 분말 입자가 치밀하며 강도와 표면경도가 가장 크고 금관, 가공의치 제작용으로 사용

3. 치과용 석고의 특성

1) 경화반응

황산칼슘 반수화물에 물을 혼합하면 반수화물은 수화과정을 통해 이수화물이 된다. 이 과정 중에서 열이 발생되며, 황산칼슘 이수화물이 물과 반응하면, 연쇄결정으로 단단한 덩어리를 형성하여 경화가 일어난다.

황산칼슘 반수화물 + 물 → 황산칼슘 이수화물 + 열

$(CaSO_4 \cdot ½H_2O)$ $(1½H_2O)$ $(CaSO_4 \cdot 2H_2O)$ (heat)

표 5-2처럼 석고의 종류에 따라 혼합에 필요한 혼합수, 화학반응에 필요한 반응수, 여분의 물의 양인 잉여수가 각각 다르다.

이론적으로 100g의 석고는 18.6ml의 물이 있어야 화학반응이 일어날 수 있으나 임상적으로 적절한 점도의 혼합물을 만들기에 어려움이 있으므로 45ml의 물을 사용하는데, 그 중 18.6ml의 물만 반응하고 나머지는 잉여수로 석고 내에 남는다.

만일 혼수비가 높게 되면 점조도가 낮아져 인상체에 석고를 붓기에는 용이하지만, 물리적 성질이 떨어지게 되며 혼수비가 낮아질 경우 점조도가 높아져 조작의 어려움이 있고 기포가 발생할 우려가 있으므로 혼수비를 잘 지키는 것이 매우 중요하다.

표 5-2 **석고의 종류에 따른 혼합수의 반응**

석고 종류	혼합수(ml/100g 분말)	반응수(ml/100g 분말)	잉여수(ml/100g 분말)
보통석고	37~50	18.6	18~31
경석고	28~32	18.6	9~13
초경석고	19~24	18.6	0~5

2) 혼수비

석고를 혼합하기 위해 사용되는 분말에 대한 물의 비율을 혼수비(water/powder ratio, w/p ratio)라고 한다. 치과용 석고의 적절한 혼수비는 분말 입자의 물리적 특성에 따라 좌우되므로, 석고 산물의 종류에 따라 혼합에 필요한 물의 양이 다르다.

보통석고는 황산칼슘 반수화물로서 분말 입자가 불규칙하고 다공성이므로 입자가 물에 잠기는 데 필요한 물의 양이 다른 석고에 비해 더 많이 요구된다. 경석고는 입자가 치밀하고 규칙적이어서 요구되는 물의 양이 보통석고에 비해 적다. 또한 초경석고는 다른 석고보다 치밀한 입방형 입자로 혼수비가 가장 낮다.

석고의 적절한 혼수비는 보통석고 45~50ml/100g(0.45~0.50), 경석고 28~30ml/100g(0.28~0.30), 초경석고 19~24ml/100g(0.19~0.24)이다. 석고모형 제작 시 적절한 경화시간과 강도를 얻기 위해서는 제품에 따른 혼수비를 지켜서 혼합해야 한다(표 5-3).

표 5-3 **석고의 종류에 따른 혼수비**

재료	혼수비(ml/g)	혼합 회전수(회전수/분)	경화시간(분)
보통석고	0.45 0.50 0.55	100	8 11 14
경석고	0.27 0.30 0.33	100	4 7 8
초경석고	0.22 0.24 0.26	100	5 7 9

3) 경화시간

석고와 물을 혼합하기 시작한 때부터 굳을 때까지 걸리는 시간을 경화시간(setting time)이라 한다.

경화시간은 길모어 침(gilmore needle)을 이용하여 표면 투과검사를 통해 측정한다(그림 5-3). 경화중인 석고의 표면에서 1/4lb 침과 1lb 침의 무게를 충분히 견딜 수 있는 강도를 각각 초기 경화시간과 최종 경화시간이라 한다. 각 침이 석고 시편에 자국을 남기지 않는 시점이 경화시간에 도달한 시점이다. 이 방법을 통한 결과값은 임의 값으로 경화반응과는 직접 상관이 없지만 여러 제품을 비교하는 데 주로 사용한다.

임상에서 표면광택 소실은 작업시간을 결정하는 요인이 되며, 소요시간은 5~7분이다. 최종 경화시간은 30~45분이 소요된다. 인상체에서 석고모형 제거는 최종 경화시간이 지난 후에 시행한다.

- **작업시간 또는 초기 경화시간** : 작업시간 또는 초기 경화시간은 혼합부터 반고형 단계에 도달할 때까지 소요되는 시간으로, 제품을 조작하는 데 이용 가능한 시간이다.
- **최종 경화시간** : 최종 경화시간은 혼합부터 석고가 완전히 굳어 견고해지고 변형이나 파절 없이 인상재에서 분리할 수 있을 때까지 소요되는 시간이다.

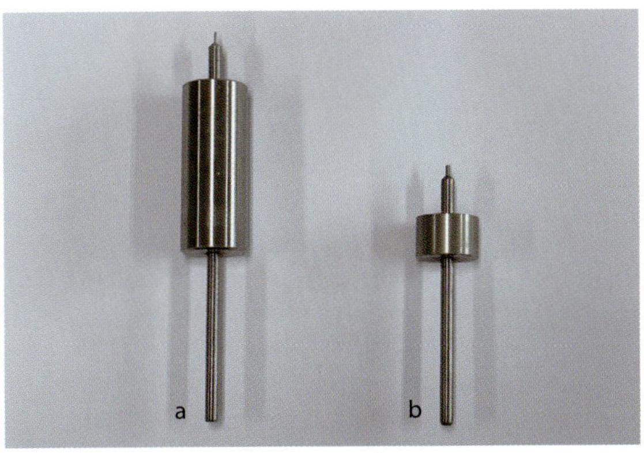

a : 1pound b : 1/4pound

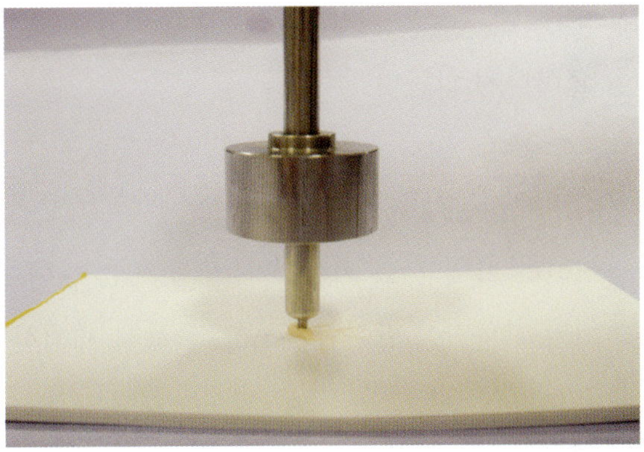

그림 5-3 **길모어 침**

(1) 경화시간에 영향을 미치는 요인

① 화학물질 첨가제

경화 촉진제는 2% 황산칼륨(potassium sulfate, K_2SO_4), 석고이수화물, 염화나트륨(sodium chloride, NaCl)이 사용되며, 경화시간 10분을 4분 정도로 단축시킬 수 있다.

경화 지연제는 2% 붕사(borax), 구연산칼륨 등이 사용되며, 경화시간의 연장이 필요한 경우 사용된다. 붕사의 경우 농도가 낮을 때는 경화 촉진제로, 높을 때는 경화 지연제로 이중적 역할을 하기 때문에 0.08g/L 이하의 저농도일 때 석고결정 성장을 촉진한다.

② 혼합시간

혼합시간이 짧아지면 경화시간이 길어진다.

③ 혼합속도

정해진 혼합시간 동안 혼합속도를 빨리하면 혼합 회전수가 증가하여 경화를 촉진한다. 혼합 시 황산칼슘 이수화물 결정이 파괴되어 작은 결정수의 증가로 짧은 시간 내에 경화된다(표 5-4).

④ 혼수비

혼수비가 높으면 물의 양이 많아져서 경화시간이 길어진다(표 5-4).

석고의 종류에 따라 정해진 혼수비보다 더 증가하면 경화시간이 길어진다.

⑤ 물의 온도

20~37℃의 온도에서는 황산칼슘 반수화물과 물의 반응속도를 증가시켜 경화시간이 단축되지만, 너무 높은 온도(37℃ 이상)에서는 반응속도가 늦어져 경화시간이 길어지며 100℃에 근접하면 전혀 반응이 일어나지 않는다.

⑥ 기타

혈액이나 타액 등의 기타 이물질은 석고 표면의 경화를 지연시켜 표면 강도를 떨어뜨리므로 인상채득 후에는 이물질이 남아있지 않도록 즉시 세척한다.

표 5-4 혼합 회전수가 경화시간에 미치는 효과

재료	혼수비(ml/g)	혼합 회전수(회전수/분)	경화시간(분)
보통석고	0.50	20 100 200	14 11 8
경석고	0.30	20 100	10 8

4) 경화팽창

모든 석고는 경화 시에 측정 가능한 정도의 선 팽창(linear expansion)을 보이는데 이것을 경화팽창(setting expansion)이라 한다. 보통석고는 0.2~0.3%, 경석고는 0.08~0.10%, 초경석고는 0.05~0.07% 정도로 팽창한다.

경화 후 1시간 이내에 70% 정도의 경화팽창이 나타난다. 혼수비가 높은 경우 경화팽창이 감소되고, 물의 온도가 높거나 혼합속도가 빠르면 경화팽창은 증가된다(표 5-5).

수동혼합에 비해 자동혼합의 경우 경화팽창량이 적은 것으로 나타났다.

경화 도중에 석고 재료를 물에 담그거나 접촉하면 결정 성장의 저항이 감소하여 팽창량이 증가하는데 이를 수화팽창(hydroscopic expansion)이라 한다. 수화팽창량은 정상 경화팽창량의 약 2배이므로 주조용 매몰재의 경화팽창 증가에 이용한다. 그러나 과도한 팽창을 막기 위해 작업용 캐스트를 경화되는 동안 물에 담그지 않도록 한다.

표 5-5 석고 사용 시의 여러 가지 변수가 각종 특성에 미치는 영향

조작조건	경화시간	점조도	경화팽창	압축강도
혼수비 증가	증가	감소	감소	감소
혼합속도 증가	감소	증가	증가	효과 없음
물의 온도 증가(23℃ → 30℃)	감소	증가	증가	효과 없음

5) 강도

석고는 비교적 높은 압축강도를 갖는 재료이지만, 혼수비가 높으면 압축강도는 감소한다. 강도는 경화된 재료의 다공성에 좌우되며, 다공성은 작업 시 필요한 혼수비와 관련이 있다.

석고의 측정 강도 중 석고모형 내에 물이 잔존한 경우를 습윤강도, 여분의 물이 모두 증발하고 측정된 강도를 건조강도라고 하며, 습윤강도는 건조 압축강도의 1/2이며 여분의 물이 증발할수록 압축강도는 증가한다.

석고의 건조시간에 따른 강도의 변화를 살펴보면 2시간 이후에는 9.6(MPa)인데 72시간 이후에는 23.3(MPa)으로 압축강도가 증가한다(표 5-6).

보통석고는 가장 높은 혼수비를 요구하므로 강도가 가장 낮고 경석고, 초경석고 순으로 강도가 증가한다.

혼수비가 높은 경우 인장강도가 낮아져 인상재에서 모형 분리 시 파절 가능성이 높아지게 된다. 또한, 젖어있는 상태의 습성 인장강도는 건성 인장강도에 비해 낮고 압축강도도 1/5 정도로 낮아진다.

물의 양은 강도에 영향을 미치므로 혼합 시 과잉의 물이 혼입되지 않도록 주의해야 한다. 적절한 강도와 점조도를 위해 제조사가 추천한 혼수비를 따르는 것이 가장 좋다.

표 5-6 **건조시간에 따른 강도의 변화**

건조시간(h)	압축강도(MPa)	무게 감소(%)
2	9.6	5.1
4	11.7	11.9
8	11.7	17.4
16	13.0	–
24	23.3	18.0
48	23.3	18.0
72	23.3	–

From Bibson CS, Johnson RN : /Soc Chem Ind 24:38, 1932.

6) 표면경도와 마모 저항성

표면경도는 압축강도가 클수록 증가한다. 표면이 건조한 상태일 때 표면경도가 가장 크고 최종 경화가 일어난 후 잔여 수분이 모두 증발하면 석고모형의 표면이 내면보다 빨리 건조되어 강도와 경도가 급격히 증가한다.

석고의 표면경도를 증가시키기 위하여 석고 표면을 코팅하는 경우가 있는데, 보통석고는 메틸메타크릴레이트 단량체를 코팅한 경우 경도가 증가하지만 다른 석고는 현저히 증가하지 않는다. 그러나 고강도 경석고는 에폭시 레진이나 광중합형 메틸메티크릴레이트 레진으로 도포한 경우 마모 저항성이 15~41% 정도까지 증가한다.

4. 석고모형 제작법

(1) 재료 및 기구 준비

혼합용 용기(러버볼), 혼합용 스파튤라, 계량컵, 계량스푼, 저울, 물과 석고를 준비한다. 적절한 성질을 얻으려면 혼수비를 정확하게 조절한다.

(2) 물 계량

계량컵을 이용하여 사용될 분말의 양에 맞는 물을 정확하게 계량한다.

(3) 분말 계량

분말은 저울을 이용하여 혼수비에 맞춰 정확한 양을 계량한다.

(4) 분말과 물 첨가

혼합 용기에 계량된 물을 먼저 담고 계량한 분말을 추가한다. 적절한 점조도를 얻기 위해 물과 분말을 임의로 반복 추가하는 행동은 피해야 한다. 이는 낮은 강도와 모형의 변형을 초래하는 원인이 된다.

(5) 혼합

수동혼합은 스파튤라를 이용하여 분말과 물을 혼합한다. 덩어리와 기포를 감소시키기 위해 혼합 용기(rubber bowl)를 문지르는 동작으로 혼합한다. 석고 내부의 기포를 줄이기 위해 진동기(vibrator)를 사용한다. 혼합시간은 30~60초간 시행한다.

자동혼합기를 사용한 진공 혼합은 석고 혼합 시 기포를 줄이고 균일한 점조도를 얻을 수 있을 뿐만 아니라 강도를 증가시킬 수 있다.

(6) 석고 주입

혼합된 석고는 진동기를 이용하여 내부에서 만들어진 기포를 표면으로 끌어올려 제거한다. 인상체에 주입할 때는 인상체의 한쪽 끝에서 서서히 흘려넣어 석고 표면에 기포가 생기지 않도록 한다(그림 5-4).

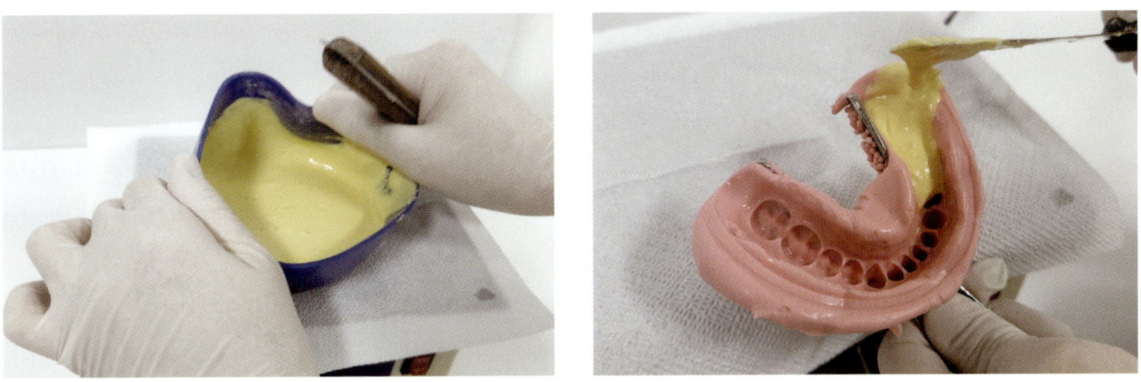

그림 5-4 **석고 주입**

(7) 석고모형 소독

다양한 미생물에 의한 치과진료실 교차감염으로부터 보호하기 위해 인상체로부터 석고모형을 분리한 후 차아염소산나트륨(sodium hypochloride) 1:10으로 희석된 용액에 침지하거나 요오드액을 분무하여 소독한다. 석고분말에 섞거나 혼합수에 용해시켜 사용할 수 있으나 석고모형의 강도, 경화팽창, 경화시간 등 석고의 성질을 변화시키지 않는 주의가 필요하다.

5. 석고 취급 시 주의사항

① 혼수비는 석고 산물의 최종적인 성질을 좌우하므로 제조사의 지시대로 분말과 물의 양을 정확히 지켜야 한다.

② 혼합 시 공기가 들어가지 않도록 계량된 물을 먼저 넣은 후 석고분말을 넣는다. 또한 혼합물 내부의 공기를 제거하기 위해 진동기를 이용하여 적절한 진동을 주면서 혼합한다.

③ 인상체에 채워진 석고는 100% 상대습도에서 경화될 때까지 보관해야 하며 작업은 완전히 건조된 후 시행하고 다이는 물과 닿지 않도록 주의한다.

④ 석고는 공기 중의 수분에 오염되면 황산칼슘 이수화물로 전환되어 혼합물의 결정화가 쉽게 일어나 경화시간이 빨라지게 된다. 따라서 석고 보관 시 공기 중에 노출되지 않도록 반드시 밀폐 용기에 보관하여야 한다.

2 매몰재 (Investment)

학습목표

1. 매몰재를 분류할 수 있다.
2. 매몰재의 팽창을 설명할 수 있다.

석고는 인상채득 후 모형을 제작하는 용도 외에 왁스 소실법을 이용한 금속 주조체 제작 시 주조용 링 내부를 채워 넣는 재료로 사용하기도 한다.

사용하는 결합재의 종류에 따라 석고계 매몰재, 인산염계 매몰재, 실리카계 매몰재로 구분할 수 있는데 소형의 주조체나 금합금 주조의 경우는 석고결합 매몰재를 주로 사용한다.

주조과정의 올바른 이해를 위해 매몰재의 분류, 성질, 역할 등을 잘 알고 있어야 한다.

1) 매몰재의 구성

매몰재의 유형은 제1형, 제2형, 제3형, 제4형의 4가지로 나뉘는데 제1형은 고정성 보철물에 해당하는 인레이, 크라운 제작 시 사용하며, 총의치와 국소의치 같은 가철성 의치를 제작할 때는 제2형이 사용된다. 제3형은 납착용 매몰재이며 제4형은 내화 다이에서 사용된다.

매몰재의 구성은 내화재, 결합재, 기타로 이루어져 있으며 결합재에 따라 석고계 매몰재, 인산염계 매몰재, 실리카계 매몰재로 나뉜다.

(1) 내화재

내화재는 모든 치과용 매몰재 안에 포함된 것으로 고온에서 견디기 위한 내열성과 팽창성을 가진 재료이다. 이산화규소(실리카)의 일부인 석영, 크리스토발라이트, 인규석 등의 혼합물이 사용된다(그림 5-5).

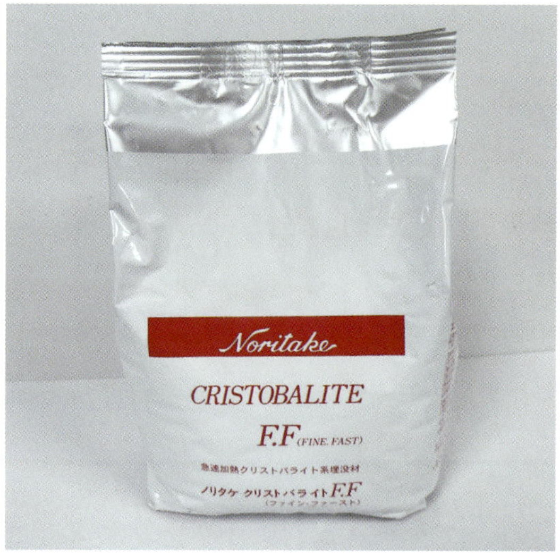

그림 5-5 내화재

(2) 결합재

내화재의 응집된 덩어리를 형성하기 위해 결합재가 사용되고 황산칼슘 반수화물은 매몰재의 일반적인 결합재이며 고온 주조용 결합재는 인산염, 규산염 등이 있다.

(3) 기타 물질

매몰재의 여러 물리적 성질을 보완하기 위해 염화나트륨, 황산칼륨, 흑연, 붕산 등이 사용된다.

2) 매몰재의 팽창

주조되는 과정에서 왁스와 금속은 수축이 일어나게 되는데 이러한 수축을 보상하기 위하여 매몰재의 팽창을 이용한다. 매몰재의 팽창은 매몰재가 경화될 때와 소환될 때 일어나며 매몰재의 팽창에는 경화팽창, 수화팽창(흡수팽창), 열팽창이 있다.

(1) 경화팽창

매몰재가 경화될 때 일어나는 팽창을 경화팽창이라고 한다. 매몰재의 경화팽창은 경화 시 만들어지는 석고 결정체가 성장하며 서로 밀어냄으로 인해 0.25% 팽창한다.

혼수비가 증가할수록 경화팽창이 감소하고 혼합속도와 혼합시간이 증가할수록 경화팽창이 증가한다.

(2) 수화팽창

매몰재가 물과 접촉할 때 발생하는 팽창을 수화팽창이라고 한다. 매몰재 혼입 전 주조링 내면에 물에 젖은 이장재를 깔거나 매몰 후 수조에 침적하는 방법이 사용된다. 수화팽창은 팽창이 정지하지 않고 지속되므로 경화팽창량의 2~4배 정도로 더 팽창하게 된다.

(3) 열팽창

매몰된 링을 소환할 때 발생하는 팽창을 열팽창이라고 한다. 매몰재의 열팽창을 유도하기 위해 금합금은 석고계 매몰재를 이용하며 450~700℃의 온도에서 소환하고, 비귀금속 합금인 니켈-크롬(Ni-Cr) 합금은 대략 700~900℃에서 소환하며, 코발트-크롬(Co-Cr) 합금은 1,000℃에서 인산염계 매몰재를 이용하여 주조한다.

- 매몰재의 팽창 : 경화팽창, 수화팽창(흡수팽창), 열팽창

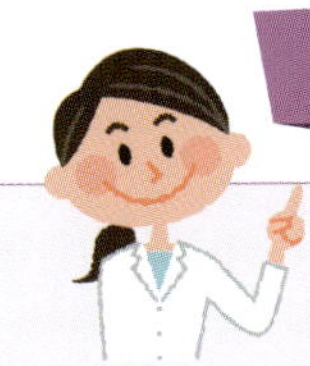

알아두기

● 석고

- 보통석고는 입자가 불규칙하고 다공성이며 강도가 가장 낮음
- 경석고는 입자가 균질하며 강도와 표면경도가 높고 진단 목적, 총의치 및 국소의치 캐스트용으로 사용함
- 초경석고는 분말 입자가 치밀하며 가장 강도와 표면경도가 크고 크라운, 가공의치 제작용으로 사용함
- 석고의 경화시간에 미치는 요인 : 화학물질 첨가, 혼합시간, 혼수비, 혼합속도, 물의 온도
- 혼수비가 낮을수록 경화팽창이 감소하며 물의 온도가 높거나 혼합속도가 빠를수록 경화팽창은 증가
- 석고 취급 시 주의사항 : 경화 시 100%상대 습도 유지, 밀폐용기 보관

● 매몰재

- 매몰재의 경화 시 혼수비가 증가할수록 경화팽창이 감소하고 혼합속도와 혼합시간이 증가할수록 경화팽창이 증가

Review Questions

01. 혼수비가 증가할수록 석고의 성질에 미치는 영향으로 옳은 것은?

① 압축강도가 감소한다.
② 점조도가 감소한다.
③ 경화시간이 감소한다.
④ 표면경도가 증가한다.
⑤ 마모 저항성이 증가한다.

02. 석고의 경화시간을 지연시킬 수 있는 방법은?

① 혼수비를 감소시킨다.
② 혼합속도를 증가시킨다.
③ 물의 온도를 증가시킨다.
④ 2% 붕사(borax)를 사용한다.
⑤ 2%의 황산칼륨을 사용한다.

03. 치과용 석고 취급법에 대한 설명으로 옳은 것은?

① 석고는 밀폐용기에 보관한다.
② 석고는 물속에서 경화시킨다.
③ 혼합의 편이성을 위해 물을 추가한다.
④ 분말을 먼저 넣고 물을 추가한다.
⑤ 석고 주입 시 양쪽에서 흘려보낸다.

정답 01. ① 02. ④ 03. ①

Chapter 06

왁스

왁스 (Wax)

학습목표

1. 왁스의 특성을 설명할 수 있다.
2. 치과용 왁스를 용도별로 분류할 수 있다.

치과용 왁스는 실온에서는 고체 상태이지만 열을 가할 경우 성형이 가능한 성질을 가지고 있다. 왁스는 지방산 및 알코올과 에스테르 등으로 구성되는 분자량이 큰 유기 고분자로 천연 왁스와 다양한 화학적 조성을 가지는 합성 왁스로 구분할 수 있다.

치과위생사는 치과 진료실과 기공실에서 자주 다루어지는 왁스의 다양한 종류 및 용도에 따른 각 특성을 잘 이해하여 목적에 맞게 바르게 사용해야 한다.

1. 왁스의 조성

치과용 왁스는 천연 왁스, 합성 왁스, 레진으로 구분되는데 한 가지 성분으로 사용되는 경우는 거의 없고 적절한 성질을 얻기 위하여 고무, 지방이나 오일, 색소 등의 여러 가지 성분이 포함된다.

임상에서는 물리적, 기계적 성질이 서로 다른 종류의 왁스를 사용하므로, 왁스의 특성을 올바르게 이해하고 목적에 맞도록 사용해야 한다. 특히 치과용 왁스는 치과재료 중에서 열팽창 계수가 가장 큰 재료이므로 보철물 제작 시 주의하여야 한다.

1) 천연 왁스(Natural wax)

천연 왁스는 광물성 왁스, 동물성 왁스, 식물성 왁스로 분류할 수 있다.

(1) 광물성 왁스

① 파라핀 왁스(paraffin wax)

파라핀 왁스는 석유에서 정제되는 백색의 반투명 왁스로 40~71℃의 용융온도를 가지며 분자량이 증가할수록 용융온도가 높아진다. 또한 상온에서는 부서지기 쉬운 성질이 있으며 37~55℃의 온도에서는 연화된다. 파라핀 왁스를 치과용 왁스로 사용하려고 할 때에는 유동성이 크고 조각성이 떨어지기 때문에 다른 성분을 첨가해서 사용해야 성형이 용이하다.

② 미세결정 왁스(microcrystal wax)

미세결정 왁스는 석유에서 얻어지며, 결정이 극히 미세하다. 파라핀 왁스보다 질기면서도 유연하며 용융온도가 60~91℃로 높다는 점 외에는 파라핀 왁스의 성질과 유사하다.

반달 왁스(barnsdahl wax)는 70~74℃의 용융온도를 갖는 미세결정 왁스로 용융 범위와 경도를 증가시키고 파라핀 왁스의 흐름성을 감소시킨다.

용융온도가 65℃인 오조케라티 왁스(ozokerite wax)와 60~80℃의 용융온도 범위를 가지는 세레신 왁스(ceresin wax)는 미세결정 왁스로 파라핀 왁스의 용융점을 증가시킬 때 사용한다.

③ 몬탄 왁스(montan wax)

몬탄 왁스는 갈탄에서 추출하는 왁스로 용융온도 범위가 72~92℃이며 광물성 왁스의 경도 및 용융온도 상승을 위해 사용한다.

(2) 동물성 왁스

① 스퍼마세티 왁스(spermaceti wax)

스퍼마세티 왁스는 향유고래에서 얻어지는 왁스로서 희고 투명하며 광택이 있다. 주로 치실의 표면처리제로 사용된다.

② 곤충 왁스

곤충 왁스인 밀납(bees wax)은 꿀벌의 벌집에서 얻는 왁스로서 용융온도 범위가 63~70℃이다. 상온에서는 부서지기 쉬운 성질이 있지만 체온에서는 가소성을 가지므로 스티키 왁스(sticky wax)의 주성분으로 사용된다.

(3) 식물성 왁스

① 카나우바 왁스(carnauba wax)

카나우바 왁스는 열대야자의 잎사귀에서 얻어지며, 경도가 크고 84~91℃의 높은 용융온도 범위를 가지고 있는 것이 특징이다. 파라핀 왁스의 용융온도와 경도를 높이는 데 사용된다.

② 오우리쿠리 왁스(ouricury wax)

오우리쿠리 왁스는 경도가 크고 79~84℃의 높은 용융온도 범위를 가지고 있으며, 카나우바 왁스와 마찬가지로 경도가 크기 때문에 부서지기 쉬운 특징이 있다. 파라핀 왁스의 용융온도와 경도를 높이는 데 사용된다.

③ 칸델리라 왁스(candelilla wax)

칸델리라 왁스는 다른 식물성 왁스와 마찬가지로 경도가 커서 파라핀 왁스의 경도를 높이는 데 사용되지만, 68~75℃의 낮은 용융온도 범위를 가지고 있어 용융온도를 높이는 것은 어렵다.

2) 합성 왁스(Synthetic wax)

합성 왁스는 용융온도나 경도가 천연 왁스와 유사하며, 폴리에틸렌 왁스(polyethylen wax), 폴리옥시에틸렌 글리콜 왁스(polyoxyethylen glycol wax), 할로겐 탄화수소 왁스(halogenated hydrocarbon wax), 수소 왁스(hydrogenated wax), 왁스 에테르(wax ester) 등이 있다.

3) 레진

레진에는 천연 레진과 합성 레진이 있으며, 모양이나 성질이 왁스와 비슷하고 왁스 제조 시 왁스를 단단하게 하는 데 주로 사용된다.

천연 레진에는 식물성 레진과 곤충에서 얻는 레진이 있는데, 식물성 레진에는 담마르(dammar), 송진(rosin)이 있고 곤충에서 얻는 레진에는 셀락(shellac)이 있다.

합성 레진에는 폴리에틸렌(polyethylene)과 비닐 레진(vinyl resin)이 있으며, 파라핀 왁스의 용융온도와 경도를 개선하기 위해 첨가된다.

이 외에 왁스에 첨가하는 물질로는 지방이나 오일 등이 있는데, 지방은 합성 왁스의 용융온도와 경도를 증가시키기 위해 첨가한다.

탄화수소 오일은 왁스의 혼합물을 연화시키기 위해 첨가하며 실리콘 오일은 왁스의 표면 광택을 위해 첨가한다.

2. 왁스의 특성

(1) 용융온도 범위(melting range)

치과용 왁스는 1개의 용융점을 가지는 것이 아니라 서로 다른 용융온도를 갖는 요소들이 첨가되므로 일정한 융점(melting point) 대신 용융온도 범위가 존재한다. 용융온도는 용융온도가 높은 성분이 많이 첨가될수록 전체적으로 상승한다.

예를 들면 84~91℃의 용융온도 범위를 갖는 카나우바 왁스는 용융온도 범위가 40~71℃인 파라핀 왁스에 첨가하여 용융온도를 상승시키고 물리적 성질을 개선하는 데 사용한다.

따라서 제조사는 광물성, 동물성, 식물성 왁스들의 연화온도와 용융온도 등을 고려하여 용도에 맞는 왁스를 제작한다.

(2) 열팽창(thermal expansion)

열팽창율은 최종 보철물의 정확도에 영향을 미치는데, 치과재료 중에서 열팽창 계수가 가장 큰 것은 치과용 왁스이다. 열팽창 계수가 크다는 것은 온도 변화에 의한 크기 변화가 크다는 것으로 납형을 취급할 때에는 크기 변화를 최소화하도록 주의해야 한다.

왁스는 종류마다 온도에 따른 열팽창 계수에 차이가 있다.

광물성 왁스는 식물성 왁스에 비해 열팽창 계수가 크기 때문에 파라핀 왁스의 함량이 증가할수록 열팽창 계수가 상승하고 카나우바 왁스의 함량이 증가할수록 열팽창 계수가 감소한다.

인레이 왁스는 열팽창 계수가 커서 최종 주조물의 정확성에 영향을 줄 수 있으므로 조작 시 주의가 필요하다(그림 6-1).

(3) 기계적 성질(mechanical properties)

왁스는 조성성분과 온도에 따라 탄성계수, 압축강도, 비례한계와 같은 기계적 성질에 영향을 미친다.

인레이 왁스의 탄성률은 수화팽창을 이용하여 주조할 때 매우 중요하다. 매몰재가 수화팽창하는 동안 납형은 매몰재의 팽창압력을 받게 되고 이에 따른 변형을 유발할 수 있다. 즉 크라운과 같이 불규칙한 형태를 한 납형의 경우, 납형의 두께가 두꺼운 부분과 얇은 부분의 탄성계수 차이로 인하여 뒤틀림이 나타날 수 있는데, 크라운의 측면은 인레이 왁스로 제작하고 교합면은 연질 주조 왁스로 제작하는 등 크라운의 특정 부위를 탄성계수가 다른 왁스로 형성해 주면 이러한 현상을 최소화할 수 있다.

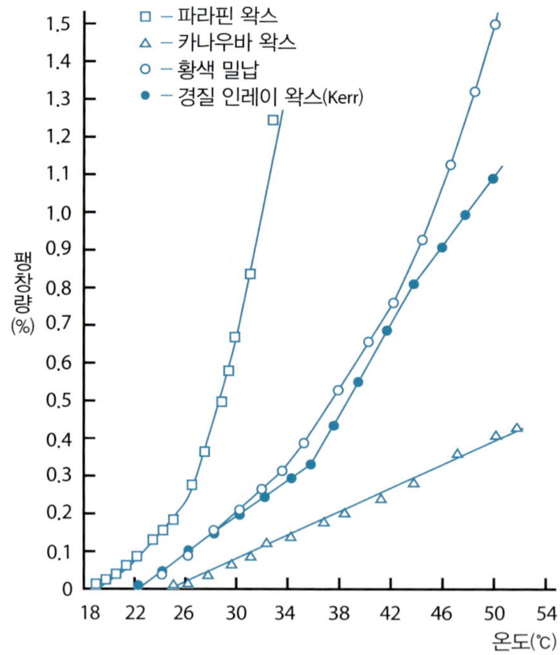

그림 6–1 왁스의 열팽창 곡선

(4) 유동성(flow)

왁스의 유동성은 안정성(stability)과 성형성(mouldability)에 주된 영향을 준다. 유동성은 온도, 왁스의 조성, 변형을 야기하는 힘이나 힘이 가해진 시간에 의해 좌우된다. 왁스는 유동성에 따라 용도가 달라지는데, 예를 들어 납형을 치아로부터 제거할 때에는 변형이 일어날 수 있으므로 구강 내 온도에서 거의 유동성이 없어야 한다(표 6–1).

표 6–1 치과용 왁스의 유동성

(단위 : %)

	제1형(주조용 왁스)				제2형(베이스플레이트왁스)					
	1급(연질)		2급(경질)		1급(연질)		2급(경질)		3급(초경질)	
	최소	최대	최소	최대	최소	최대	최소	최대	최소	최대
23℃						1.0		0.6		0.2
37℃				1.0	5.0	90.0		10.0		1.2
40℃	50.0			20.0						
45℃	70.0	90.0	70.0	90.0			50.0	90.0	5.0	50.0

KS P ISO 15854:2021

(5) 잔존응력(residual stress)

재료는 외력을 받아 변형이 일어날 때 가해진 외력에 대항해서 원래의 자기 형태로 되돌아가려고 하는 성질이 있다. 이렇게 응력이 왁스에 남아 있는 것을 잔존응력, 혹은 잔류응력이라 한다.

납형 성형 시 압축하여 성형하는 경우, 온도가 상승하면 열팽창에 의한 변화와 잔존응력에 의한 변형이 일어난다. 이것은 왁스 가공 시 압축 정도에 따라 열팽창과 수축량에 차이가 발생하기 때문이다. 압축 하에 형성된 납형은 온도 상승에 따라 체적 변화를 일으키고 열팽창에 의해 내부 잔존응력이 이완되면서 더 큰 형태 변화를 초래하게 된다.

잔존응력의 이완이나 변형 현상은 보관시간과 온도에 의해서도 좌우된다. 즉 온도가 높거나 보관시간이 길어지면 변형의 양도 증가한다.

왁스의 잔존응력을 최소화하기 위해서는 왁스를 충분히 연화시킨 후 납형을 제작하고, 제작 후에는 납형을 즉시 매몰해야 한다.

3. 치과용 왁스

왁스는 다른 치과 재료에 비해 매우 유연한 재료이기 때문에 온도, 응력, 보관온도, 시간 등에 의해 변형이 생길 수 있으므로 왁스 취급 시 변형을 최소화하도록 세심한 주의가 필요하다.

치과용 왁스는 용도에 따라 패턴용(pattern), 작업용(processing), 인상용(impression) 왁스로 나눌 수 있다.

1) 패턴용 왁스(Pattern wax)

패턴용 왁스는 고정성 수복물이나 장치물의 고유한 패턴을 제작하는 데 사용하는 왁스로, 인레이 왁스(inlay wax), 주조용 왁스(casting wax), 베이스플레이트 왁스(baseplate wax)가 있다.

(1) 인레이 왁스(inlay wax)

인레이 또는 크라운이나 계속가공의치와 같은 보철물은 왁스로 원형을 똑같은 모양으로 제작한 후 매몰하고, 왁스를 녹인 다음 그 부위에 금속을 주조하여 제작한다. 왁스를 이용하여 치아의 만곡도나 교두 등의 해부학적 형태를 있는 그대로 재현하므로 납형, 또는 패턴 왁스라고 한다.

인레이 왁스의 주성분은 파라핀 왁스로 60% 정도 함유되어 있으나, 조각하거나 구부릴 때 쪼개지거나 부서져서 작업이 원활하지 않아 카나우바 25%, 세레신 10%, 밀납 5% 등이 포함된다.

납형 제작에 주로 사용되는 인레이 왁스는 모형 상에서 패턴 제작 시 간접용으로 사용하는 제1형(연질형, soft wax)과 구강 내에서 직접 패턴 제작 시 사용하는 제2형(경질형, hard wax) 왁스가 있다(표 6-1, 그림 6-2). 간접법(indirect method)은 제1형 왁스를 사용하여 작업 모형 상에서 납형을 제작하는 방법이며 직접법(direct method)은 제2형 왁스를 사용하여 구강 내에서 직접 납형을 제작하는 방법이다.

인레이 왁스는 모형상에서나 구강 내에서의 식별이 용이하게 하기 위해서 진한 녹색이나 청색, 자주색 등의 색소를 첨가한다. 일반적으로 둥글거나 육각의 봉상으로 제공된다.

① 인레이 왁스의 요구사항

- 인레이 왁스는 납형의 제작부터 소환까지 크기와 형태가 변하지 않아야 한다.
- 연화 시 균일하게 연화되어야 하며 왁스의 색이 모델 다이의 색과 구분되어 수복물이나 장치물의 원형을 만드는 데 어려움이 없어야 한다.
- 정밀한 납형을 제작할 수 있도록 다이의 와동 변연부를 다듬을 때 왁스가 깨어지거나 기구에 달라붙지 않아야 한다.
- 왁스 소환 시 매몰재에서 모두 제거되어야 한다.

② 인레이 왁스 사용 시 주의사항

- 인레이 왁스를 구강 내(약 37℃)에서 작업하고 실온(24℃)으로 옮기면 온도차에 의해 0.4% 가량 수축하므로, 작업 시 가능한 열수축이 적도록 주의해야 한다.
- 왁스 내에 잔존응력이 생기지 않도록 적정한 온도에서 납형을 제작해야 한다.
- 납형 보관 시 납형의 변형을 줄이기 위해서는 납형을 제작한 즉시 매몰하고 저온에서 보관해야 한다. 높은 온도에서 납형을 보관하면 잔존응력의 이완이 빨라지므로 더 많은 변형이 나타나게 된다.
- 납형을 매몰하지 않은 채로 30분 이상 보관해야 할 경우에는 냉장고에 보관하고, 꺼낸 후에는 실온으로 온도를 상승시킨 후 매몰하여야 한다.
- 완성된 납형은 매몰하기 전까지 모형에서 분리하지 않고 보관하는 것이 변형을 최소화할 수 있다.
- 주입선을 부착할 때 경질 왁스나 금속 주입선을 스티키 왁스로 신속히 부착하여야 납형의 변형을 줄일 수 있다.

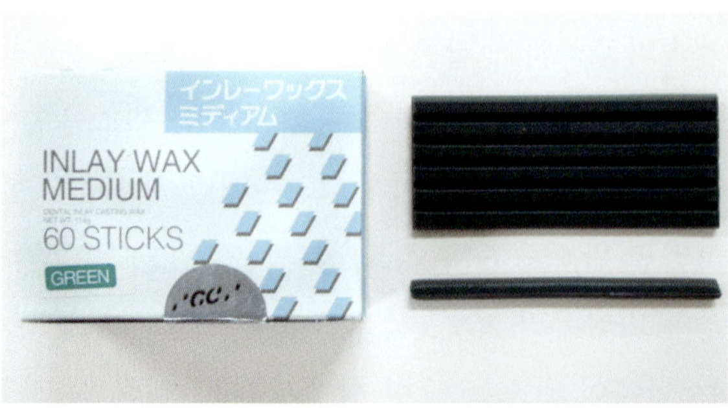

그림 6-2 인레이 왁스

(2) 주조용 왁스(casting wax)

국소의치의 금속 구조물과 같이 자주 사용하는 형태의 왁스패턴을 미리 제작하여 판매하는 왁스이며 봉상, 판상, 그물상 등 다양한 형태와 크기로 공급된다(그림 6-3). 성분은 인레이 왁스와 비슷하지만 모형에서만 작업하므로 유동성을 나타내는 온도는 인레이 왁스보다는 높다.

성질은 부착성이 있어야 하며 인레이 왁스와 마찬가지로 소환 시 완전히 제거되어야 한다.

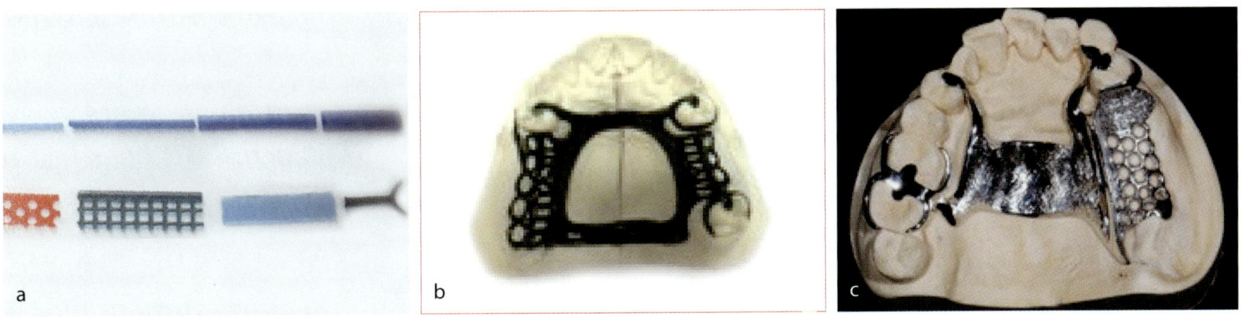

그림 6-3 **주조용 왁스와 사용 예**

(3) 베이스플레이트 왁스(baseplate wax)

베이스플레이트 왁스는 붉은색이나 분홍색의 판상 왁스로서 의치의 수직고경과 교합평면 형성 등 악궁의 형태를 잡아주고, 의치상의 외형을 형성하며 인공치를 위치시킬 때 주로 사용한다(그림 6-4).

이 왁스의 성분은 세레신 80%, 카나우바 2.5%, 레진 3%, 미세결정 왁스 또는 합성 왁스 2.5%로 조성된다. 물리적 성질은 1형, 2형, 3형으로 구분된다.

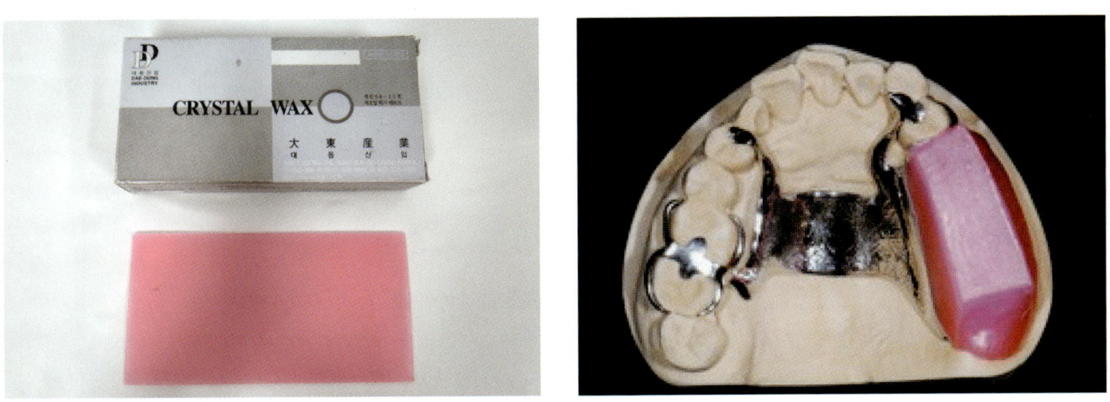

그림 6-4 **베이스플레이트 왁스와 사용 예**

제1형 왁스는 연질로서 외형을 형성할 때 사용한다. 연화시켰을 때 서로 잘 붙어야 하고 연화 시 결이 생기거나 손에 붙지 않아야 한다.

제2형은 경질로서 구강 내 패턴작업용으로 사용한다. 쉽게 작업할 수 있는 경도를 가져야 하고 구강 내 조직에 자극이 없어야 한다.

제3형은 초경질 왁스로서 구강 내 작업용으로 사용한다. 불꽃을 대었을 때 표면이 매끄러워야 한다.

2) 작업용 왁스(Processing wax)

작업용 왁스는 치과진료실이나 기공소 등에서 작업을 용이하게 하기 위해 사용되는 보조 재료로, 박싱 왁스(boxing wax), 유틸리티 왁스(utility wax), 스티키 왁스(sticky wax) 등이 있다.

(1) 박싱 왁스(boxing wax)

박싱 왁스는 길고 얇은 띠 형태의 판상 왁스로서(그림 6-5a), 실온에서 쉽게 성형이 가능하며, 인상체에 쉽게 부착된다.

사용 용도는 인상체에 석고를 붓기 전에 인상체 주위를 띠 모양으로 테두리를 막아 모형의 베이스에 맞는 크기와 형태를 형성하고 인상체 주변에 석고가 흘러내리지 않도록 둘러싸서 고정할 때 사용한다(그림 6-5b).

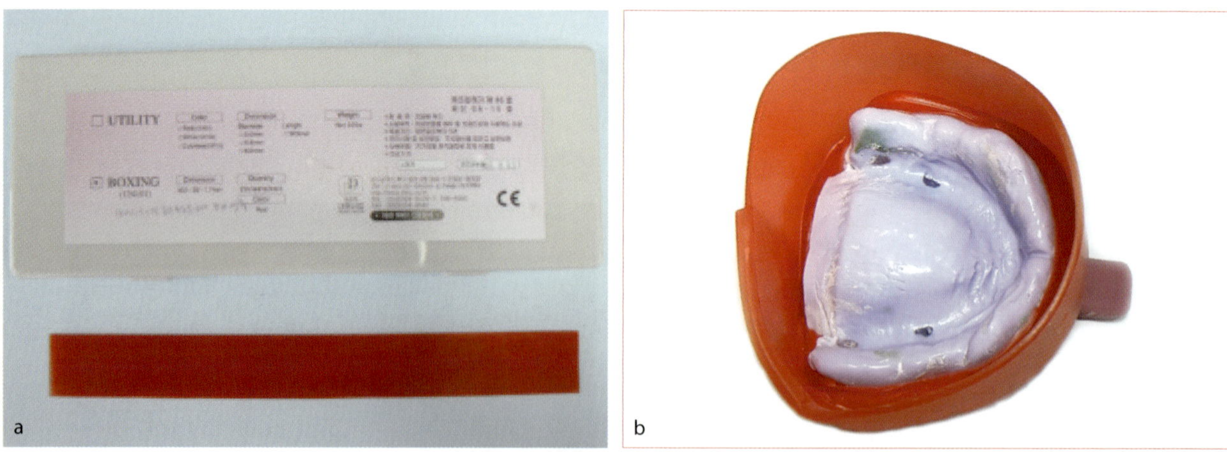

그림 6-5 박싱 왁스와 사용 예

(2) 유틸리티 왁스(utility wax)

유틸리티 왁스는 밀납, 바셀린, 연질 왁스로 구성되며, 주로 붉은색, 오렌지색, 흰색의 가늘고 긴 막대 형태나 판 형태로 연성과 유동성이 높아 상온(21~24℃)에서 쉽게 조작되는 작업성과 부착성을 가지고 있다(그림 6-6).

사용 용도는 인상용 트레이의 형태와 크기 수정, 보철 작업 시 임시 고정용, 교정용 브라켓에 의한 구강점막 손상 보호 등 다양한 작업의 편이성을 위해 사용된다(그림 6-7).

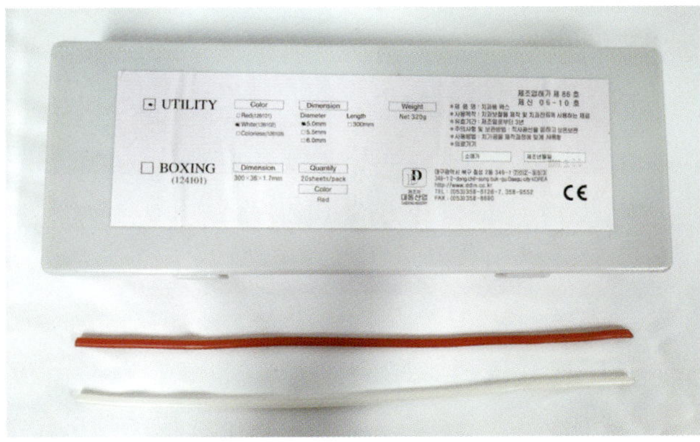

그림 6-6 **유틸리티 왁스**

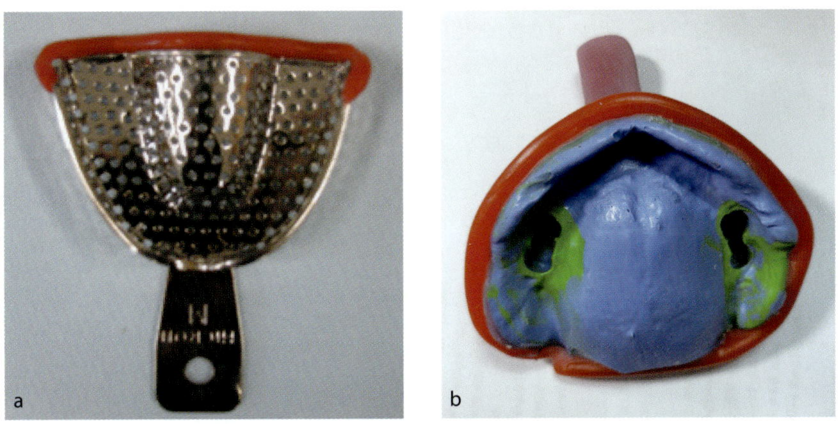

그림 6-7 **유틸리티 왁스의 사용 예**

(3) 스티키 왁스(sticky wax)

스티키 왁스는 왁스와 레진의 혼합물로 구성된다. 실온에서는 접착성이 없고 단단하여 부러지는 성질을 갖지만 연화되면 우수한 접착력을 가지므로 일시적인 접착이 필요한 경우 사용한다. 석고 등 치과재료와 쉽게 구분되도록 선명한 색으로 조성되어 있다(그림 6-8).

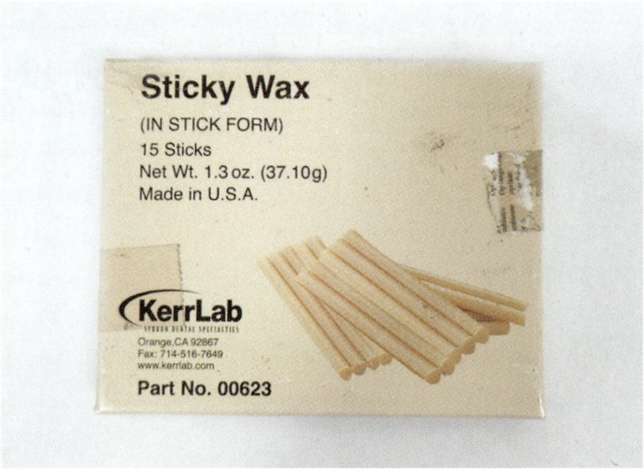

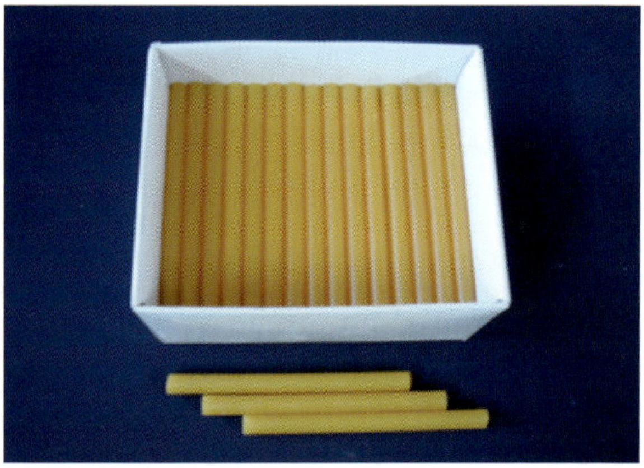

그림 6-8 **스티키 왁스**

3) 인상용 왁스(Impression wax)

인상용 왁스는 무치악 인상체의 정밀한 인기를 위해 사용되는 수정인상용 왁스(corrective impression wax)와 상 · 하악 교합관계를 인기하기 위해 사용되는 교합인기용 왁스(bite registration wax)가 있다.

(1) 수정인상용 왁스(corrective impression wax)

1차 인상채득 후 연조직 인상의 작은 부분을 수정하기 위하여 인상체의 수정 부위에 흘려 넣고 다시 구강 내에 적용하여 인상을 채득한다. 함몰 부위가 있으면 인상체 제거 시 변형될 수 있으므로 무치악에만 사용이 가능하다. 세레신, 파라핀, 밀납 등으로 제조되며 유동성은 37℃ 구강 내에서 100%이지만 상온에서는 단단하다.

(2) 교합인기용 왁스(bite registration wax)

교합인기용 왁스는 바이트 왁스(bite wax)라고도 하며 작업 모형과 대합치 모형의 교합관계를 정확히 인기하거나 환자 고유의 교합관계를 채득할 때 사용하는 왁스이다. 파라핀이나 세레신으로 제조하며 강도를 강화하기 위해 알루미늄이나 구리 입자를 첨가하기도 한다(그림 6-9).

37℃에서의 흐름성은 2.5~22% 범위로 구강 내에서 제거 시 변형이 일어날 수 있으며, 보관 조건에 따라 정확성과 안정성이 떨어질 수도 있다.

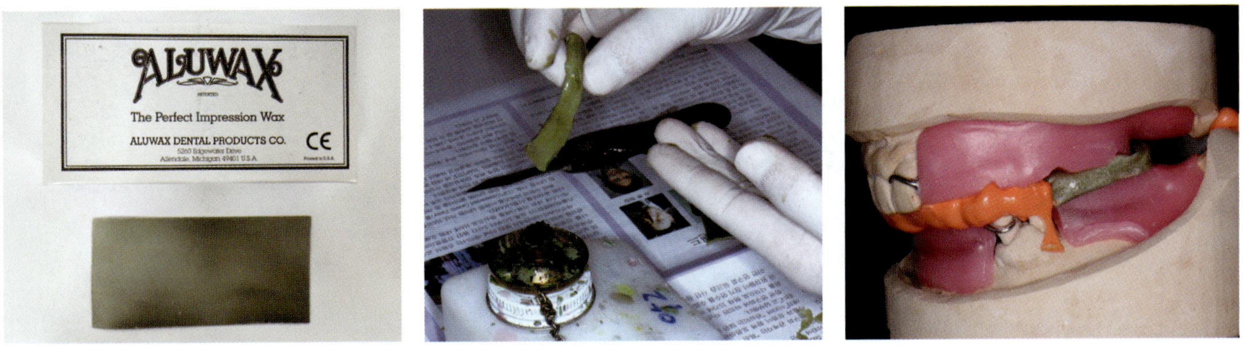

그림 6-9 교합인기용 왁스

알아두기

● 왁스의 특성

- 탄성계수와 비례한계, 압축강도는 다른 재료에 비해 매우 낮음
- 열팽창 계수가 가장 큰 재료로 온도 변화에 의한 크기 변화가 발생되지 않도록 주의해야 함
- 잔존응력 : 원래 형태로 되돌아가려고 하는 성질
- 잔존응력의 최소화 : 즉시 매몰, 저온 보관, 냉장 보관 후에는 실온으로 온도 상승 후 매몰, 완성된 납형은 매몰하기 전까지 모형에 보관

● 왁스의 분류

	종류	용도	특징
패턴용 왁스	인레이 왁스	인레이, 크라운, 계속가공의치 납형 제작	경질, 연질
	주조용 왁스	국소의치 등 금속주조물 납형 제작	실온에서 성형 용이
	베이스플레이트 왁스	총의치 임시기초상, 초기 악궁 형태	연질, 경질, 초경질
작업용 왁스	박싱 왁스	무치악궁 인상체 변연부 고정	실온에서 성형 용이
	유틸리티 왁스	트레이 크기 형태 수정, 점막보호	
	스티키 왁스	의치 수리 시 파절된 부분 결합	취성, 부착성
인상용 왁스	수정인상용 왁스	총의치 인상체 수정	37℃ 흐름성↑ 제거 시 변형
	교합인기용 왁스	교합 관계 확인	

Review Questions

01. 왁스가 외력을 받아 변형이 일어날 때 일부는 왁스 재료 내에 남아 있게 되는데 이러한 성질을 무엇이라 하는가?

① 취성　② 유동성　③ 흐름성　④ 잔존응력　⑤ 용융온도 범위

02. 인레이 왁스의 요구사항이 아닌 것은?

① 왁스 연화 시 균일하게 연화되어야 한다.
② 왁스의 색과 모델 다이의 색이 균일해야 한다.
③ 왁스의 소환 시 매몰재에서 모두 제거되어야 한다.
④ 납형의 제작부터 소환까지 크기와 형태가 변하지 않아야 한다.
⑤ 와동 변연부를 다듬을 때 깨지거나 기구에 달라붙지 않아야 한다.

03. 다음에서 설명하는 왁스는?

> 총의치 제작을 위해 무치악 환자의 인상채득 후 석고를 붓기 전에 석고가 흘러내리지 않도록 인상체에 왁스를 부착하여 작업에 용이하도록 한다.

① 박싱 왁스(boxing wax)　② 스티키 왁스(sticky wax)
③ 유틸리티 왁스(utility wax)　④ 인레이 왁스(inlay wax)
⑤ 교합인기용 왁스(bite registration wax)

정답 01. ④　02. ②　03. ①

Chapter 07

치과용 합금

1. 치과용 합금
2. 합금의 주조

1 치과용 합금 (Dental Alloy)

학습목표

1. 귀금속 합금
   - 치과용 귀금속 합금의 조성을 설명할 수 있다.
   - 치과용 금합금을 용도에 따라 분류할 수 있다.
2. 비귀금속 합금
   - 비귀금속 합금의 종류를 설명할 수 있다.
3. 귀금속 합금과 비귀금속 합금의 차이를 설명할 수 있다.
4. 생체 친화성
   - 비귀금속 합금의 생체 친화성을 설명할 수 있다.

치과 수복 및 장치물 제작에 있어 심미성을 중요시함에 따라 레진이나 세라믹 소재의 사용빈도가 늘어나고 있으나, 교합력을 중요시하는 부위에서는 치과용 합금이 꾸준히 사용되고 있다.

합금(alloy)이란 두 종류 이상의 금속 원소를 혼합시켜 만든 재료를 말한다. 치과용 금속은 구강 내 교합압을 고려해 순금속보다는 대부분 합금의 형태로 사용한다. 합금을 만들기 위해서는 여러 금속이 첨가되는데 첨가 금속들은 합금의 강도, 내식성 또는 용융점을 개선시키기 위해 사용된다. 치과위생사는 합금의 특성과 성질을 잘 알고 있어야 금속의 변색이나 강도, 연마나 심미성 등의 여러 가지 문제를 환자에게 바르게 설명해 줄 수 있을 것이다.

1. 치과용 합금의 분류

치과용 합금은 성분에 따라 귀금속 합금, 비귀금속 합금으로, 사용 목적에 따라 충전용과 보철용 합금으로, 사용 형태에 따라 주조용과 가공용으로 분류할 수 있다.

치과용 합금으로는 금 합금, 코발트-크롬 합금, 니켈-크롬 합금, 티타늄 합금, 금속-세라믹용 합금이 많이 사용된다.

본 장에서는 성분에 따라 귀금속 합금과 비귀금속 합금으로 나누어 치과용 합금의 특성을 알아보기로 한다.

2. 치과용 귀금속 합금

치과용 귀금속 합금은 금을 기본 성분으로 하여 백금, 팔라듐, 은 등의 귀금속 원소와 동, 아연, 인듐 등의 비귀금속 원소가 포함되며, 그밖에 이리듐, 로듐 등의 백금족 원소가 첨가된다.

각 구성 성분의 역할을 살펴보기로 한다.

1) 치과용 귀금속 합금의 종류 및 조성

(1) 금(gold, Au)

금은 전기 전도체 성질이 은(Ag), 동(Cu) 다음으로 좋으며, 금속 중에서 전성 및 연성이 가장 좋다. 또한 주조성과 내식성이 우수하다.

합금 내 금의 함량은 캐럿(carat, K), 백분율(%), 순도(fineness, F) 등으로 표시할 수 있다.

예를 들어 75%의 금 함량은 18K이며, 750F로 나타낼 수 있다. 치과용 합금으로 적절한 내식성을 부여하기 위해서는 적어도 16K 이상이어야 한다.

금은 산소 및 유황과 반응하지 않아 공기 중에서 안정하고 구강 내에서 변색하는 경우가 있지만 부식하는 경우는 없다.

TIP!

금 함유량 표시법

① 캐럿(karat 또는 carat) : 순금은 24K로 표시한다.
② 백분율(%) : 100%는 순금을 의미한다.
③ 천분율(fineness, F) : 순도(F)는 백분율(%) × 10으로 계산한다. 즉 1,000F는 순금이다.

(2) 은(silver, Ag)

은은 전기 및 열전도율이 가장 크며 전성과 연성은 금(Au) 다음으로 우수하지만, 경도가 낮아 다른 금속을 첨가하여 기계적 성질을 향상시킬 필요가 있다. 보통은 산소와 반응하지 않고, 금처럼 내식성이 우수하지만 은은 황(S) 이온을 함유하는 용액에 의해 검게 변하는 현상이 발생하므로 소량의 팔라듐(Pd)을 첨가하면 구강 내의 부식을 억제할 수 있다. 또한, 은 25%를 첨가하면 약한 녹색을 띠고, 합금을 백색화하는 경향이 있으며, 금-동 합금에서 동으로 인한 붉은 색을 중화시키는 역할을 하지만 변색의 가능성이 있어 은의 함량은 보통 20% 이하로 사용한다.

(3) 동(copper, Cu)

동은 적색의 금속으로 금, 은과 함께 많이 사용되어 왔고 연성과 전성이 우수하며 은 다음으로 전기 및 열전도율이 크다.

금에 동이 첨가되면 융점이 떨어지고, 고용체 강화가 생겨 합금은 강화되며 경화처리를 가능케 한다. 금 합금에 동이 첨가되면 합금이 붉은색을 띄며, 내식성은 저하된다. 또한 금 합금의 밀도를 낮추고, 강도와 경도를 증가시키는 용도로 사용되나 다량으로 첨가되면 변색, 부식 저항성과 주조성이 떨어진다.

(4) 백금(platinum, Pt)

백금은 은백색의 금속으로 내식성이 우수하고 대기 중에서 가열해도 산화되지 않는다. 용융온도가 높으며 가공성이 풍부하여 가공이 용이하다.

합금의 강도를 증가시키고 부식 저항성을 향상시키며 용융온도를 상승시킨다. 금 합금에 백금을 10% 첨가하면 백색화되어 금 합금의 황금색이 사라진다.

백금족 원소(platinum group)는 백금(Pt)을 비롯하여 팔라듐(Pd), 이리듐(Ir), 로듐(Rh), 오스뮴(Os), 루테늄(Ru)이 있다. 이 중 이리듐(iridium, Ir), 로듐(rhodium, Rh), 루테늄(ruthenium, Ru) 등을 소량 첨가하면 결정립 미세화 효과를 얻을 수 있다.

(5) 팔라듐(palladium, Pd)

팔라듐은 합금을 경화시키고 부식 저항성을 향상시킨다. 백금과 화학적 성질이 비슷하고 가격이 저렴하여 백금 대용으로 사용되고 있다. 특히 은의 황화를 방지하는 데 매우 효과적이나 6% 이상 첨가하면 합금을 백색화시킨다. 또한 가열하면 수소 기체를 다량 흡수하는 성질이 있다. 다른 금속과 합금화가 쉽고 산에 대한 저항성은 백금족 원소 중 가장 낮다. 그러나 융점온도를 상승시키므로 합금에 다량 첨가하지 않는 것이 좋다.

(6) 아연(zinc, Zn)

아연은 치과용 귀금속 합금에 약 0.5% 정도의 적은 양이 첨가되는데, 주조 시 탈산제 역할을 하며 주조성을 향상시킨다. 경도를 증가시키며 용융온도를 낮춘다.

(7) 인듐(indium, In), 주석(tin, Sn)

인듐은 용융온도를 낮추고 탈산 효과가 있으며 특히 주석과 함께 금속-세라믹 합금에 사용하면 합금 표면에 산화물을 형성하여 세라믹과의 결합에 기여한다.

TIP!

금속성분	증가	저하
금	전성, 연성, 주조성, 내식성	변색, 부식
은	전성, 연성, 내식성	변색, 부식
동	전성, 연성	용융온도, 변색, 부식
백금	강도, 부식저항성, 용융온도, 가공성	
팔라듐	강도, 부식저항성	가격
아연	주조성, 경도	용융온도

2) 치과용 귀금속 합금의 용도

치과용 귀금속 합금은 물리적 특성과 용도에 따라 표 7-1과 같이 0~5형으로 분류된다.

표 7-1 치과용 귀금속 합금의 분류

분류	용도	0.2% 영구변형 항복강도 Rp0.2 MPa 최소	파절 후 연신율 % 최소	탄성률 GPa 최소
0형	매우 낮은 응력을 받는 단일치용 고정성 수복물을 위한 합금 (작은 비니어의 단면 인레이, 비니어 크라운 등)	–	–	–
1형	낮은 응력을 받는 단일치용 고정성 수복물을 위한 합금 (비니어, 비니어 없는 단면 인레이, 비니어 크라운 등)	80	18	–
2형	단일치 고정성 수복물을 위한 합금(인레이, 크라운 등)	180	10	–
3형	다수 유닛의 고정성 수복물을 위한 합금(브릿지 등)	270	5	–
4형	얇은 부위에 매우 높은 응력이 가해지는 장치물을 위한 합금 (가철성 국소의치, 클래스프, 비니어 크라운, wide-span bridges, bur, attachment 등)	360	2	–
5형	높은 강성과 강도가 동시에 요구되는 장치를 위한 합금 (가철성 국소의치, 클라스프)	500	2	150

치과용 금 합금의 분류에 따른 기계적 특성 중 항복강도와 연신율을 비교하면 1형에서 5형 금 합금으로 올라갈수록 항복강도는 높아지고 연신율은 낮아진다(표 7-2).

① 0~1형에 해당하는 금속은 연질의 고급 합금으로 강도가 낮고 연신율이 18% 이상이므로, 3급, 5급 등 응력이 매우 낮은 곳에 사용될 수 있으나 심미적인 제한으로 거의 사용하지 않는다.

② 2형 합금은 항복강도가 최소 180MPa이므로 1형에 비해 강도가 커서 인레이와 크라운에 적용되나 최근 심미적인 직접 수복재나 간접 수복재의 개발로 사용이 감소되고 있다.

③ 3형 합금은 경질 합금으로 계속가공의치(bridge)처럼 높은 강도가 요구되는 곳에 사용되며 열처리에 의해 경화된다.

④ 4형 합금은 국소의치나 긴 계속가공의치에 사용되는 초경질 합금으로 항복강도, 인장강도, 경도는 높은 반면 연신율은 낮다.

⑤ 5형 합금은 경화 열처리를 통해 최소 항복강도가 500MPa 이상까지 나타내는 초경질 합금으로 주로 비귀금속 합금에 사용한다.

열처리는 합금을 고온으로 가열하거나 냉각속도를 조절하여 합금의 성질을 개선시키는 방법인데, 치과용 귀금속 합금의 열처리는 연화 열처리와 경화 열처리로 나눌 수 있다.

- 연화 열처리는 주조한 수복물을 750℃에서 15분간 가열한 후 물속에 담가 급냉시키는 방법으로 강도 및 경도는 감소하고 연성은 증가한다. 철을 주성분으로 하는 스테인리스강의 경우는 강도를 증가시키기 위하여 가열한 후 급냉하지만, 치과용 귀금속 합금은 그와 반대로 서냉하면 강도가 증가한다.
- 경화 열처리는 연화 열처리한 수복물을 약 370℃에서 15분간 가열한 후 서냉하면 강도, 경도는 증가하고 연성은 감소한다.

표 7-2 치과주조용 귀금속 합금의 기계적 특성에 관한 요건

분류	최소 항복강도(0.2%), (MPa)	파절 후 최소 연신율(%)	최소 탄성계수(GPa)
0형	–	–	–
1형	80	18	–
2형	180	10	–
3형	270	5	–
4형	360	2	–
5형	500	2	150

ISO 22674 : 2006

3. 치과용 비귀금속 합금

치과용 비귀금속 합금은 조성에 따라 코발트-크롬(Co-Cr) 합금, 니켈-크롬(Ni-Cr) 합금, 스테인리스강, 티타늄 및 티타늄 합금 등으로 분류할 수 있다.

비귀금속 합금은 구강 내 사용 시 강도, 경도, 열전도율, 열팽창 계수 등 물리적 성질의 변화가 없어야 하고 독성이나 알레르기 반응이 환자 또는 조작하는 사람에게 나타나지 않아야 한다.

또한, 구강 내 용해 저항성 및 부식 저항성을 가져야 하며 조작 및 연마가 가능해야 한다.

1) 치과용 비귀금속 합금의 종류 및 조성

(1) 코발트-크롬(Co-Cr) 합금

코발트-크롬 합금은 치과용 합금 중 가장 단단하며 강도 및 탄성계수가 금 합금보다 2배 정도 높으며 내열성이 우수하고 내식성이 뛰어나다. 코발트-크롬 합금의 크롬 성분은 합금이 부동태화하여 안정되는 효과가 있어 내식성 향상에 도움이 되므로 12% 이상의 함유량이 필요하다.

주성분인 코발트가 45~75% 함유되어 있고 크롬이 15~25%, 이외에 몰리브덴(Mo), 텅스텐(W) 등이 첨가되어 있다.

용융온도가 높고, 연마가 어려워 가공도가 낮기 때문에 치과 영역에서 금관용보다는 국소의치의 구조물, 클래스프, 버(bur), 교정용 선재(wire) 등의 용도로 쓰인다.

(2) 니켈-크롬(Ni-Cr) 합금

니켈-크롬 합금은 니켈 70~80%와 크롬 약 15%, 그 외에 알루미늄(Al), 베릴륨(Be), 망간(Mn) 등이 첨가되어 있다. 니켈은 세포독성을 가지고 있어 알레르기반응이나 발암성의 문제가 있으나 가공 시 크롬에 의해 거의 소멸된다.

코발트-크롬 합금에 비해 연성이 커서 금속-세라믹용 합금, 교정용 선재, 유치의 임시치관 등의 용도로 사용되고 있다.

높은 융점과 주조 수축률이 커서 금 합금에 비해 적합도가 떨어지나 귀금속 합금에 비해 비용적 부담이 적어 금속-세라믹 합금의 대용 재료로서 많이 사용되고 있다.

니켈-크롬 합금은 체내에서 금속이 불활성화되고 용해도가 낮기 때문에 외과적 손상 시 나이트가드(splint), 고정판(bone plate), 스크류(screw) 등의 용도로도 사용된다.

(3) 스테인리스강(Stainless steel)

스테인리스강은 철을 주성분으로 하며, 니켈(Ni), 망간(Mn), 탄소(C) 등이 함유된 합금으로 내식성 향상을 위하여 크롬(Cr)이 첨가되었다.

치과 영역에서는 주로 가공용으로 사용되며 교정용 브라켓, 공간유지장치(space maintainer), 교정용 선재와 파일 및 리머 등의 보존용 기구에 사용된다.

(4) 티타늄(Titanium) 및 티타늄 합금

티타늄(Ti)은 우수한 생체 적합성, 부식 저항성을 가지고 있어 임플란트 재료로 많이 사용되고 있다. 무게는 금의 1/4 정도이며, 반응성이 매우 높아 공기와 접촉하면 산화막을 형성한다.

티타늄은 반응성이 좋고 공기 또는 체액과 접촉하면 산화된다. 이러한 반응은 생체 부식을 최소화하기 때문에 임플란트 재료에 바람직하다. 합금으로는 Ti−6Al−4V가 대표적인 임플란트 소재로 사용되고 있다.

다른 금속 합금에 비해 티타늄 및 티타늄 합금은 비중과 탄성계수가 1/2 정도이며 융점이 높고 열전도율이 낮다.

TIP!

부동태

금속의 부동태란 특수한 환경에서 어떤 금속, 합금의 화학반응성이 손실되는 것으로 대단히 느린 속도로 부식되는 상태를 말하며 여기에는 화학적 부동태와 기계적 부동태가 있다.

이러한 상태의 금속을 부동태 금속(passive metal)이라고 한다.

- **화학적 부동태**

  기전력 계열에서 활성인 금속 또는 그 합금의 전기화학적 활동이 기전력 계열에서 불활성인 금속에 접근할 때 부동태 상태가 되며 여기에 속하는 금속으로는 대부분 전이금속으로 Fe, Cr, Mo, Ni, Zr, Ti 등이 있다. 화학적 부동태의 생성 원인은 금속 표면에 눈에 보이지 않는 대단히 얇고 무공성이며 불용성인 보호피막이 생성되기 때문이다.

- **기계적 부동태**

  금속 또는 그 합금이 어떤 환경에서 열역학적으로 부식 경향이 크더라도 실제로 부식속도가 느리면 부동태 상태가 된다. 여기에 속하는 것은 황산에서의 Pb, 물에서의 Mg, HCl에서의 Ag 등이 있는데 부식 경향은 매우 크지만 부식속도는 느리다. 이는 두껍고 다소 기공성이 있는 염(salt)의 층(layer)이 생성되기 때문이다.

4. 금속-세라믹 합금(Metal-ceramic alloy)

(1) 고급 합금(High-gold alloy)

고급 합금은 최초로 사용되어진 금속-세라믹 합금으로 금 85% 이상, 팔라듐 6%, 백금 4%를 함유한다. 경화를 위해 철(Fe), 세라믹과 금속간의 결합을 위해 주석(Sn), 인듐(In) 등을 소량 첨가하기도 한다.

금은 주조성과 변색 및 부식 저항성이 높으나 금속-세라믹용으로 사용하기에는 용융온도가 낮으므로 백금과 팔라듐을 첨가하여 용융온도를 높이고 열팽창 계수를 낮춘다.

철은 금속의 경화를 위해 사용하고 주석과 인듐은 합금의 산화막 형성을 통해 세라믹과 금속의 결합기전을 돕는다.

(2) 팔라듐-은 합금(Palladium-silver alloy)

팔라듐-은 합금은 팔라듐 50~60%, 은 30~40%, 인듐, 주석을 함유하며 금 합금보다 낮은 밀도를 가진다. 합금 원소인 은은 소성 시 세라믹을 녹색으로 변색시킨다.

(3) 팔라듐-동 합금(Palladium-copper alloy)

팔라듐-동 합금은 금속-세라믹 합금 중 최근에 개발된 것으로 팔라듐 70~80%, 동 10~15%, 칼륨 5~10%를 함유한다.

동(구리)의 함량이 높아질 경우 세라믹의 변색이나 결합에 어려움이 있을 수 있으나 팔라듐의 중량이 높으므로 문제가 되지는 않는다. 팔라듐-은 합금과 성질이 유사하며 강도는 좋은 편이다.

(4) 니켈-크롬 합금(Nickel-chrome alloy)

니켈-크롬 합금은 니켈 70~80%, 크롬 15%, 소량의 알루미늄, 베릴륨, 망간을 함유한다. 주조, 납착의 어려움이 있으며 강도가 크므로 세라믹의 파절을 막을 수 있다.

5. 귀금속 합금과 비귀금속 합금의 차이

비귀금속 합금은 귀금속 합금보다 용융온도가 높기 때문에 적절한 주조를 위해 고주파 용융기 등 특수한 장비가 필요하고 주조하기가 쉽지 않다. 비귀금속 합금은 귀금속 합금에 비해 강도, 경도가 높으며 마모 저항성이 크다.

비귀금속 합금은 비중이 1/2 정도로 가볍기 때문에 가철성 의치 등의 경우 환자의 이물감이 적다. 그러나 주조 수축이 커서 변연 적합성이 떨어진다.

용융온도	강도 · 경도	주조 수축	합금의 비중
비귀금속 > 귀금속	비귀금속 > 귀금속	비귀금속 > 귀금속	비귀금속 < 귀금속

6. 합금의 생체 친화성

니켈에 알레르기 이력이 있는 환자에게는 코발트-크롬 합금으로 대체하거나 다른 종류의 합금을 사용해야 한다. 니켈의 알레르기는 남성보다 여성에게서 5~10배가 높게 나타나며 니켈(Ni) 가루를 과량 흡입하면 피부염, 폐렴, 비강암, 후두암 등을 유발할 수 있다.

베릴륨(Be)은 접촉성 피부염, 폐렴, 기침, 가슴통증, 폐기능 이상 뿐만 아니라 암 유발의 가능성도 있으므로 사용에 유의해야 한다.

주조, 마무리, 연마 등의 조작 시 분진이나 금속 증기가 발생할 수 있으므로 니켈이나 베릴륨이 함유된 치과용 합금을 사용할 때는 흡인 장치와 여과 장치를 설치하고 가급적 합금에 노출되지 않도록 주의해야 한다.

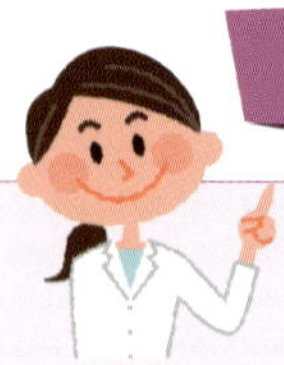

알아두기

● 치과용 귀금속 합금

- 금 : 내부식성 및 내변색성 부여
- 동 : 경도와 강도 증가
- 은 : 강도와 경도 증가, 변색 저항성 감소
- 백금 : 용융점 증가
- 팔라듐 : 수소 흡수
- 아연 : 탈산제 역할로 기포 감소

● 치과용 비귀금속 합금

- 주조용 코발트-크롬 합금 : 국소의치 구조물(framework) 제작
- 주조용 니켈-크롬 합금 : 금관 가공의치(crown and bridge)
- 가공용 니켈-크롬 합금 : 교정용 선재
- 가공용 티타늄 합금 : 임플란트

Review Questions

01. 다음 〈보기〉 중 티타늄에 관한 설명으로 옳은 것은?

가. 금보다 1/4 정도가 가볍다.	나. 강도가 높다.
다. 생체 친화성이 우수하다.	라. 부식 저항성이 높다.

① 가, 나, 다　② 가, 다　③ 나, 라　④ 라　⑤ 가, 나, 다, 라

02. 니켈–크롬 합금이 금 합금에 비해 갖는 장점은?

① 마모 저항성이 적다.
② 연마가 용이하다.
③ 주조 수축이 적다.
④ 변연 적합성이 좋다.
⑤ 강도 및 경도가 높다.

03. 귀금속 합금과 비귀금속 합금의 차이점 설명으로 옳은 것은?

① 비귀금속 합금은 금속 합금에 비해 비중이 낮다.
② 귀금속 합금은 비귀금속 합금에 비해 강도가 크다.
③ 비귀금속 합금은 용융온도가 귀금속 합금에 비해 낮다.
④ 비귀금속 합금은 마모 저항성이 금속 합금에 비해 낮다.
⑤ 비귀금속 합금은 변연 적합성이 귀금속 합금에 비해 우수하다.

정답 01. ⑤ 02. ⑤ 03. ①

2 합금의 주조 (Casting)

학습목표

1. 치과용 금속의 주조 과정을 설명할 수 있다.
2. 치과용 금속의 대표적인 주조 결함을 설명할 수 있다.

주조(casting)란 금속을 이용하여 원하는 모양과 크기의 형태를 만드는 것을 말하며, 구강 내에서 제작하기 힘든 복잡한 형상의 보철물을 만드는 데 편리하다. 주조에 의한 수복물의 제작은 수복물의 종류, 크기, 주조용 합금에 따라 다르지만 일반적인 과정은 비슷하다.

치과위생사는 보철물의 주조 과정을 정확히 이해하고 있어야 주조 시 소요되는 시간을 예측할 수 있고, 보철물을 장착한 환자에게 사용방법과 취급 시 주의사항에 대한 정확한 정보를 제공할 수 있다.

1. 주조(Casting) 과정 (그림 7-1)

① 모형이나 다이에 왁스를 이용한 납형을 제작한 후, 납형에 주입선 핀을 부착한다.

② 주입선 핀은 용융된 합금의 도가니 역할을 하게 되는 원추대에 고정한다.

③ 납형 주위에 주조용 링과 완충재를 위치시킨 후, 매몰재를 부어 납형을 완전히 매몰한다.

④ 주형을 전기로에서 소환(burnout)한 후 원심주조기에서 합금을 녹여 녹은 금속이 주형의 빈 공간을 채우도록 한다.

⑤ 주조체가 냉각되면 주입선을 잘라내고 연마한 후 마무리한다.

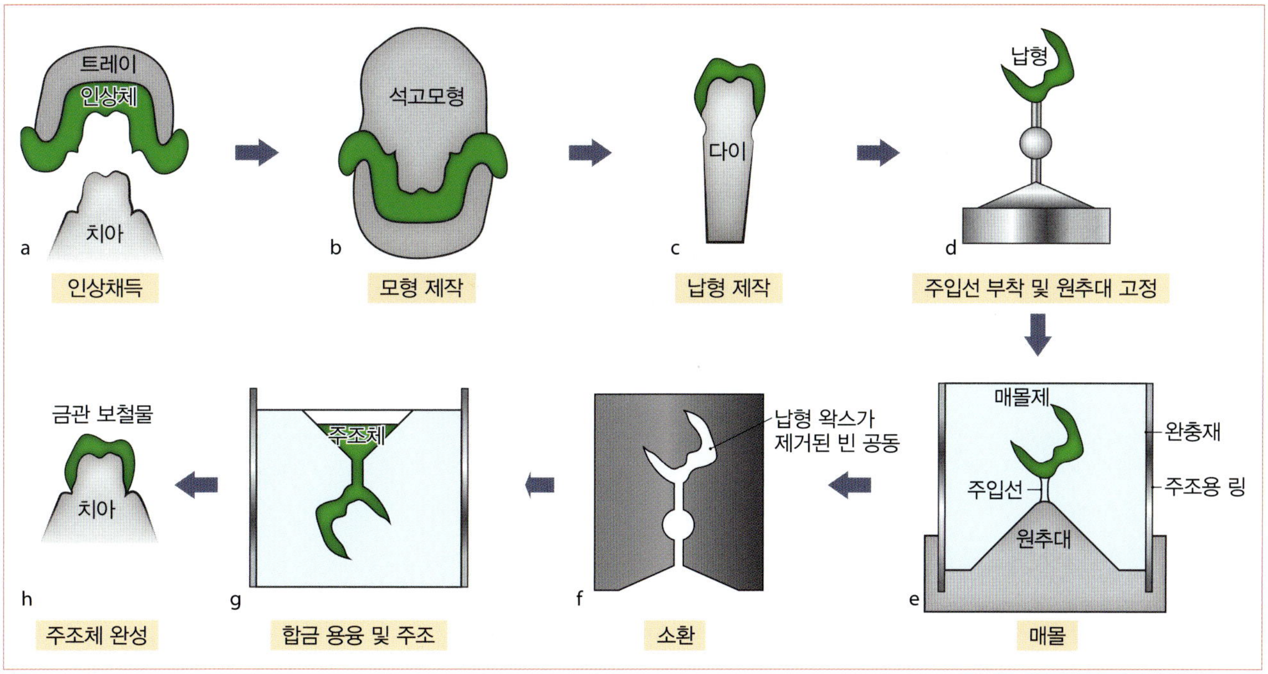

그림 7-1 **주조 과정**

1) 납형 제작

납형은 인레이 왁스나 주조용 왁스를 이용하여 직접법(direct method)과 간접법(indirect method)으로 제작하는데 직접법에는 압접법이 사용되며, 간접법에는 적층법이 사용된다.

(1) 직접법(direct method)

직접법은 제2형 왁스를 사용하며, 연화를 통해 구강 내 와동에서 직접 납형을 제작하는 방법이다. 이때 왁스를 지나치게 가열하면 환자의 불쾌감, 조직의 손상과 지나친 유동성으로 인한 사용상의 어려움 등이 있으므로 적절하게 가열해야 한다.

(2) 간접법(indirect method)

간접법은 제1형 왁스를 사용하여 구강 내의 상태를 인상채득하여 만든 모형상에서 납형을 제작하는 방법으로(그림 7-2), 흐름성 있는 왁스를 압접하거나 왁스를 녹여 모형에서 제작하고자 하는 보철물의 형태를 만드는 방법이다.

왁스는 열팽창 계수가 높기 때문에 납형 제작 시 변형되지 않도록 주의해야 한다. 납형을 제작한 후에는 즉시 매몰해야 하나 불가능한 경우 변형을 최소화하기 위해 냉장고에 보관하고 매몰하기 전에 실온에서 온도를 상승시킨 후 매몰하도록 한다.

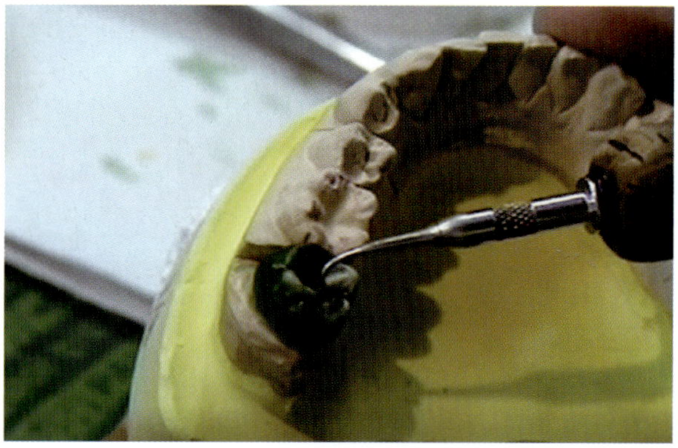

그림 7-2 간접법을 이용한 납형 제작

2) 주입선 핀의 부착

납형이 제작되면 바로 주입선 핀(sprue pin, sprue former)을 부착한다. 주입선 핀은 매몰 시 납형 고정, 매몰 후 소환 시 녹은 왁스가 빠져 나오는 통로 및 주형에 녹은 금속이 주입되는 역할을 한다.

- 주입선은 주조체가 변형되지 않고 가장 잘 만들어질 수 있는 길이와 직경을 고려하여 위치시킨다.
- 주입선 핀은 왁스 패턴의 변연부에서 멀고 두꺼운 부위에 부착하고 소환과 용융이 원활하도록 45° 방향이 되게 한다.
- 주입선 핀은 용융된 금속이 흘러들어 공동을 채우기 전에 주입선에서 고체화되는 것을 방지하기 위해 굵고 짧게 부착되는 것이 좋다.
- 통로가 늦게 응고되도록 하기 위해 주입선 핀의 직경을 납형의 최대 두께보다 두껍게 부착하거나 납형에서 1mm 위쪽에 리저버(reservior)를 부착해야 한다.

3) 원추대 고정

주입선 핀이 부착된 납형은 모형으로부터 조심스럽게 분리하여 원추대(sprue base)에 고정한다. 원추대의 역할은 매몰재 내에서 납형의 위치를 정하고, 주형의 도가니 부분이 되어 이 부분에 금속을 녹여 주입할 수 있는 입구가 된다(그림 7-3).

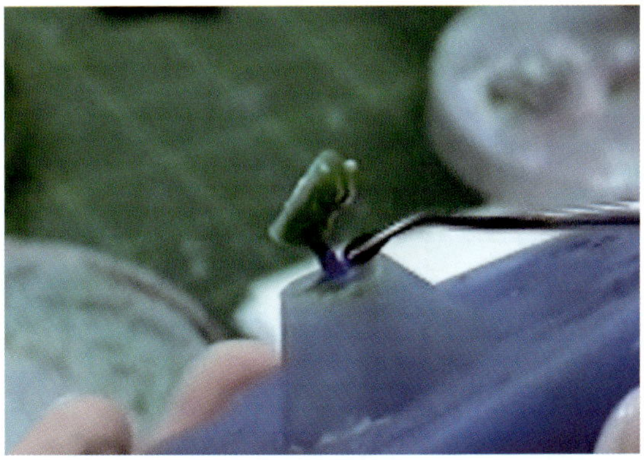

그림 7-3 원추대에 고정된 납형

4) 주조용 링과 완충재

(1) 주조용 링

석고계 매몰재는 주형이 파손되지 않도록 금속재의 주조용 링이 사용되나 주조용 링을 사용하지 않는 링레스(ringless) 주조를 하는 경우 금속 링처럼 경화팽창을 억제하지 않으므로 완충재를 사용하지 않고 합성수지로 된 주조용 링을 사용한다.

석고계 매몰재는 가열되면 부서지기 쉬우므로 주형의 파손 방지를 위해 금속제의 주조용 링이 사용되는데, 주로 철 또는 스테인리스강으로 된 파이프를 사용한다.

(2) 완충재

납형을 원추대에 고정해서 주조용 링(casting ring) 가운데 위치시키고 주조용 링 내면에 젖은 완충재를 위치시킨다(그림 7-4). 완충재는 금속의 주조 수축을 보상하기 위해 매몰재의 팽창을 유도하는 역할을 한다. 그 외에도 주조용 링의 급격한 열 방출을 억제하고 주조 과정 시 가스 배출을 용이하게 하며 쉽게 주조용 링과 매몰재의 분리가 가능하도록 한다.

완충재를 주조용 링 안에 위치시킬 때는 위 아래 3mm의 공간을 두어 매몰재와 주형이 주조용 링에서 분리되는 것을 방지하며 팽창을 유도하기 위해 1mm 이하는 되지 않도록 한다.

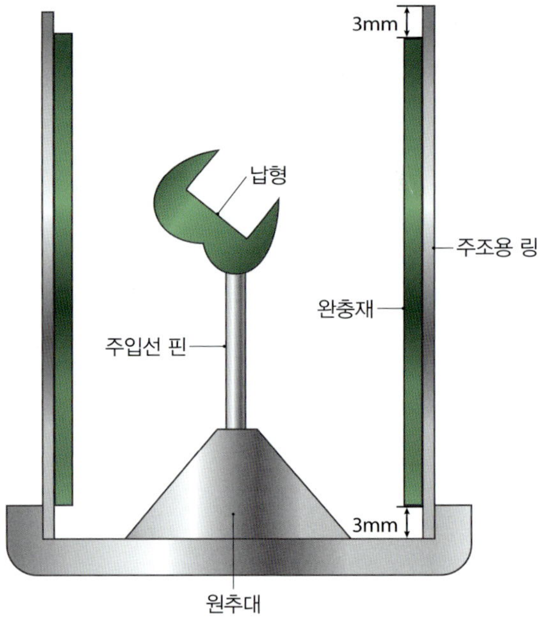

그림 7-4 납형을 매몰하기 위해 준비한 상태

5) 매몰(Investing)

원추대에 고정된 납형을 주조용 링으로 둘러싼 후 매몰재로 채워 주형을 제작하는 과정을 매몰이라 한다(그림 7-5).

(1) 매몰재

매몰재는 내화재와 결합재로 구성되어 있다. 내화재(refractory material)는 이산화규소(SiO_2)인 크리스토발라이트(cristobalite) 또는 석영(quartz)이다. 결합재(binder material)는 석고 또는 인산염을 사용한다.

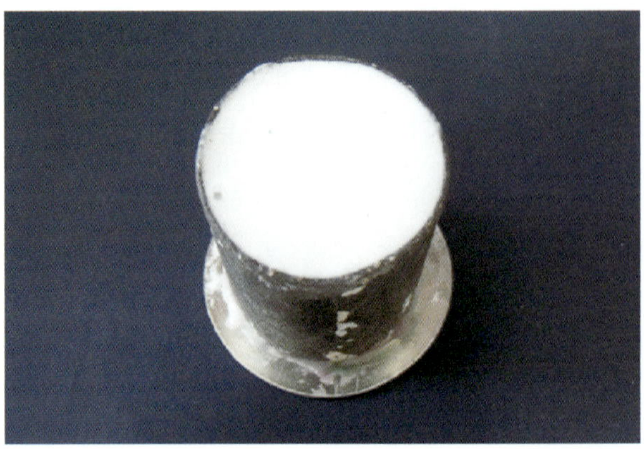

그림 7-5 매몰재 주입

① 석고계 매몰재

주로 금 합금 등 귀금속 합금의 주조에 사용하고, 고온 용융 귀금속이나 비귀금속의 주조에는 사용할 수 없다. 그 이유는 석고계 매몰재의 주성분인 황산칼슘($CaSO_4$, calcium sulfate)이 700℃ 이상으로 가열되면 산화칼슘(CaO)과 이산화황(SO_2) 및 산소로 분해되어 금 주조체를 붉게 오염시키기 때문이다.

② 인산염계 매몰재

비귀금속 합금의 매몰에 사용하는데 석고계 매몰재보다 내열성이 높기 때문에 고온 주조용으로 사용된다. 인산염계 매몰재는 석고계 매몰재와 마찬가지로 실리카를 사용하지만, 결합재로 인산염을 사용하는 것이 다른 점이다.

(2) 매몰재의 혼합과 주입

지용성인 왁스에 수용성인 매몰재 혼합물이 기포없이 도포되는 것은 쉽지 않다. 따라서 납형의 젖음성을 개선하기 위해 계면활성제를 얇게 도포하고 건조시킨 후 매몰을 시행한다.

매몰재 주입 시 다음과 같은 점에 주의한다.

① 매몰재의 팽창이 주조용 링 내에서 균일하게 이루어지도록 납형은 주조용 링의 가운데 위치시킨다.

② 매몰재의 경화를 지연시키거나 왁스의 용해 또는 주조체의 표면에 결함이 생길 수 있으므로 계면활성제가 두껍게 도포되지 않도록 주의한다.

③ 매몰재는 제조사의 추천대로 혼수비 조건을 지켜서 혼합한다. 기계식 혼합기로 혼합하면 혼합 시 기포 발생을 최소화할 수 있다.

④ 매몰재를 주입 할 때에는 납형 표면에 기포가 발생되지 않도록 붓으로 도포한 후 주조용 링의 가장자리를 따라 조금씩 주입하여 아래 부분부터 채워지도록 한다.

⑤ 매몰재는 혼합 시작 후 45~60분이 지나면 경화되어 충분한 강도에 도달한다. 매몰재가 경화되면 주조용 링에서 원추대를 조심스럽게 분리한다.

6) 소환(Burnout)

소환은 납형의 왁스를 완전히 제거하여 정확한 공동을 만들고 주형을 적절하게 열팽창시켜 주조 수축을 보상하고, 주형의 온도를 높여 액체 금속 유입 시 냉각 및 응고에 의한 주조 실패를 방지하기 위해 전기로 안에서 서서히 가열시키는 것을 말한다(그림 7-6). 소환 방법과 이에 따른 주의사항은 다음과 같다.

① 왁스를 주형 내에서 완전히 제거하기 위해 가열로(furnace)에서 주입선을 아래쪽으로 하여 왁스가 액체 상태로 흘러내리게 한다.

② 30분 후에 산소가 쉽게 들어가도록 주조용 링을 뒤집어 주입선이 위로 가게 하여 왁스를 기화시킨다.

③ 석고계 매몰재로 만든 주형은 매몰재 성분 중의 황산칼슘이 700℃ 이상에서 이산화황으로 분해되어 주조 금속을 오염시키고 주조체의 취성을 높이므로 너무 과열되지 않도록 한다.

④ 주조 시에는 온도조절이 잘되는 전기로(electric furnace)를 사용한다.

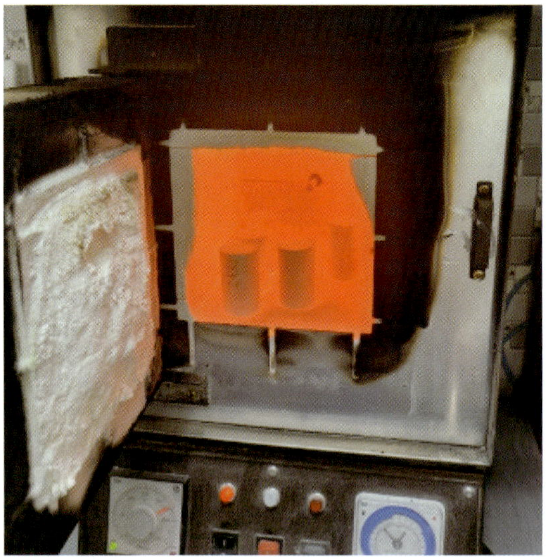

그림 7-6 전기로에서 소환

7) 합금의 용융

납형이 주조 온도에 도달하면 합금을 녹여 주형 공동으로 신속하게 주입한다(그림 7-7). 합금을 용해하는 과정에서 산화가 일어나면 산소나 수소, 유황 등의 가스를 흡수하여 주조체의 성질이 저하되거나 오염되므로 융제(flux)를 첨가하거나 잘 조절된 환원대에서 가열하여 산화를 방지한다.

융제는 녹은 금속의 표면을 막으로 피복하여 산소와 금속의 접촉을 차단함으로써 산화를 방지하고 금속 산화물을 흡수, 제거하는 작용을 한다. 융제는 합금보다 융점이 낮아야 하며 금속의 융해온도에서 기화되지 않아야 한다.

금 합금에는 융제로 붕사(borax)가 사용되며, 500℃ 이하 또는 1,100℃ 이상의 융점을 갖고 있는 합금에는 융제를 사용하지 않는다.

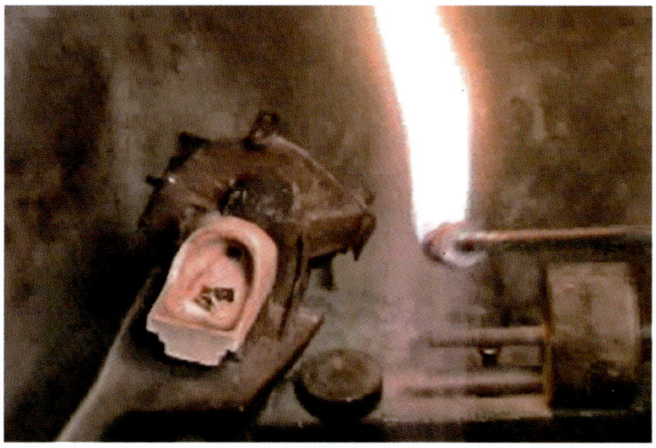

그림 7-7 합금 용융

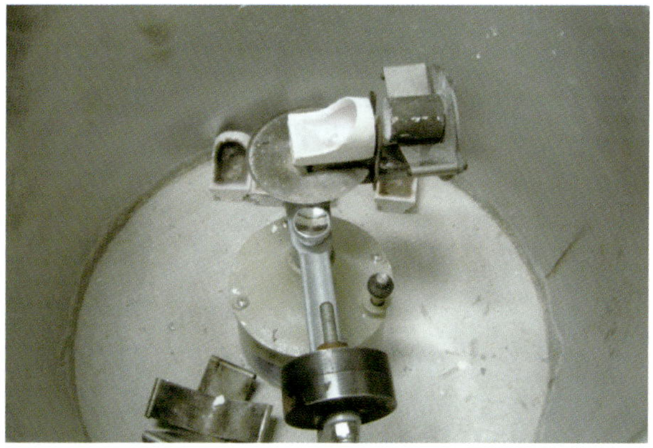

그림 7-8 원심 주조기

8) 주조

주조 과정은 주조용 합금을 용융하여 주형의 공동으로 주입시키는 것이다. 치과용 합금의 주조에 사용하는 전통적인 방법은 원심 주조기(centrifugal casting machine)를 이용한 원심 주조법이다(그림 7-8).

주조 온도가 높을수록 주조체에 용융된 금속이 잘 주입되어 주조성이 향상되지만, 주조 온도와 주조압에 의해 주조체에 결함이 생길 수 있다. 주조압이 높을수록 실패율이 줄어들지만 너무 높으면 주조체의 변연이 파괴될 수 있고 너무 낮을 경우 주조체 내부의 공기가 배출되지 못해 결함이 발생할 수 있다.

- 전기로에서 가열된 주형을 꺼내서 원심 주조기에 위치시킨 후 합금을 녹여 주조를 시작한다.
- 합금이 충분히 용융되면 원심 주조기를 회전시켜 녹은 합금을 주입한다.
- 금 합금은 주조체의 연화 및 연마의 용이성을 위해 물속에 넣어 급냉시킨다.
- 비귀금속 합금은 급냉하면 금속이 단단해지므로 실온에서 천천히 냉각시킨다.

9) 주조체 연마

(1) 매몰재의 제거

주조체가 냉각되면 주조용 링과 매몰재에서 주조체를 분리시킨 후, 금속제 솔, 샌드블라스트(sandblast), 초음파 세척기 등을 이용하여 주조체로부터 매몰재를 제거한다.

(2) 산세

주조체 표면에 산화물이 형성되어 변색된 주조체를 30~50% 염산용액을 이용한 산세(acid pickling) 처리를 하여 표면 산화물을 제거한다(그림 7-9). 이때 핀셋 등 금속 집게를 사용하게 되면 갈바닉 전류가 형성되어 주조체의 국소적 변색을 초래할 수 있으므로 사용하지 않도록 한다.

산세 처리 후에는 흐르는 물에 골고루 세척하고 중탄산나트륨 용액에 침적하여 산을 중화시킨다.

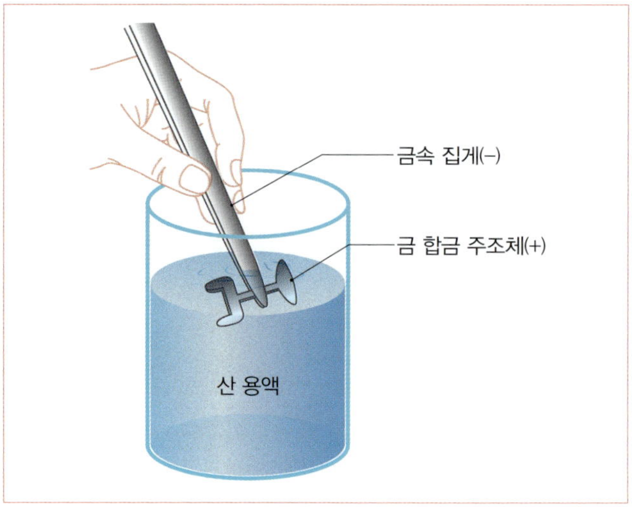

그림 7-9 산세 처리(acid pickling)에서 금속 집게의 부정적 영향

(3) 연마

디스크(disc)와 버(bur)를 이용해 주입선을 절단한 후 주조체는 연마용 버와 스톤휠 등으로 외형을 다듬고 러버포인트, 러버휠 등을 이용하여 연마 및 광택이 나도록 최종 마무리한다(그림 7-10, 7-11).

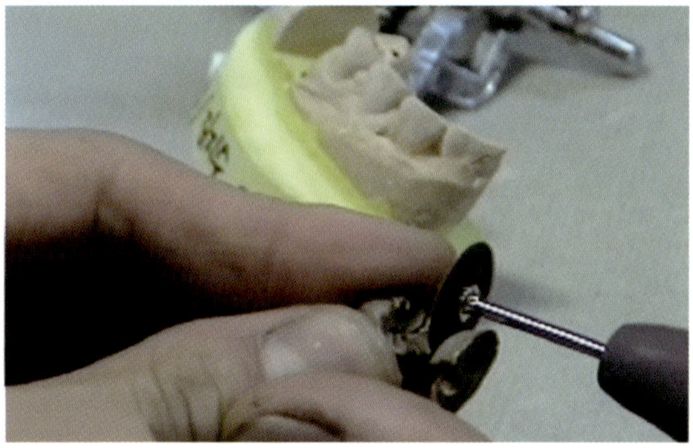

그림 7-10 주조체 연마

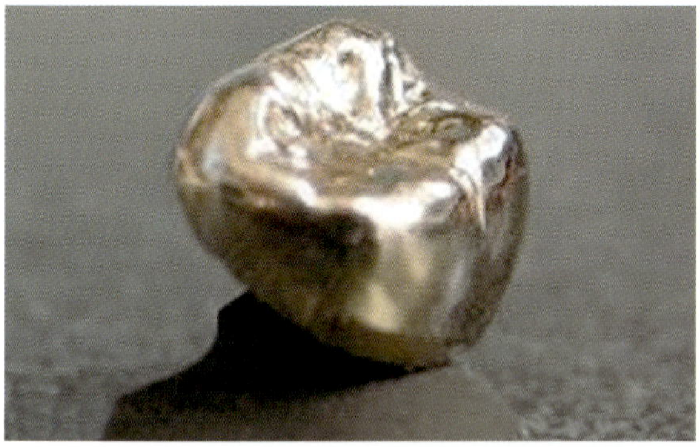

그림 7-11 완성된 주조체

10) 주조체의 결함과 대책

① 부정확한 주조체

합금의 불완전한 용해, 주조압의 부족과 용해된 금속의 부족, 낮은 주형 온도, 냉각 수축 시 주조체의 결함 등이 발생할 수 있으므로 합금의 완전한 용해를 위해 다음과 같은 점에 주의한다.

- 용융온도와 주조압을 높인다.
- 합금의 유입 시간을 단축한다.
- 굵고 짧은 주입선 핀을 부착하여 주조체의 결함을 방지한다.

② 주조체의 변형

- 주조체의 변형은 주조체와 매몰재의 분리과정 중 충격이 발생하였거나 매몰시간이 지연되었거나 매몰재의 팽창이 정상적으로 이루어지지 못했을 때 발생한다.
- 주입선 핀의 수와 위치가 올바르지 않거나 패턴 제작 시 온도 변화가 심할 경우 주조체가 변형될 수 있다.
- 적정한 온도에서 패턴을 제작하도록 하고 변형 여부를 매몰 전에 확인하여 변형의 가능성을 줄이도록 한다.

③ 주조체 표면의 결함

- 매몰재의 혼수비가 너무 컸거나 납형 표면에 계면활성제가 많이 도포되었을 때, 또는 납형 위에 매몰재 유입 시 젖음성이 떨어질 경우 매몰재가 응고되면서 주조체 표면에 구상돌기나 수막층(water film) 형성으로 인한 물결무늬가 발생할 수 있다.
- 가급적 납형 표면에 계면활성제를 얇게 도포하고 건조시켜 젖음성이 높아지도록 하여 결함을 방지하도록 한다.
- 매몰재의 가열을 조기에 시행하거나 가열지속 시간이 길어질 경우 표면에 균열이 발생할 수 있고 과열된 합금이 매몰재 사이로 혼입되어 결함이 발생할 수 있으므로 적절한 온도 조절이 필요하다.

④ 주조체 내부의 결함

- 고온에서 장시간 용융할 경우 흡입된 다량의 가스가 기포로 발생하는 경우가 있다.
- 합금의 재사용을 반복한 경우 주조체 내부에 기포가 형성될 수 있다.
- 응고수축이 적절히 보상되지 않을 때 내부에 수축공이 발생할 수 있으므로 리저버를 사용하여 방지한다.

⑤ 주조체 내의 이물질

주조체 내에 이물질이 발생하지 않기 위해서는 충분한 소환이 이루어져야 하고 이물질이 유입되지 않도록 세심한 주의와 확인이 필요하다.

주조체 내에 이물질이 발생하는 경우는 다음과 같다.

- 불충분한 왁스 소환으로 인한 잔존 왁스의 혼입
- 깨끗하지 못한 도가니에서의 이물질 유입
- 잔여 매몰재가 용융금속과 함께 들어간 경우

치과위생사는 임상에서 제작된 보철물을 환자에게 적용하기 전에 주조 결함이 발생되었는지 여부를 파악할 수 있어야 하며, 보철물 주조 시 소요되는 시간과 주조과정을 정확히 이해하여 환자 관리에 올바르게 적용할 수 있도록 한다.

알아두기

• 주조체 제작 순서 : 납형 제작 → 주입선 부착 → 원추대 고정 → 매몰 → 소환 → 용융과 주조 → 주조체 처리

주조 과정	내용	주의사항
납형 제작	왁스 압접 또는 조각하여 납형 제작	• 직접법 • 간접법
주입선 부착	• 납형 고정 • 소환 시 왁스 출구 • 용융된 금속 입구	• 핀의 수 • 직경, 길이, 위치, 방향 • 리저버
원추대 고정	모형에서 분리된 납형을 원추대에 고정	
완충재	매몰재의 측면 팽창 허용	
매몰	납형 전체가 매몰재에 묻히는 과정	납형에 계면활성제 도포
소환	납형 제거 및 주형의 팽창 유도	• 서서히 소환로 가열 : 매몰재 균열방지, 열팽창 유도 • 주형의 위치 : 아래 → 위
용융과 주조	부족 시 미세 결함, 과도 시 기포 발생	• 융제(붕사) : 합금 표면 산화막 제거, 흐름성 증가
주조체 처리	① 냉각–냉각을 통해 매몰재 제거, 세척	
	② 산세–주조체 표면의 검은 산화물 제거	• 염산 : 산화물 제거 • 중탄산나트륨 : 중화 • 금속집게 사용 금지
	③ 연마	

Review Questions

01. 주조 과정에서 수축을 보상할 수 있는 팽창 현상이 아닌 것은?

① 열팽창
② 경화팽창
③ 지연팽창
④ 수화팽창
⑤ 수화경화팽창

02. 다음 금속의 주조 과정 시 주의할 점이 아닌 것은?

① 즉시 매몰한다.
② 주형을 700℃ 이상 가열하지 않는다.
③ 주조체를 꺼낼 때는 금속 집게를 사용한다.
④ 연화 열처리는 냉각시킨 후 1~2분 정도 급냉시킨다.
⑤ 주조용 링 내면에 완충재를 깔아주어 팽창을 유도한다.

03. 주조 과정 중 납형 제작 후의 수행과정은?

① 매몰
② 소환
③ 주입선 부착
④ 매몰재 주입
⑤ 주조체 연마

정답 01. ③ 02. ③ 03. ③

Chapter 08

치과용 시멘트

치과용 시멘트 (Dental Cement)

학습목표

1. 인산아연 시멘트
   - 인산아연 시멘트의 용도를 설명할 수 있다.
   - 인산아연 시멘트의 특성을 설명할 수 있다.
   - 인산아연 시멘트 취급 시 경화시간에 영향을 미치는 요인을 설명할 수 있다.
   - 인산아연 시멘트의 혼합방법을 설명할 수 있다.
2. 산화아연유지놀 시멘트
   - 산화아연유지놀 시멘트의 용도를 설명할 수 있다.
   - 산화아연유지놀 시멘트의 특성을 설명할 수 있다.
   - 산화아연유지놀 시멘트와 함께 사용할 수 없는 재료를 설명할 수 있다.
3. 폴리카복실레이트 시멘트
   - 폴리카복실레이트 시멘트의 용도를 설명할 수 있다.
   - 폴리카복실레이트 시멘트의 특성을 설명할 수 있다.
4. 글래스아이오노머 시멘트
   - 글래스아이오노머 시멘트의 용도를 설명할 수 있다.
   - 글래스아이오노머 시멘트의 특성을 설명할 수 있다.
   - 글래스아이오노머 시멘트 혼합 시 주의사항을 설명할 수 있다.
5. 레진강화형 글래스아이오노머 시멘트
   - 레진강화형 글래스아이오노머 시멘트의 용도를 설명할 수 있다.
   - 레진강화형 글래스아이오노머 시멘트의 특성을 설명할 수 있다.
6. 레진 시멘트
   - 레진 시멘트의 용도를 설명할 수 있다.
   - 레진 시멘트의 특성을 설명할 수 있다.
7. 베이스 및 임시 충전재의 사용목적을 설명할 수 있다.

치과용 시멘트는 접착과 수복 등 다양한 용도로 사용이 가능하나 구강 내에서 시간이 지남에 따라 타액에 의해 침식되는 성질이 있다.

치과용 시멘트의 종류에는 산화아연유지놀(zinc oxide eugenol), 인산아연(zinc phosphate cement), 글래스아이오노머(glass ionomer cement), 폴리카복실레이트(polycarboxylate), 레진(composite) 및 그 외 다양한 종류가 있다. 치과위생사는 다양한 종류의 시멘트에 대한 정확한 특성과 조작법을 이해하고 있어야 한다.

1. 치과용 시멘트의 용도

(1) 접착(cementation)

치과용 시멘트는 인레이(inlay)나 금관(crown), 계속가공의치(bridge) 및 기타 수복물과 여러 장치 등의 접착 및 고정을 위한 접착제로서의 기능을 가지고 있다. 수복물을 접착하는 데 사용되는 접착용 시멘트는 25μm 이하의 피막도와 젖음성을 가지고 있어야 한다.

시멘트의 점도가 높은 경우 피막도가 높아져 보철물의 변연부에 시멘트 층이 두껍게 남게 되면 수분에 의해 시멘트가 용해되어 보철물의 강도에 영향을 미칠 수 있다. 또한 시멘트가 용해되면 치아와 보철물 사이에 세균의 축적으로 인한 치아우식증이나 탈회가 발생할 수 있으므로 시멘트의 경화 과정에서 수분 차단이 요구된다.

수복물의 유지력은 기계적 결합과 화학적 결합에 의해 결정되므로 수복물과 치면 사이의 미세한 공간을 시멘트로 충분히 채워주어야 유지력과 강도가 증가된다.

삭제된 치면과 수복물의 표면을 확대해서 자세히 살펴보면 표면이 거칠어 그 사이 사이에 빈 공간들이 형성되는데 그 공간들이 시멘트로 빈틈없이 채워져야 음식물이나 세균 등이 침투하지 않게 된다. 따라서 시멘트는 충분히 흘러들어갈 수 있도록 흐름성이 있어야 하고 기포가 생기지 않아야 한다(그림 8-1).

(2) 수복(filling)

수복재로 사용되는 치과용 시멘트는 수복물에 기계적인 지지력을 제공하며 치수에 가해지는 압력이나 열 자극을 차단하는 기능이 있다. 치경부 마모증에 의한 5급 와동에는 글래스아이오노머 시멘트와 콤포머가 수복재로 사용되며, 또한 치과용 시멘트는 임시 수복재로도 사용된다.

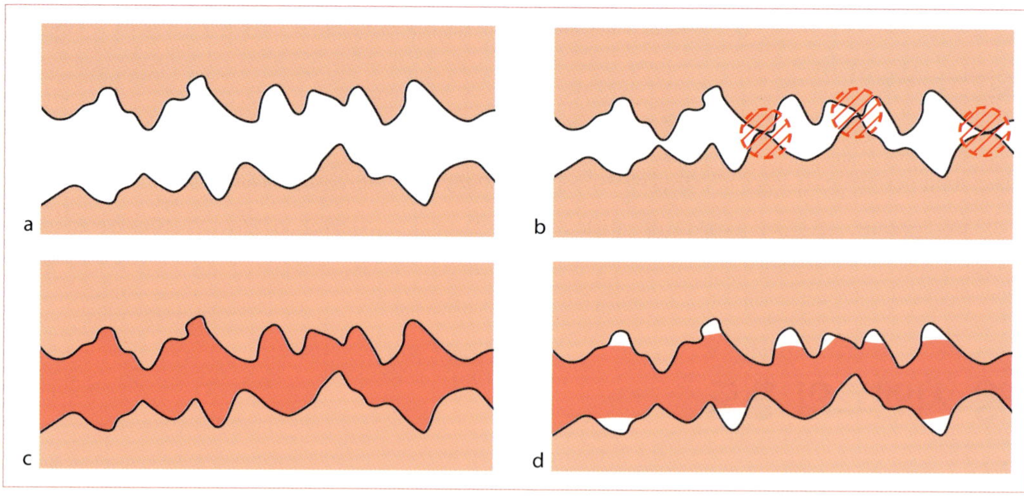

그림 8-1 **지대치와 수복물 계면의 현미경 사진**

a : 접착될 표면의 불규칙한 모양
b : 시멘트 층 없이 직접 접촉 시의 두 표면의 모양
c : 시멘트가 중간에 들어가 접착된 모양
d : 시멘트가 표면의 미세한 공간을 충분히 채우지 못해 형성된 기포 모양

(Adapted from Anusavice KJ, Shen C, Rawls HR, Phillps' Science of Dental Materrials. 12th ed. St. Louis: Elsevier; 2013)

(3) 치수보호(base)

치과용 시멘트는 치수에 가해지는 압력이나 열 자극을 차단하는 기능이 있다. 치질 삭제가 많거나 수복재에 의한 열전도로 인해 치수가 자극을 받는 경우 와동 바니시나 이장재, 시멘트 베이스로서 치수를 보호하는 역할을 한다.

(4) 수술용 드레싱(dressing)

치과용 시멘트는 치유가 필요한 조직이나 수술 부위를 물리적으로 보호하고 지혈 효과를 얻기 위해 사용되기도 한다. 치주수술 후에는 하부 조직이나 점막에 밀접한 접착력이 요구되는데 유지놀이 함유되지 않은 치주팩이 사용된다. 치주팩은 중합 형태에 따라 화학중합형 또는 광중합형이 있다.

(5) 기타 용도

기타 치과용 시멘트의 용도로는 치면열구전색, 교정용 밴드와 브라켓의 접착, 근관치료용 포스트 접착과 코어 축조, 치근관 밀폐 등이 있다(표 8-1).

표 8-1 **치과용 시멘트별 용도**

종류 \ 용도	금속 보철 영구접착	비금속 보철 영구접착	임시 접착	임시 수복	고강도 베이스	저강도 베이스	이장재	바니시	치주팩	교정용 밴드 접착	교정용 브라켓 직접접착	근관치료용 포스트 접착	코어 축조	치근관 밀폐
인산아연	○			○	○									
불소함유 인산아연										○				
폴리카복실레이트	○			○	○		○			○				
글래스아이오노머	○			○	○	○				○		○		○
저점도 글래스아이오노머							○							
금속 강화형 글래스아이오노머													○	
레진 강화형 글래스아이오노머	○	○		○	○	○	○			○	○	○	○	
복합레진(이원중합형)					○							○	○	
복합레진(자가중합형)	○									○				
접착성 레진 시멘트	○	○										○		
레진 시멘트(이원중합형)		○									○	○		
콤포머	○			○						○				
산화아연유지놀			○	○		○			○					○
저점도 산화아연유지놀							○							
강화형 산화아연유지놀	○			○	○									
비유지놀 산화아연제재			○						○					
수산화칼슘(자가 또는 광중합형)						○								
수산화칼슘(현탁액)							○							

2. 치과용 시멘트의 조성

치과용 시멘트에 사용되는 분말에는 산화아연, 유리분말이 있고, 액에는 유지놀, 인산, 아크릴산이 있다(그림 8-2).

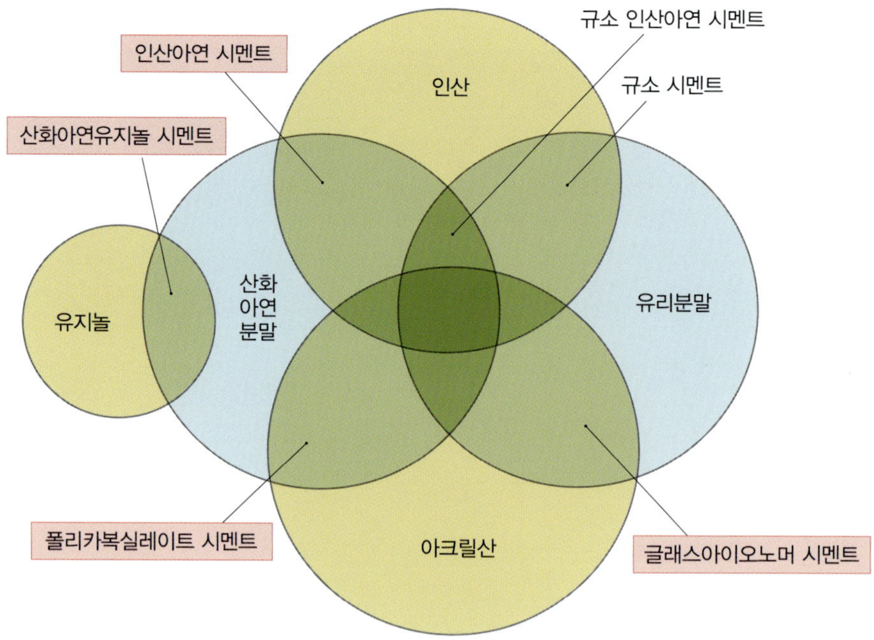

그림 8-2 분말과 액의 조합에 따른 치과용 시멘트의 분류

(1) 분말(powder)

① 산화아연(zinc oxide)

산화아연은 불용성, 무독성인 반응성 산화물 또는 수산화물로 산 반응에 이용된다. 첨가제로 사용되는 산화알루미늄과 산화마그네슘은 경화 속도를 조절해 준다. 산화알루미늄은 매우 강하고 화학적으로 불활성이어서 시멘트의 기계적 성질을 보강해 준다.

② 유리분말(powdered glass)

유리분말은 미세하고 반투명한 입자로 백색이며 불소와 결합하여 항우식 효과를 유도한다. 유리분말이 포함된 시멘트를 조작할 때 금속 스파튤라를 사용하게 되면 유리분말이 금속 입자를 깎아 물리적 성질이 변할 수 있으므로 플라스틱 스파튤라를 사용하는 것이 좋다.

(2) 액(liquid)

① 인산(phosphoric acid)

치과에서는 85%의 인산을 사용하므로 피부에 닿지 않도록 주의해야 한다. 액이 탁해지면 변질된 것이므로 폐기해야 한다.

② **유지놀(eugenol)**

유지놀은 약산의 유기 용액으로 독특한 냄새와 맛을 함유하고 있으며, 정향(clove oil)의 주성분이다. 항균작용 및 치수 자극을 감소시키고 동통을 완화시키는 작용이 있다. 그러나 복합레진 수복재료의 경화를 억제하므로 유지놀이 함유된 시멘트는 제한적으로 사용해야 한다.

③ **아크릴산(acrylic acid)**

아크릴산은 상온에서 무색 투명하며 아세트산과 비슷한 자극성의 냄새가 나는 액체로 치과용 시멘트에 사용하는 경우 점성이 강한 30~50% 무게비의 아크릴산 수성 용액을 사용한다.

3. 치과용 시멘트에 요구되는 특성 (표 8-2)

(1) 최대 피막도

피막도는 접착될 지대치와 보철물 표면 사이의 시멘트 두께를 말한다. 접착용으로 사용되는 시멘트는 적정 점도를 가져야 하며 두 표면에서 25μm 이상의 두께가 되지 않도록 해야 한다.

(2) 경화시간

시멘트의 경화시간은 접착용은 최대 8분, 베이스와 이장재, 수복용은 최대 6분을 유지할 수 있어야 한다.

(3) 강도

시멘트를 용도에 맞는 점도로 혼합 시 24시간 후 최소 압축강도가 50MPa 이상 되어야 한다.

표 8-2 **접착용 시멘트에 요구되는 물리적 성질**

시멘트	경화시간(분)	피막도(μm)	24시간 압축강도(MPa)	물에 대한 용해도(wt%)	치수반응 (실리케이트 시멘트의 자극과 비교)
인산아연 시멘트	5.5	20	104	0.06	중간
산화아연유지놀 시멘트	4.0~10	25	6~28	0.04	미약
폴리카복실레이트 시멘트	6.0	21	55	0.06	미약
글래스아이오노머 시멘트	7.0	24	86	1.25	미약 또는 중간
레진 강화형 글래스아이오노머 시멘트	4.25	11~22	85~185	1.00	미약 또는 중간
레진 시멘트	2.0~4.0	25 이하	70~172	0~0.01	중간
콤포머	4.0	36	165	0.69	중간

(4) 용해도

구강 내 수소이온농도(pH)가 낮은 산 상태로 유지될 때의 용해도를 보는 것으로 구강 내에서의 용해도는 낮아야 한다.

4. 치과용 시멘트의 종류

1) 인산아연 시멘트(Zinc phosphate cement, ZPC)

인산아연 시멘트는 수 세기 동안 치과에서 사용되어 온 가장 대중적인 재료로 산화아연(ZnO) 분말과 인산액(phosphoric acid)을 혼합하여 사용한다.

인산아연 시멘트는 긴 수명과 유지력, 상아질과 비슷한 열전도율을 가지고 있으나 치수자극, 항우식성의 결여, 복잡한 조작법 등으로 인해 최근 임상에서 사용이 감소하는 추세이다(그림 8-3).

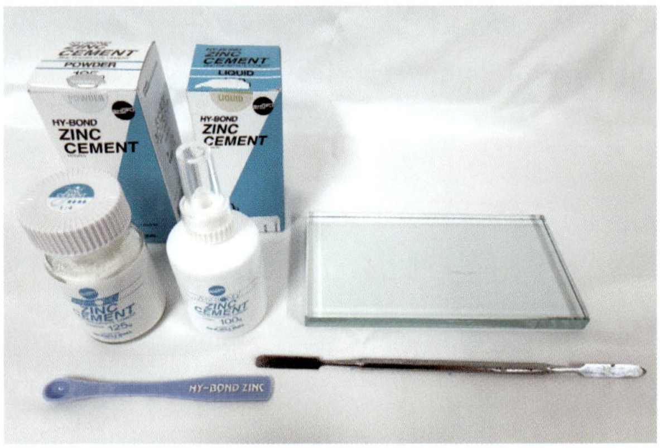

그림 8-3 인산아연 시멘트

(1) 용도

영구접착제로서 인레이, 금관, 계속가공의치, 교정용 밴드 및 그 외 구강장치의 접착에 사용되며, 충격이나 열 차단용, 베이스용으로도 사용된다.

(2) 조성과 경화반응

분말은 90%의 산화아연(ZnO)과 2~10%의 산화마그네슘(MgO)으로 구성되며, 액은 45~64%의 인산과 30~55%의 물이 함유된 인산수용액으로 구성된다. 적절한 작업시간과 시멘트 성질을 부여하기 위해 아연을 첨가(0~9%)하기도 한다.

인산아연 시멘트는 분말이 액에 혼합될 때 화학반응이 시작되어 알칼리성 분말이 산 용액에 의해 용해된다. 그후 산화아연과 인산의 산 · 염기반응에 의해 염을 형성하고 경화 후에는 발열반응이 일어난다.

(3) 특성

인산아연 시멘트는 다른 시멘트에 비해 강도가 높고 용해도는 낮다. 상아질과 비슷한 열전도율을 가지고 있으나 인산으로 인해 치수가 자극을 받을 수 있다.

① 경화시간

인산아연 시멘트의 작업시간은 2.5~8분, 경화시간은 6~8분이며, 베이스용으로 사용 시 분말의 양이 많이 배합되므로 경화반응이 촉진되어 경화시간이 짧아진다.

인산아연 시멘트의 경화시간에 영향을 주는 요인은 분액비, 혼합속도, 혼합온도, 혼합방법 등이 있다. 분액비가 낮으면 액과 반응할 수 있는 분말의 표면적이 넓어져 경화시간이 짧아진다. 분액비가 높으면 분말의 양이 적어져 물리적 성질의 저하와 수소이온농도(pH)의 변화로 접착력이 떨어지는 등 접착력 유지에 영향을 주게 된다.

작업시간과 경화시간을 조절하는 가장 좋은 방법은 유리혼합판의 온도를 조절하는 것이다.

② 혼합온도

유리혼합판의 온도와 분말을 첨가하는 속도는 혼합 시 발생되는 열로 인해 경화시간에 영향을 주므로 이러한 부분을 고려하여 작업시간을 조절할 수 있다. 혼합판의 온도는 18~24℃가 적당하다. 그러나 물기가 맺히지 않을 정도로 혼합판 온도를 낮춰주면 작업시간을 연장시킬 수 있다. 즉 혼합판을 차갑게 하는 냉동판혼합법(frozen slab method)을 사용하면 경화시간이 20~40% 정도 길어지기 때문에 가공의치의 접착 시 효과적이다.

냉동판혼합법으로 혼합한 시멘트의 압축 및 인장강도, 용해도는 보통으로 혼합한 경우와 차이가 없으며, 혼합판에 맺힌 물기가 혼합된 시멘트로 들어가게 되는 문제는 분액비를 높여줌으로써 보상한다.

③ 수소이온농도(pH)

인산아연 시멘트의 수소이온농도(pH)는 혼합 후 2분 정도까지 약 pH 2.14의 강산성이었다가, 경화 후 1시간까지는 pH 4.34, 24시간 후에는 pH 5.5 정도로 회복된다.

경화된 시멘트의 수소이온농도(pH)가 장시간 낮게 유지되면 심부와동은 치수자극을 받게 되므로 치수보호가 반드시 필요하다. 치수를 보호하려면 수산화칼슘을 베이스로 사용하거나 와동에 이장재(liner)나 바니시(varnish)를 도포한다.

④ 압축강도와 탄성계수

시멘트의 혼합에 있어 낮은 분액비나 부적절한 혼합 또는 구강내 타액에 노출되면 압축강도와 탄성계수가 낮아진다.

⑤ 장 · 단점

a. 장점

- 상아질과 유사한 열전도율을 가지고 있다.
- 긴 수명력과 유지력이 있다.

b. 단점

- 치수에 자극적이다.
- 항우식성이 결여되어 있다.
- 취성이 크다.

(4) 조작법 (그림 8-4)

① 유리혼합판(glass slab)에 액을 떨어뜨리고 분말은 6등분으로 분배한다.

② 금속 스파튤라를 사용하여, 분말을 조금씩 첨가하면서 1분 30초 동안 혼합한다. 많은 양의 분말을 한꺼번에 혼합하게 되면, 온도가 높아져 반응이 빨라지고 점조도가 급격히 높아지므로 소량씩 혼합한다.

③ 점조도는 스파튤라에 1인치 정도 당겨 올라오는 정도가 가장 적당하다.

④ 시멘트를 혼합한 스파튤라와 혼합용 유리판은 재료가 경화되기 전에 흐르는 물에 세척한다. 세척이 지연되면 경화된 재료의 제거가 매우 어려운데, 이때에는 탄산수소나트륨(베이킹소다, baking soda) 수용액에 담가 세척하면 편리하다.

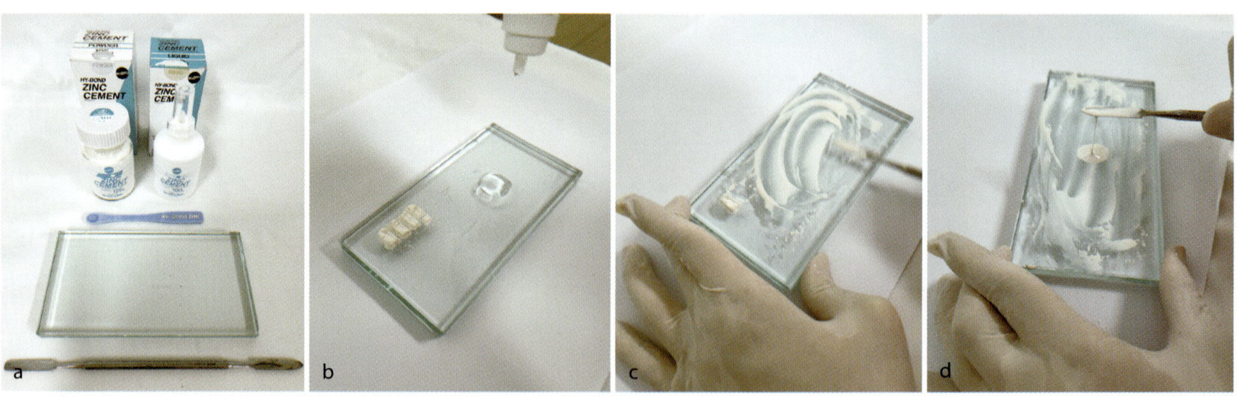

그림 8-4 인산아연 시멘트의 혼합

2) 개량형 인산아연 시멘트

개량형 인산아연 시멘트는 인산아연 시멘트에 불소 또는 동 등을 첨가하여 항우식 및 살균 효과를 나타내게 하였다. 불화물을 첨가한 인산아연 시멘트는 항우식 작용이 있어 교정용 밴드 접착에 많이 사용하였으나 최근 레진 시멘트의 등장으로 사용이 감소되었다.

3) 산화아연유지놀 시멘트(Zinc oxide eugenol cement, ZOE)

산화아연유지놀 시멘트는 밀봉이 잘 되고 생체 친화성이 좋다. 유지놀에 알러지가 있는 경우 유지놀이 함유되지 않은 산화아연비유지놀 시멘트를 사용한다(그림 8-5).

(1) 용도

주로 수복물의 임시 접착제, 임시 수복재, 베이스로 사용되며, 심부와동의 치수보호 또는 근관충전용이나 치주외과용 드레싱으로 사용되기도 한다.

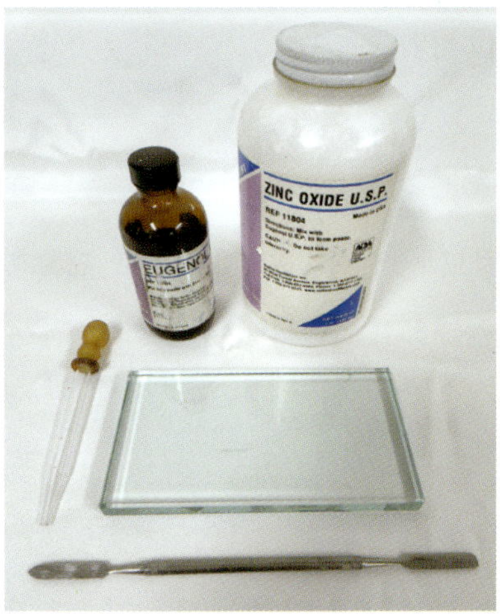

그림 8-5 **산화아연유지놀 시멘트**

(2) 조성과 경화반응

분말과 액으로 조성되는데 분말의 주성분은 산화아연(ZnO)(69%)이고 액의 주성분은 유지놀(eugenol)(85%)이다. 임시수복용으로 사용하는 경우 분말에 로진(rosin)을 첨가하여 경화 후 취성을 감소시키며, 스테아르산 아연(zinc stearate)을 가소제로 첨가하고, 아세트산 아연(zinc acetate)을 첨가하여 경화를 촉진한다.

경화반응은 산화아연과 유지놀이 반응하여 무정형의 유지놀산 아연이 형성되면서 진행된다(표 8-3).

치과용 시멘트

표 8-3 산화아연유지놀 시멘트의 조성

	분말	액
성분	산화아연 69%	유지놀 85%
	로진 29%	알코올이나 아세트산, 물, 오일
	아세트산 아연, 스테아르산 아연	

(3) 특성

① 경화시간

접착용 산화아연유지놀 시멘트의 혼합시간은 60초이며, 경화시간은 4~10분 정도이다. 베이스용이나 충전용은 혼합법에 따라 경화시간이 3분 정도로 짧아질 수 있다. 분액비가 낮을수록 경화시간이 짧아지고, 유리혼합판을 사용하는 경우 혼합판의 온도가 낮을수록 경화시간이 지연된다. 그 외에 알코올, 아세트산 아연, 소량의 물 또는 습한 환경에 의해서도 경화가 촉진되며 글리콜을 이용하면 경화시간을 지연시킬 수 있다.

반응속도는 산화아연의 공급원 및 성질, 반응성, 수분량 그리고 유지놀의 순도에 따라 달라진다.

② 압축강도

산화아연유지놀 시멘트는 어느 정도 유지력을 가지면서도 필요할 때 쉽게 제거할 수 있어야 한다. 임시 접착용의 경우 최대 압축강도는 35MPa 이하이어야 하며 임시 수복용과 베이스의 경우는 5MPa 이상의 압축강도가 필요하다.

③ 피막도

수복물이 완전하게 안착되기 위해서는 피막도가 중요하다. 초기 산화아연유지놀 시멘트는 피막도가 컸으나 최근에는 25μm 이하로 조절하고 있다.

④ 생체 친화성

혼합된 산화아연유지놀 시멘트의 수소이온농도(pH)는 7로 중성이어서 생체 친화성이 매우 우수하다. 또한 항균성이 있어 치수진정 효과가 있다. 유지놀은 알레르기 유발물질(allergen)이어서 피부에 직접 접촉되면 자극이 나타날 수 있으므로 조작 시 주의해야 한다.

⑤ 베이스 사용 시 주의사항

유지놀은 유기용매를 녹이므로 레진의 중합을 방해한다. 따라서 유지놀을 함유한 시멘트는 복합레진 수복재 하방에 베이스로 사용하기 적합하지 않다. 또한 레진 강화형 글래스아이오노머나 레진 시멘트로 영구접착할 경우에도 베이스로 사용하지 않는다. 이런 경우는 유지놀이 함유되지 않은 산화아연비유지놀 시멘트가 적합하다.

⑥ 장 · 단점

a. 장점

- 밀폐효과가 우수하다.
- 동통 완화, 치수진정 효과가 있다.
- 생체 친화성이 우수하다.

b. 단점

- 강도가 낮고 용해도가 높다.
- 피부에 직접 접촉 시 과민반응이나 자극이 나타날 수 있다.

(4) 조작법

① 분말과 액형

분말(powder)은 분배하고 액(liquid)은 유리판(glass slab)에 방울로 떨어뜨려 혼합하는데, 금속 스파튤라로 우선 많은 양의 분말을 액에 밀어 넣으면서 혼합한다. 용도에 따른 점조도에 맞춰 혼합한다.

② 연고형

서로 다른 색의 2개 연고(paste)를 혼합지 또는 유리판 위에 동일한 길이로 분배한 다음 균일한 색이 될 때까지 혼합한다.

4) 강화형 산화아연유지놀 시멘트(Reinforced zinc oxide-eugenol cement)

강화형 산화아연유지놀 시멘트는 산화아연유지놀과 유사한 생물학적 효과를 가지고 있다. 구강액에 노출되면 가수분해되어 연조직에 염증 반응과 알레르기 반응을 일으킬 수 있다.

접착용으로 사용할 때는 기계적 성질이 낮아 레진 수복재를 연화시키거나 변색시키는 단점이 있다.

5) 폴리카복실레이트 시멘트(Polycarboxylate cement)

산화아연 시멘트의 생물학적 효능과 인산의 강도가 혼합된 접착용 시멘트로 1960년대 후반에 개발되었다(그림 8-6).

(1) 용도

주로 수복물의 영구접착과 교정용 밴드 등을 접착할 때 사용하며, 분말을 첨가하여 고강도 베이스로 사용하기도 한다.

(2) 조성과 경화반응

산화아연 분말과 폴리아크릴산(polyacrylic acid) 수용액의 혼합으로 구성된다. 분말은 주로 산화아연이며 소량의 산화마그네슘이나 산화주석이 첨가된다. 불화석을 넣으면 경화시간을 조절할 수 있고 강도를 개선할 수 있으며 불소 방출로 인한 항우식 효과를 얻을 수 있다.

분말과 액의 혼합에서 산화아연이 함유된 유리분말과 폴리아크릴산 수용액이 반응하여 경화작용을 일으킨다.

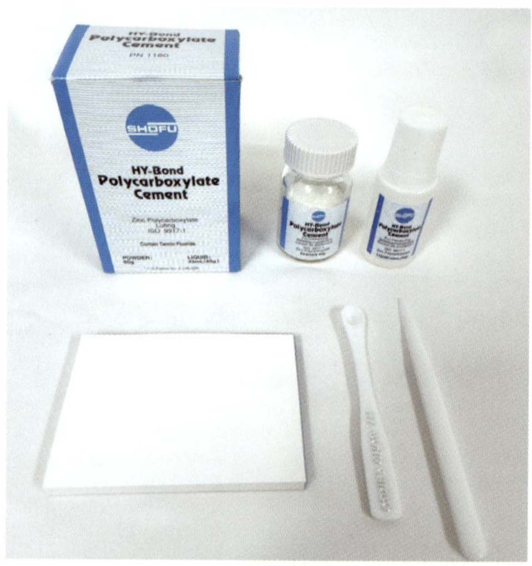

그림 8-6 **폴리카복실레이트 시멘트**

(3) 특성

① 경화시간

작업시간은 실온에서 2.5분 정도이고 경화시간은 7~9분이다. 초기의 수소이온농도(pH)는 산성이지만, 경화반응이 진행됨에 따라 중화된다. 작업시간이 인산아연 시멘트보다 짧기 때문에 분말을 냉장시키거나 차가운 유리혼합판을 사용하면 작업시간을 연장할 수 있다.

② 결합강도

폴리카복실레이트 시멘트는 폴리머 분자의 카복실기가 수산화인회석의 칼슘과 잘 결합하기 때문에 법랑질과 상아질에 화학적으로 결합할 수 있는 특징이 있다. 법랑질과의 결합강도는 3~13MPa이고 상아질과의 결합강도는 2MPa인데, 법랑질은 무기성분이 많고 비교적 균질하기 때문에 상아질보다는 결합력이 강하다. 그러나 타액에 오염되면 치아와 수복물의 결합력이 감소되므로 주의해야 한다.

③ 생체 친화성

폴리카복실레이트산은 분자량이 커서 상아세관을 통과하지 못하므로 생체 친화성이 좋고 미세누출이 적으며 카복실기가 치질과 화학적으로 결합하므로 유지력이 우수하다. 또한 치수로의 침투가 어렵기 때문에 술후 과민증이 거의 없다.

④ 항우식 효과

불소가 함유된 시멘트는 불소를 유리하여 항우식 효과를 나타낸다.

⑤ 장 · 단점

a. 장점

- 자극이 적다.
- 접착력이 강하다
- 조작이 용이하다.
- 생체 친화성이 좋다.

b. 단점

- 작업시간이 짧다.

(4) 조작법

혼합된 재료를 수복물 내부에 도포하고 시멘트가 광택이 있는 동안에 수복물을 장착한다.

① 분말과 액을 유리판이나 종이 혼합지에 배분하는데 분액비는 1:1~2:1 정도이다.

② 제조사의 지시에 따라 분말을 반으로 나누거나 한 번에 용액과 혼합하는데, 총 30~60초간 혼합한다.

6) 글래스아이오노머 시멘트(Glass ionomer cement, GI)

글래스아이오노머는 실리케이트와 폴리카복실레이트의 복합 형태로서 불소 유리와 치질에 접착되는 성질을 결합시켜 개발되었다. 불소를 방출하기 때문에 우식 이환율이 높은 소아 환자나 구강위생 상태가 불량한 환자에게 사용하기 좋다.

글래스아이오노머 시멘트는 물리적 성질과 기계적 성질이 좋아 임상에서 많이 사용되며 다양한 제품이 시판되고 있다. 상아질을 보호하고 피복할 목적으로 레진과 글래스아이오노머를 혼합한 레진 개량형(resin-modified glass ionomer) 또는 레진 강화형 제품이 있다(그림 8-7).

(1) 용도

- **제Ⅰ형** : 금관, 계속가공의치용 영구접착제, 치과교정용 브라켓의 접착(접착제)
- **제Ⅱ형** : 전치부의 심미적 수복, 3급 와동과 5급 와동의 수복, 강도가 약하므로 높은 응력을 받는 부위의 수복에는 적합하지 않음(수복재)
- **제Ⅲ형** : 치수 보호제, 치면열구 전색재

(2) 조성과 경화반응

실리케이트와 폴리카복실레이트가 결합된 형태로 구성되어 있다. 분말은 불화알루미늄규산화칼슘 유리분말(calcium aluminum fluorosilicate glass)로 최대 분말크기는 13~19μm 정도이다. 액은 약 5% 타르타르 산(tartaric acid)이 함유된 폴리아크릴산-이타콘산(polyacrylic-itaconic acid) 혼합액 또는 폴리카복실산(polycarboxylic acid)의 50% 수용액이다.

유리분말과 액을 혼합하면 폴리산은 유리분말에 침투하여 칼슘, 알루미늄 및 나트륨 등의 양이온과 불소이온을 유리시키는데, 이들 이온은 액의 음이온과 반응하여 불용성 염의 겔을 형성한다.

경화 초기에는 칼슘염이 만들어지고, 약 48시간 동안 알루미늄염이 만들어져 시멘트의 경화와 변형 억제 작용을 한다.

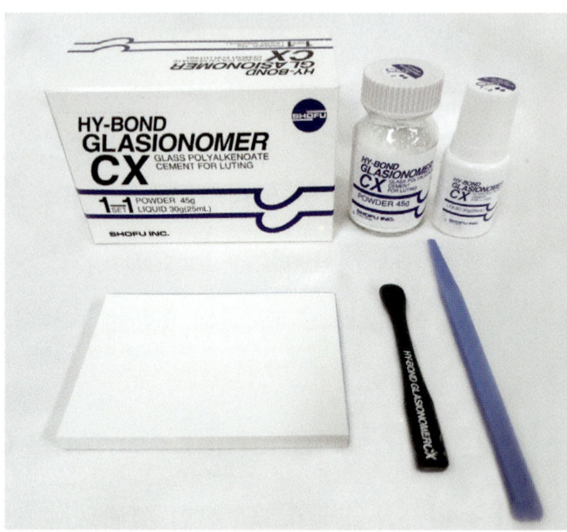

그림 8-7 글래스아이오노머 시멘트

(3) 특성

① 경화시간

작업시간은 2분 정도이며, 차가운 혼합판을 사용하는 경우 작업시간이 9분으로 연장되지만, 압축강도와 탄성률이 낮아지므로 사용에 주의를 기울인다.

② 결합강도

글래스아이노머 시멘트의 가장 우수한 점은 법랑질과 상아질에 직접 결합할 수 있다는 것과 적층충전 없이 한 번에 충전이 가능하다는 것이다. 상아질의 콜라겐과는 수소결합을 하고 법랑질의 수산화인회석과는 이온결합을 하여 치질과 화학적 결합을 한다.

결합강도는 2~7MPa 정도로 높은 편은 아니지만 치경부 마모증에 적용하면 충분한 접착을 유지할 정도로 강한 편이다. 상아질에 대한 결합을 높이기 위해 상아질 표면을 폴리아크릴산(polyacrylic acid) 컨디셔너로 처리하여 매끄럽고 깨끗한 표면을 만든 뒤 접착하면 결합력을 높일 수 있다.

③ 용해도

글래스아이오노머 시멘트의 탈수는 표면에 균열을 일으켜 착색과 미세누출을 증가시킨다. 글래스아이오노머 시멘트의 충분한 경화를 위해서는 24시간이 소요되는데 경화 초기에 수분에 노출될 경우 시멘트의 용해도를 증가시키므로 이때에는 바니시로 보호층을 만들어 최소한 1시간 정도 보호한다.

④ 생체 친화성

글래스아이오노머 시멘트는 접착성과 심미성이 좋고 항우식 작용 및 생체 친화성이 좋다.

치수 과민반응은 시멘트의 산도와 지속시간 및 점도에 의한 것으로 보고되고 있으며, 이것은 시멘트의 분액비가 낮은 경우에 나타난다. 와동이 깊고 와동저가 가까운 심부 수복 시에는 치수 근접 부위에 이장재로 수산화칼슘을 도포한 후 사용하며 치수염이 있거나 의심된다면 사용을 안 하는 것이 좋다.

⑤ 장 · 단점

a. 장점

- 심미성이 우수하다.
- 항우식 효과가 있다.

b. 단점

- 초기 용해도가 높다.

(4) 조작법

작업시간은 2분 정도이며, 차가운 유리혼합판을 이용하는 경우 작업시간이 9분으로 연장되지만, 압축강도와 탄성률이 낮아지므로 가급적 사용하지 않는 것이 좋다.

수복용 글래스아이오노머 시멘트와 치아와의 결합력 증가를 위해서는 치아 표면이 깨끗해야 하며, 와동형성 후 남아 있는 도말층을 제거하는 것이 효율적이다.

경화된 글래스아이오노머 시멘트는 스테인레스 강으로 제작된 스파튤라에 화학적으로 반응하므로 플라스틱 스파튤라를 사용한다.

① 분말과 액을 두 번에 분배하여 유리판이나 종이 혼합지에 스파튤라로 혼합한다. 분액비는 1.3:1~1.35:1 정도이며, 접착용인 경우는 분액비가 3.3:1~3.4:1이다.

② 분말을 절반으로 나누어 한 번에 절반씩 혼합하는데, 총 30~60초간 혼합한다. 캡슐형은 혼합기를 이용하여 10초간 혼합해서 수복 부위에 직접 넣는다.

7) 레진강화형 글래스아이오노머 시멘트

레진강화형 글래스아이오노머 시멘트는 기존의 글래스아이오노머 시멘트의 단점을 개선하기 위해 레진 성분을 첨가하여 결합강도, 압축강도, 인장강도를 향상시켰고 초기용해도를 낮추었다.

구강액에 거의 용해되지 않으며 피막 두께가 우수하다. 불소 방출은 글래스아이오노머 시멘트와 동일하고 시술 후에는 과민성이 거의 없다.

(1) 용도

주로 금속 크라운, 금속-세라믹 크라운, 금속 포스트, 계속가공의치 등의 영구 접착제로 사용되며 이장재 또는 베이스, 교정용 브라켓 등에 사용된다.

(2) 조성과 경화반응

시멘트 분말에는 방사선 불투과성 물질, 불화알루미늄실리케이트 유리, 과황산칼륨, 메타크릴레이트의 중합을 위한 아스코르빈산 촉매제가 함유되어 있다. 액은 폴리카복실산에 메타크릴레이트가 함유된 수용액으로 조성되어 있으며 HEMA와 주석산도 함유되어 있다.

경화반응에서는 메타크릴레이트기의 중합반응과 글래스아이오노머의 산-염기반응이 동시에 일어난다.

(3) 특성

① 강도

레진강화형 글래스아이오노머는 글래스아이오노머와 압축강도는 유사하나 인장강도가 높은 편이며 결합강도는 복합레진보다 비교적 낮은 편이므로 교정용 브라켓 제거 시 용이하다.

② 생체 적합성

글래스아이오노머에 비해 경화 시 수축량이 커서 미세누출 가능성이 높고 레진단량체로 인해 생체 적합성이 낮다.

(4) 조작법

글래스아이오노머 시멘트와 사용법이 유사한데, 분말 시멘트는 분배하기 전에 흔들어주며 액이 들어 있는 병은 수직으로 세워서 혼합지에 분배한다.

분말과 액을 30초 이내에 혼합하여 무스와 같은 점조도가 되도록 혼합한다.

HEMA(2-Hydroxyethylmetacrylate)는 접촉성 알레르기를 유발하므로 직접 접촉을 피하고 보호용 장갑을 사용한다. 자동분배기형으로 공급되어 사용하기 편리한 제품도 있다.

표 8-4 **치과용 시멘트의 종류별 장 · 단점**

시멘트 종류	장점	단점
인산아연 시멘트(ZPC)	• 열전도율이 우수하다(치아와 비슷). • 얇은 피막두께 • 우수한 강도와 낮은 용해도	• 초기 치수자극 • 복잡하고 긴 혼합방법
산화아연유지놀 시멘트(ZOE)	• 다양한 용도 • 치수 진정 및 보호작용 • 조작이 쉬움 • 밀폐 효과가 우수	• 낮은 인장강도 • 레진 수복물 하방에 사용 불가
폴리카복실레이트 시멘트	• 치질에 우수한 결합력 • 치수에 자극 없음 • 조작이 쉬움 • 불소 첨가로 인한 항우식 효과	• ZPC에 비해 압축강도는 낮으나 인장강도와 용해도는 유사함 • 짧은 작업시간
글래스아이오노머 시멘트(GI)	• 치질에 우수한 결합력 • 불소이온 유리로 우식예방 효과 • 경화수축이 적음 • 조작이 쉬움 • 우수한 심미성	• 높은 초기 용해도 • 긴 경화시간과 경화 시 수분 접촉 주의
레진강화형 글래스아이오노머 시멘트	• 치질에 우수한 결합력 • 불소이온 유리로 우식예방 효과 • 우수한 강도와 낮은 용해도 • 술후 민감증 경미함	• 올세라믹 수복물 합착에 적합하지 않음

8) 레진 시멘트(Resin cement)

최근 심미치과가 각광을 받으면서 치과용 레진과 세라믹 수복물의 사용 빈도가 증가하고 있다. 레진 시멘트는 세라믹 및 간접법에 의한 복합레진 수복물의 접착에 필수적인 재료가 되었다. 또한 우수한 접착력으로 주조체의 접착에도 유용하게 사용되고 있다(그림 8-8).

(1) 용도

레진 시멘트는 세라믹 인레이, 온레이, 금관 및 계속가공의치의 수복물, 산 부식된 계속가공의치의 수리, 교정용 브라켓, 라미네이트 비니어 등 심미수복재의 접착에 사용된다.

(2) 조성과 경화반응

레진 시멘트의 분말은 폴리메틸메타크릴레이트와 무기 필러, 액은 메틸메타크릴레이트이며 벤조일퍼옥사이드과산화물 개시제와 아민 촉진제의 반응으로 경화가 이루어진다.

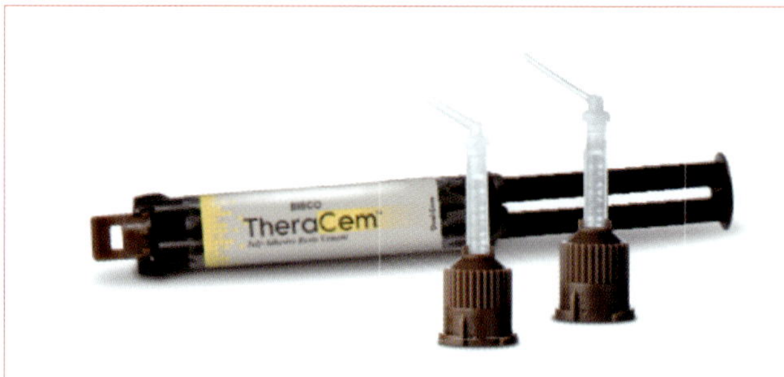

그림 8-8 **레진 시멘트**

(3) 분류

레진 시멘트는 중합방식에 따라 광중합형, 화학중합형(자가중합형), 이원중합형이 있다.

① 광중합형

중합시간을 40초 이상 유지하는 것이 좋은데 보철물 하방에 시멘트가 불완전하게 중합될 가능성이 있기 때문이다. 주로 라미네이트 비니어 또는 교정용 브라켓의 접착에 사용한다.

② 화학중합형

수복물의 두께가 2.5mm 이상의 수복물에 적용한다. 불투명하거나 반투명할 수 있으며 주로 세라믹 수복물의 접착에 사용한다.

③ 이원중합형

이원중합(dual-cure system)은 광중합과 화학중합을 복합적으로 시행하는 것을 말하며, 강도 강화와 우수한 접착력을 위해 사용한다. 광중합 후에 화학중합이 천천히 진행되도록 한다. 수복물의 두께가 2.5mm 이하인 수복물에 적용한다. 최근의 레진 시멘트는 대부분 이원중합형 제품이다.

이 외 레진 시멘트를 사용하기 전에 별도의 접착제가 필요한 레진 시멘트, 자가접착형 레진 시멘트가 있다. 자가접착형 레진 시멘트는 산부식, 프라이밍(primig) 및 본딩제 처리단계가 필요없이 단 하나의 재료로 보철물을 지대치에 직접 접착할 수 있는 시멘트이다. 그러나 별도의 접착제가 필요한 레진 시멘트에 비해 결합력이 낮으며, 수분흡수나 탄성계수의 저하 등이 나타날 수 있다.

(4) 특성

① 압축강도

레진 시멘트의 기계적 성질은 필러 함량과 유기기질의 중합전환율에 의해 결정된다. 일반적으로 필러 함량이 높고 중합전환율이 높으면 물리적 성질이 좋아진다.

중합전환율은 화학중합만 시행하는 경우 50~73%인데 광중합이 추가되면 67~85% 정도로 더 높아진다. 이원중합 및 광중합형 레진 시멘트의 압축강도는 180~300MPa 정도로 화학중합형 레진 시멘트에 비해 훨씬 높다.

② 결합강도와 중합수축

레진 시멘트의 결합강도는 12~18MPa 정도이다. 결합력은 기계적인 접착에 의존하므로 와동이 깊으면 치질과 만족스러운 결합을 얻을 수 있다. 그러나 수분이 치아와 시멘트의 계면을 따라 침투되면 결합력이 약화될 수 있다. 또한 레진 시멘트로 접착된 세라믹 및 금속수복물의 교합조정과 표면연마 시 열 발생에 유의해야 하는데, 열 발생은 레진 시멘트의 물리적 성질을 변화시켜 결합 강도에 영향을 미친다.

레진 시멘트는 중합수축에 의해 중합응력이 발생하여 결함이 생길 수 있다. 상아질 접착제 개발 전의 레진 시멘트는 피막도가 매우 높고 미세누출이 발생하기 쉬워 술후 지각과민증의 원인이 되었다. 그러나 최근의 레진 시멘트는 낮은 피막도로 개선되었고 상아질 접착제를 사용하여 결합강도를 강화시켰다.

③ 생체 친화성

레진 시멘트의 단량체는 독성이 있으므로 주의해야 한다. 또한 치수에 유해자극을 가하므로 베이스가 필요하다.

④ 용해도

메타크릴레이트계 시멘트는 용해도가 낮아 물에 잘 용해되지 않는다.

(5) 조작법

치면에는 레진 시멘트와 상아질과의 결합력을 강화시키기 위해 상아질 결합제를 병용하고, 세라믹이나 복합레진의 피착면에는 불산과 실란(silane)으로 적절히 부식 처리한 다음 레진 시멘트를 이용하여 하부 치질에 수복물을 접착한다.

① 치면을 연마하고 분리하여 건조시킨다.
② 인산 용액을 이용하여 15~60초 동안 산부식을 한다.
③ 세라믹과 복합레진 수복물의 피착면을 불산과 실란으로 부식시킨다.
④ 치면을 건조시킨 후, 혼합지에 2개의 연고를 짠 다음 플라스틱 스파튤라로 20~30초 동안 혼합한다.
⑤ 한 개의 레진 시멘트를 사용하여 치면이나 보철물에 적용한 후 광중합한다.

9) 콤포머

콤포머(compomer)는 복합레진(composite resin)과 글래스아이오노머(glass ionomer)의 줄임말로, 복합레진의 내구성에 글래스아이오노머 시멘트의 불소 방출 효과를 동시에 볼 수 있다.

(1) 조성과 경화반응

보통 단일 연고로 구성되며, 수복용으로 사용되는 것은 광중합형이다. 실리케이트 유리입자와 불화나트륨, 폴리산 첨가형 단량체로 구성되는데, 단량체가 중합되며 경화된다. 경화 후 타액의 수분에 의한 산-염기 반응으로 불소를 방출한다.

(2) 특성

재래형 글래스아이오노머 시멘트에 비해 불소 방출량이 적지만, 내구성이 좋기 때문에 수복용으로도 사용된다. 주로 응력이 적은 부위인 3급이나 5급 와동에서 복합레진을 대신하여 사용되고 있다.

TIP! **장착 후 수복물이 탈락되는 이유**

- 액과 분말의 비율이 높은 경우
- 실내 온도가 높은 경우
- 혼합판의 온도가 높은 경우
- 혼합과 접착 사이의 작업 시간이 연장된 경우

10) 치수보호용 시멘트

(1) 베이스

① 사용 목적

시멘트 베이스는 열자극이나 화학적 자극, 혹은 전기적 자극으로 인한 갈바니즘으로부터 치수를 보호하기 위해 사용한다. 또한 수복물에 기계적인 지지력을 제공하고 불소를 첨가하여 항우식 효과 및 저작압에 대한 완충작용과 낮은 수소이온농도(pH)로부터 보호작용을 한다.

② 특성

- 열 차단의 목적으로 이장재보다 두껍게 도포하면 강도가 높아진다.
- 이장재와는 달리 시멘트 베이스는 치수를 보호하기 위해 수복재 하방에 0.75mm 이상 적용한다.
- 치수노출이 발생할 가능성이 있는 부위에 글래스아이오노머 시멘트를 사용하는 경우에는 치수자극을 유발할 수 있으므로 수산화칼슘 시멘트를 도포한 후 사용해야 한다.
- 인산아연 시멘트는 단열을 위한 효과적인 베이스이지만 낮은 수소이온농도(pH)로 인해 치수자극을 유발할 수 있으므로 보호용 와동이장재가 필요하다.
- 고강도 베이스로 사용되는 시멘트는 점조도를 높여 사용하는데 인산아연 시멘트가 가장 강하고 산화아연유지놀 시멘트가 가장 약하다.

③ 베이스로 사용하는 재료

일반적으로 높은 분액비의 인산아연 시멘트와 산화아연유지놀 시멘트, 폴리카복실레이트 시멘트, 글래스아이오노머 시멘트가 사용된다.

(2) 이장재

① 사용 목적

화학적 자극으로부터 치수를 보호하며, 이차 상아질의 형성을 촉진하거나 치수진정 효과를 위해 사용한다. 또한 시멘트나 수복재로부터 자극물이 치수로 유입되는 것을 막고 상아질의 지각과민을 감소시키기 위해 사용한다.

② 특성

- 이장재는 와동에 얇은 층으로 도포되므로 강도가 낮아 응축력이나 수복물의 하방에서 교합력을 지지하기에는 다소 약하다.
- 너무 얇게 도포하면 보호막의 기능이 없어지므로 도포할 때 주의해야 한다.

- 치수에 위해작용이 없어야 하므로 수소이온농도(pH)는 11~12로 염기성이어야 하며 항균성이 있어야 한다.

③ 이장재로 사용하는 재료

와동 이장재로 많이 사용되는 제품으로는 수산화칼슘을 저점도 산화아연유지놀 시멘트에 첨가한 것이나 글래스아이오노머나 레진 시멘트에 첨가한 것들이 있다.

최근에는 수산화칼슘 외에도 인산칼슘 및 칼슘실리케이트 성분을 포함한 이장재들이 사용되고 있다(그림 8-9).

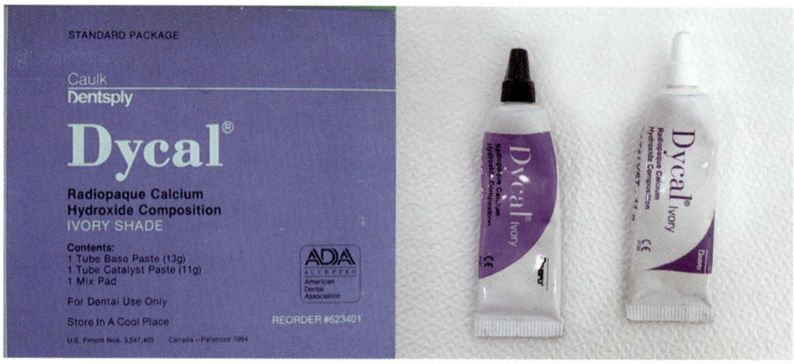

그림 8-9 **수산화칼슘 시멘트**(calcium hydroxide cement)

(3) 바니시(varnish)

① 사용 목적

초기 용해도가 높은 수복물의 용해도를 낮추거나 미세누출을 감소시키기 위해 사용한다. 또한 시멘트나 수복물로부터 유출되는 자극물질을 차단하고 수복물과 치아의 경계면에 구강액이 침투하는 것을 막기 위해 사용한다(그림 8-10).

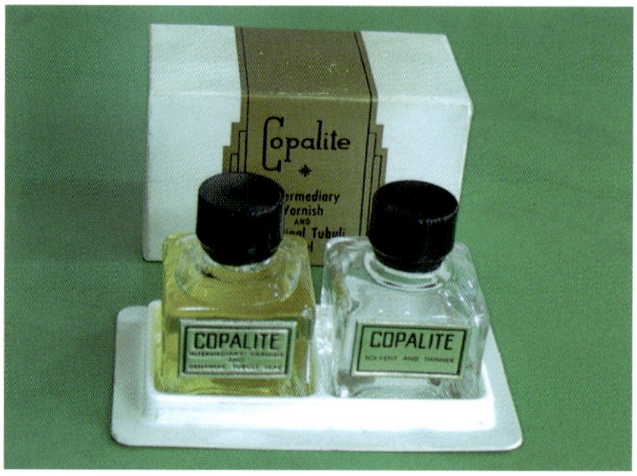

그림 8-10 **바니시**

② 특성

- 바니시는 코팔(copal), 로진(rosin) 또는 합성레진을 아세톤이나 클로르포름, 에테르 등과 같은 유기 용매에 녹인 용액이다.
- 치아에 바니시를 도포하면 휘발성인 유기용매는 증발하고 얇은 레진만 남아 다공성 피막(20~40μm)을 형성하기 때문에 얇게 여러 번 도포한다.
- 인산아연 시멘트 적용 시 산이 침투하는 것을 예방하거나 아말감 수복물의 초기 미세누출을 감소시키기 위해 사용하지만, 글래스아이오노머 시멘트와 복합레진 재료에는 접착 장애가 나타나므로 사용하지 않는다.
- 상아질에 바니시를 도포하면 술후 지각과민을 완화시킬 수 있다.

11) 기타 시멘트

(1) 임시 충전재

① 사용 목적

수복물이 완성되기 전까지 기능적, 심미적인 역할을 수행하며 상처치유 및 치수보호를 위해 임시적으로 사용한다(그림 8-11).

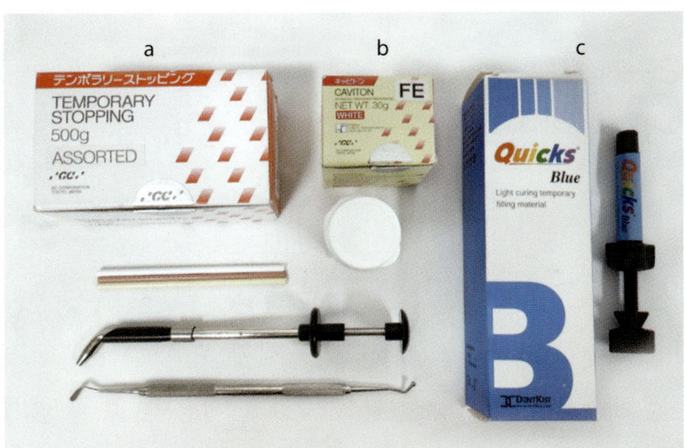

그림 8-11 **임시 충전재**

a : 스타핑 b : 수경성 임시 충전재 c : 레진계 임시 충전재

② 임시 충전재에 요구되는 조건

- 와동봉쇄 효과가 좋아야 한다.
- 교합압 및 물리화학적 자극에 의한 변형이 없어야 한다.
- 충전 및 제거가 용이해야 한다.

- 열전도성이 낮아야 한다.
- 치아의 경조직 및 치수에 대해 위해성이 없어야 한다.

③ 임시 충전재로 사용하는 재료

열가소성 재료인 스타핑(stopping), 수경성(water-settable) 임시 충전재, 산화아연유지놀 시멘트, 레진계 임시 충전재 등이 사용된다.

(2) 치주팩

① 사용 목적

치유 중인 조직을 보호하고 동요 치아의 부목(splinting) 역할을 하며 치주수술 후 하부 조직과 점막 및 치은의 접착을 유지하기 위해 사용한다.

② 특성

외과용 치주팩은 경화시간이 충분해야 수술 부위에 안정적으로 적용할 수 있다. 산화아연유지놀팩은 구강 내의 습기와 열에 의해 경화반응이 시작되며 지혈과 항균작용을 위한 성분을 함유하기도 한다.

③ 치주팩의 종류

a. 산화아연유지놀(zinc oxide eugenol, ZOE) 팩

초기 치주팩은 ZOE 혼합물로 제조되었으나 일부 환자의 유지놀 부작용으로 요즘에는 거의 사용하지 않는다.

b. 가시광선 활성 외과용 팩

우레탄 디메타크릴레이트(urethane dimethacrylate) 레진 계열 재료로 직접 도포용 시린지를 이용한다. 조작과 경화시간을 술자가 조절하는 가시광선 활성 재료를 사용한다. 활성화되면 창상 보호용 투명 탄성 피복체를 형성하므로 심미성이 고려되는 전치부에 사용된다.

c. 비유지놀 팩(Coe-Pak)

비유지놀 치주팩으로 가장 많이 사용되는 것은 코팩(Coe-Pak)으로 수술 부위의 표면을 보호하며 변연 치은과 치간유두를 보호한다.

d. 기타 창상피복 재료

최근에 가장 주목받고 있는 창상피복 재료는 패치형 치주팩이다. 조직 접착면과 외부 자극 보호면으로 구성되어 있으며 타액과 반응하여 접착력이 발생된다. 구강 내 이물감을 최소화시키며 간단하게 원하는 크기와 형태로 조작이 용이하다. 2차 감염방지와 지혈작용을 하며 시술 및 작업시간이 혼합형 치주팩보다 짧다. 비유지놀계 창상피복 재료로 시술 후 경화시간도 짧고 부착이 유지되는 시간(4~6시간)이 길어서 임상에서 많이 사용하는 추세이다.

④ 조작법 (그림 8-12)

a. 치주팩

- 팩이 손에 붙지 않게 장갑에 수분을 유지한다.
- 혼합지에 동량의 베이스(base)와 촉진제(accelerator)를 분배한다.
- 균일한 색이 되게 30~45초 혼합한다.
- 혼합이 끝나면 한 덩어리로 혼합물을 모으고 팩이 끈적이지 않을 때까지 기다린다.
- 4~6개 치아를 포함해서 연조직의 치경부에 납작하게 도포한다.
- 교합면의 일부 과잉 팩을 다듬고 변연을 매끈하게 한다.

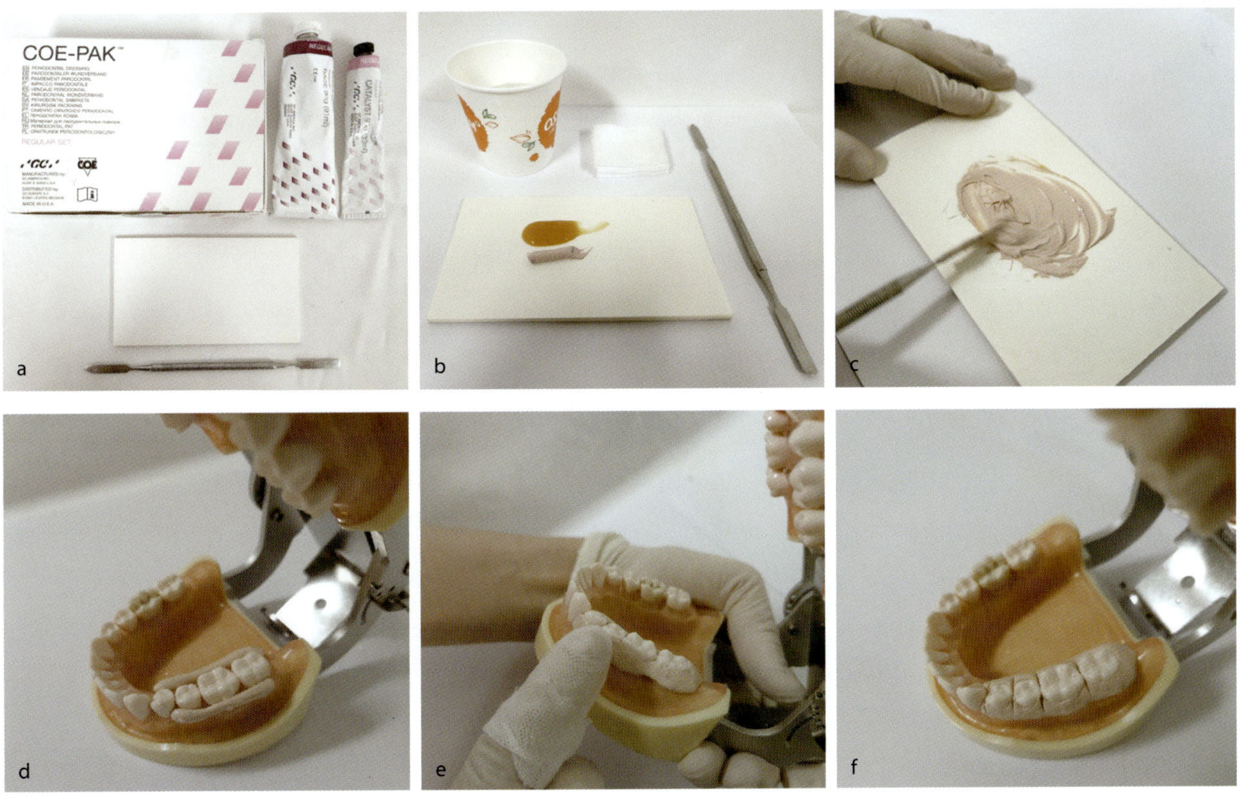

그림 8-12 **치주팩 조작**

b. 패치형 치주팩

- 제품의 사용기한과 오염도를 확인하고 제조회사의 주의사항과 사용방법을 숙지한다.
- 부착 부위의 형태나 크기에 맞게 패치를 잘라준다.
- 접착면의 보호지를 제거한 후 수술 부위에 부착한다.
- 적절한 양의 타액과 반응하면 접착력이 생기므로 10초간 눌러준다(이때 타액이나 혈액이 너무 많거나 타액이 거의 없는 경우에는 부착력이 감소할 수 있다).

(3) 근관충전용 실러(sealer)

근관충전용 실러는 신경치료 후 빈 근관강에 거타퍼쳐(gutta percha)를 서로 접착시켜 유지시키기 위한 목적으로 사용한다. 실러는 특수한 용도로 사용되는 시멘트이다(그림 8-13).

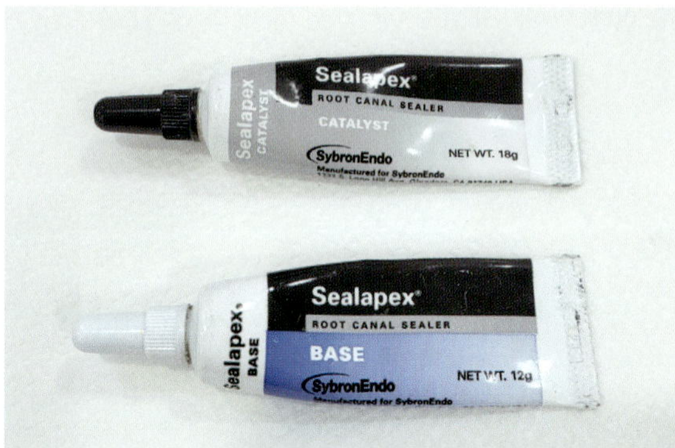

그림 8-13 근관충전용 실러

알아두기

- **치과용 시멘트의 성분**
  - 분말 : 산화아연, 유리분말
  - 액 : 인산, 유지놀, 아크릴산

- **인산아연 시멘트(ZPC)**
  - 산화아연 분말 + 인산 용액을 혼합
  - 상아질과 유사한 열전도율을 가짐
  - 산-염기반응을 함
  - 90초 혼합

알아두기

- **개량형 인산아연 시멘트**
  - 불소나 동을 첨가할 수 있음
  - 항우식 효과와 살균 효과가 있음
- **산화아연유지놀 시멘트(ZOE)**
  - 산화아연 분말 + 유지놀 용액을 혼합
  - 생체 친화성이 좋음
  - 치수동통 완화 효과가 있음
  - 치수진정 효과가 있음
- **폴리카복실레이트 시멘트**
  - 산화아연 분말 + 폴리아크릴산 용액을 혼합
  - 생체 친화성이 좋음
  - 항우식 효과가 있음
- **글래스아이오노머 시멘트(GIC)**
  - 유리 분말 + 아크릴산 용액을 혼합
  - 불소이온을 방출 – 항우식 효과가 있음
  - 산–염기반응을 함
  - 초기 용해도 높음 – 바니시 도포가 필요
- **레진 시멘트**
  - 폴리메틸메타크릴레이트 분말 + 메틸메타크릴레이트 용액을 혼합
  - 중합방식 : 화학중합형(자가중합형), 광중합형, 이원중합형
  - 접착제의 유무 : 접착제가 필요한 레진 시멘트, 자가접착형 레진 시멘트
  - 가장 대중화되고 있는 시멘트
- **치수보호용 시멘트**
  - 화학적 자극이나 열자극, 저작압 등으로부터 보호해 주는 재료
  - 수소이온농도(pH)는 11~12로 염기성이어야 함
  - 이장재, 베이스, 바니시로 사용됨

Review Questions

01. 다음 중 치수자극을 완화시키는 치과용 시멘트는?

① 인산아연 시멘트
② 수산화칼슘 시멘트
③ 규산 시멘트
④ 강화형 인산아연 시멘트
⑤ 글래스아이오노머 시멘트

02. 초기 용해도가 가장 높은 시멘트는?

① 인산아연 시멘트
② 산화아연유지놀 시멘트
③ 글래스아이오노머 시멘트
④ 폴리카복실레이트 시멘트
⑤ 강화형 인산아연 시멘트

03. 치과용 베이스의 목적으로 옳지 않은 것은?

① 용해도를 낮춘다.
② 열자극으로부터 보호한다.
③ 기계적 지지력을 제공한다.
④ 완충작용을 한다.
⑤ 치수진정 효과가 있다.

정답 01. ② 02. ③ 03. ①

Chapter 09

치과용 세라믹

치과용 세라믹 (Dental Ceramic)

학습목표

1. 치과용 세라믹의 특성을 설명할 수 있다.
2. 치과용 세라믹의 분류를 설명할 수 있다.
3. 금속-세라믹 크라운과 올세라믹 크라운의 차이를 설명할 수 있다.

세라믹은 비금속 무기물을 고온에서 구워낸 고체 재료로서 주로 유리, 도자기 등을 말한다. 치과용 세라믹은 반투명성으로 심미적으로 매우 우수할 뿐 아니라 마모 저항성이 뛰어나고 소성 후의 크기 안정성이 좋아 비니어(veneer), 인레이(inlay), 온레이(onlay), 올세라믹 크라운(all ceramic crown), 의치용 인공치, 교정용 브라켓(bracket) 등 여러 분야에서 활용되고 있다.

점차 심미 치과에 대한 관심이 더욱 높아지고 있으므로 치과위생사는 치과용 세라믹의 특성과 용도, 제작 과정을 올바르게 이해하고 있어야 한다.

1. 치과용 세라믹(Dental ceramic)

가마에서 점토 등을 구워 만드는 과정을 소성이라 하며, 일반적으로 소성이 안 된 것을 석기, 1회 소성된 것을 토기, 2회 소성된 것을 도기 또는 자기로 부른다.

- 소성 안됨 ⇒ 석기
- 1회 소성 ⇒ 토기
- 2회 소성 ⇒ 도기 혹은 자기

과거 대부분의 치과용 세라믹은 도재 영역에 속했기 때문에 치과용 도재(dental porcelains)라 불렸는데, 최근에는 도재 영역 이외의 세라믹도 치과에서 사용되고 있다. 따라서 치과용 도재(dental porcelains)보다는 치과용 세라믹(dental ceramics)이 더 옳은 표현이라 하겠다. 세라믹은 성형, 소성 등의 공정을 거쳐 만들어지는 비금속성 무기재료이다.

1) 치과용 세라믹의 조성(Composition)

치과용 세라믹은 석영(quartz), 장석(feldspar), 점토(kaolin)를 기본 성분으로 하며, 실리카(SiO_2), 칼리장석($K_2O \cdot Al_2O_3 \cdot 6SiO_2$), 알루미나(Alumina, Al_2O_3) 등을 용융시켜 만든 유리질 세라믹이다.

세라믹을 콘크리트에 비유해 보았을 때 석영은 철근, 장석은 시멘트, 점토는 모래나 자갈의 역할을 한다.

(1) 석영(quartz)

석영은 용융온도가 매우 높아 열처리하는 동안 치관의 형태를 유지시켜 준다. 그러나 어느 정도 용해되어 액체 상태로 변하는 경우도 있으며 다량으로 혼합하면 투명도가 감소한다.

석영은 광선을 굴절시키는 성질이 있으므로 열처리를 하면 불투명도가 심해지는 경향이 있다. 따라서 오염된 석영을 열처리하면 변색되므로 치과용 세라믹에 쓰이는 석영은 고도의 순수성을 지닌 것이어야 한다.

비용해성 석영의 열팽창 계수는 세라믹 전체의 열팽창 계수를 좌우하므로 과도한 열처리는 물리적 성질의 변화를 초래하는데, 석영에 실리카(SiO_2)와 같은 물질을 첨가하여 열팽창률을 조절할 수 있다. 실리카(SiO_2)는 열팽창률이 낮기 때문에 세라믹 치아의 삭제 시 열 자극에 의해 파절될 위험이 적으며 세라믹의 강도를 증가시킨다.

(2) 장석(feldspar)

장석은 세라믹 치아의 대부분(70~90%)을 차지하고 있으며 치과용 세라믹의 고유 반투명도를 구성하는 성분이다. 특히 칼리 장석($K_2O \cdot Al_2O_3 \cdot 6SiO_2$)은 칼륨을 주성분으로 하는 규산염의 광물로 암석을 구성하는 주요 광물인데, 다양한 금속산화물과 혼합되어 있어 높은 온도에서 소성하게 되면 규산염 광물인 백류석(leucite)과 함께 글라스 상을 형성하게 된다. 이때 얻어진 분말을 치과용 세라믹의 분말로 사용하게 된다. 장석은 열이 가해지는 동안 화학적으로 분해되어 유리상과 결정형 물체를 형성한다.

(3) 점토(kaolin)

점토는 세라믹이 보철물의 외형을 유지할 수 있도록 하며, 점성을 가지고 있기 때문에 입자를 결합시켜 조작이 가능하도록 한다. 또한 불투명하여 소성 시 변색되지 않으므로 세라믹의 색을 아름답게 나타낼 수 있다.

(4) 기타 첨가물

저용융 유리 형태의 융제(flux)는 세라믹이 소결되는 동안 하방의 금속이 녹거나 처져서 변형이 생기지 않도록 분말 입자들의 소결에 요구되는 온도를 충분히 낮추기 위해 사용한다.

자연치의 여러 색조를 내기 위하여 다양한 금속 산화물과 글라스 장석분말로 제조한 색조를 착색제로 첨가한다. 색상으로는 철 또는 니켈 산화물(갈색), 구리(녹색), 티타늄(황갈색), 망간(엷은 자주색), 코발트(청색)를 사용한다. 세륨, 지르코니아, 티타늄, 주석 산화물을 첨가하면 불투명성이 강화된다.

2) 치과용 세라믹의 특성

- 치과용 세라믹은 백색이고 흡수성이 거의 없으며 화학적 불활성이나 빛 투과성이 있다.
- 색조의 재현성, 전기 절연성, 열 차단성 등의 우수한 성질을 가지고 있다.
- 치과용 수복재료로서 세라믹은 뛰어난 심미성을 가지고 있다.
- 금속 또는 폴리머에서 나타나는 유해한 물질의 유출이나 부식이 없고 표면이 매끄러워 치면세균막이나 미생물의 침착이 잘 생기지 않는다.
- 내화학성이 좋으며 오랫동안 사용하더라도 표면이 변색되거나 변질되지 않는다.
- 세라믹은 높은 마모 저항성을 가지고 있지만 교합하는 자연치나 다른 수복재료를 마모시킬 위험성이 있다.
- 금속이나 기타 폴리머 재료에 비해 파절에 대한 저항성이 약하고 취성(brittleness)이 높아 수복의 적용 범위가 제한되기도 하지만 압축강도는 매우 강하며, 인장강도나 전단강도는 낮은 편이다.
- 세라믹은 플라스틱, 금속과 달리 매우 높은 용융점을 갖는데 1,000℃ 이상이 되면 취성이 커져 가공하기가 쉽지 않게 된다.
- 소성이 덜된 세라믹은 유리화가 완료되지 않았으므로 비교적 약하다. 적정 온도에서의 소성은 강도 유지에 있어 매우 중요하며 과소성(over-firing)하게 되면 강도가 감소한다.
- 세라믹을 너무 급속히 냉각시켜도 잔금이 생겨 강도가 감소된다.
- 글레이징(glazing)을 하지 않은 세라믹은 글레이징을 한 세라믹보다 강도가 훨씬 낮다(그림 9-1).

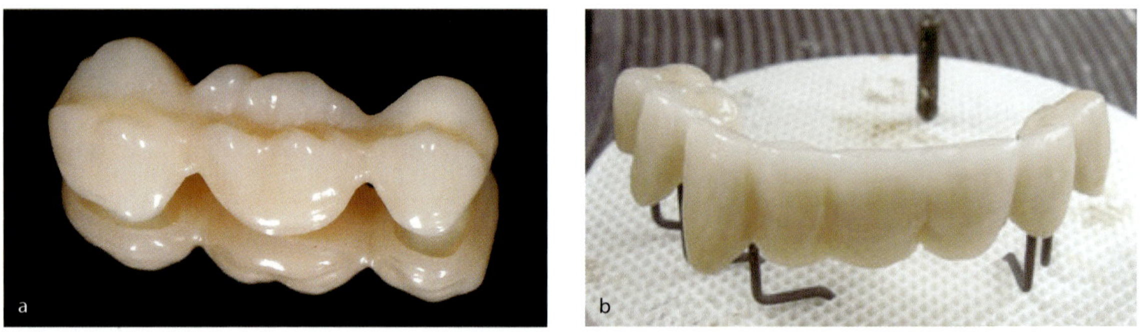

그림 9-1 **세라믹으로 제작된 계속가공의치**

3) 치과용 세라믹의 분류

치과용 세라믹은 재질, 용도, 가공법, 하부 구조재, 소결온도, 사용부위 등에 따라 다양하게 분류할 수 있다.

- 재질에 따른 분류 : 장석 포세린(feldspathic porcelain), 루사이트 강화 포세린(leucite-reinforced porcelain), 알루미나 포세린(aluminous porcelain), 유리침투 알루미나(glass-infiltrated alumina), 지르코니아(zirconia), 글라스세라믹(glass ceramics)
- 용도에 따른 분류 : 비니어(veneer), 인레이, 금속-세라믹 크라운, 올세라믹 크라운, 의치용 세라믹
- 가공법에 따른 분류 : 소결(sintering), 주조(casting), 컴퓨터를 이용한 설계 및 가공(CAD/CAM)
- 하부 구조재에 따른 분류 : 금속-세라믹 수복물의 금속 종류에 따라 분류

이 외에도 다음과 같이 소결온도와 사용 부위에 따른 분류 방법이 있다.

(1) 소결온도에 따른 분류

다양한 소결 온도를 갖는 치과용 세라믹을 제조하기 위해 글라스 조절제를 사용하는데 소결온도에 따라 고온 소결형, 중간 소결형, 저온 소결형, 초저온 소결형으로 구분되며, 온도에 따라 용도가 달라진다(표 9-1). 적당한 소결온도 범위와 양호한 화학적 내구성 간의 균형이 유지되어야 한다.

표 9-1 **소결온도에 따른 분류**

구분	소결온도 ℃(℉)	용도
고온 소결형(high-fusing)	1,200~1,400(2,300~2,500)	주로 인공 세라믹치관 제작
중간 소결형(medium-fusing)	1,050~1,200(2,000~2,350)	올세라믹 크라운(all ceramic crown) 계속가공의치(porcelain pontic) 제작
저온 소결형(low-fusing)	850~1,050(1,600~2,000)	금속세라믹 크라운(metal-ceramic crown) 계속가공의치(PFM crown)
초저온 소결형(low-fusing)	850 이하	금속세라믹 크라운(PFM crown)

(2) 사용 부위에 따른 분류

치과용 세라믹은 사용 부위에 따라 불투명(opaque) 세라믹, 치경부(cervical) 세라믹, 상아질(dentin) 세라믹, 법랑질(enamel) 세라믹, 반투명(translucent) 세라믹으로 구분할 수 있다.

- 불투명 세라믹 : 내부 금속의 색을 차단하기 위해 사용하는 세라믹으로, 상아질 세라믹과 금속의 결합을 양호하게 한다(그림 9-2). 세라믹 분말 중 가장 먼저 사용하며, 가장 불투명하고 열팽창률이 분말 중에서 가장 높다. 이 불투명 세라믹에 알루미나 결정 입자를 40~50% 정도 함유시켜 강도를 강하게 하여 코어(core) 세라믹으로 사용하기도 한다.

• 반투명 세라믹 : 자연치의 절단부위와 표면의 반투명성을 나타내기 위해 사용하며, 일명 T-powder 라고도 한다.
• 치경부 세라믹 : 치경부 색조를 자연감 있게 나타내기 위해 사용한다.
• 상아질 세라믹 : 반투명 세라믹으로 자연치의 상아질에 해당하며 색조(shade)별로 나뉘어져 있다.
• 법랑질 세라믹 : 자연치의 법랑질과 같은 반투명감을 나타내며 무채색이다.

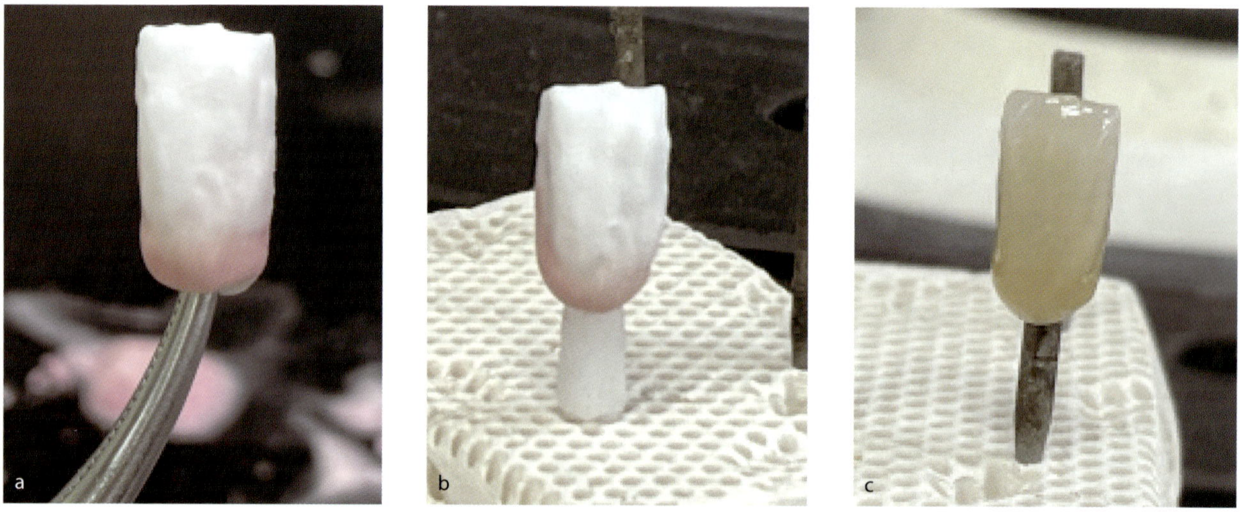

그림 9-2 세라믹 축성

2. 세라믹 크라운(Ceramic crown)

세라믹 크라운은 금속-세라믹 크라운과 올세라믹 크라운으로 구분할 수 있다.

금속-세라믹 크라운은 금속지지관을 제작한 후 금속색의 투과를 방지하기 위하여 세라믹을 입혀 제작하는 반면, 올세라믹 크라운은 심미성을 위하여 금속지지관 없이 세라믹으로만 제작한다.

1) 금속-세라믹 크라운(Porcelain fused to metal crown, PFM)

금속-세라믹 크라운은 Ceramo metal crown이라고도 하며, 약칭으로 PFM이라고 한다. 금속-세라믹 크라운은 금속으로 지대치에 지지관(coping)을 제작하고 그 위에 세라믹을 입혀 제작하는 크라운이다. 금속 하부 구조물과 세라믹 구조물로 구성되며 세라믹 구조물은 일반적으로 불투명(opaque) 세라믹, 상아질(dentin) 세라믹, 법랑질(enamel) 세라믹으로 구성된다(그림 9-3).

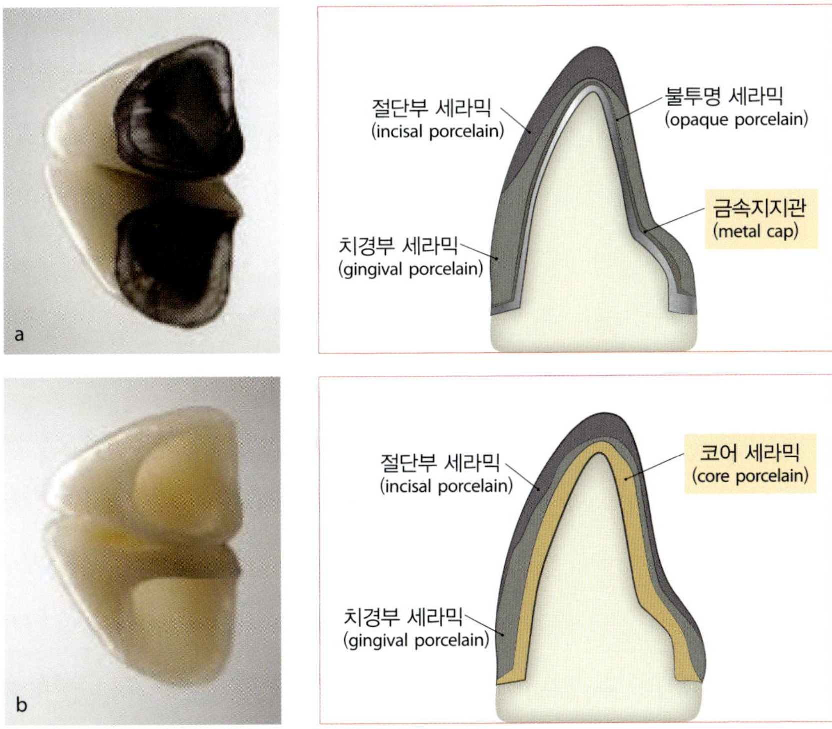

그림 9-3 **세라믹 크라운의 구조 비교**

a : 금속-세라믹 크라운 b : 올세라믹 크라운

(1) 세라믹과 금속 간의 결합

① 화학적 결합

세라믹과 금속 산화막 간의 확산에 의한 결합이다. 금속-세라믹용 합금에 첨가되어 있는 미량의 금속 원소들이 탈산(degassing) 처리 및 세라믹 소성 시 가열에 의해 금속 표면에 산화물 층을 형성한다. 이 층은 세라믹 성분의 산화물이 비결정 유리질과 반응하여 화학적으로 결합된 것이다. 세라믹과 금속 간의 화학적 결합은 가장 강한 결합력을 나타낸다(그림 9-4).

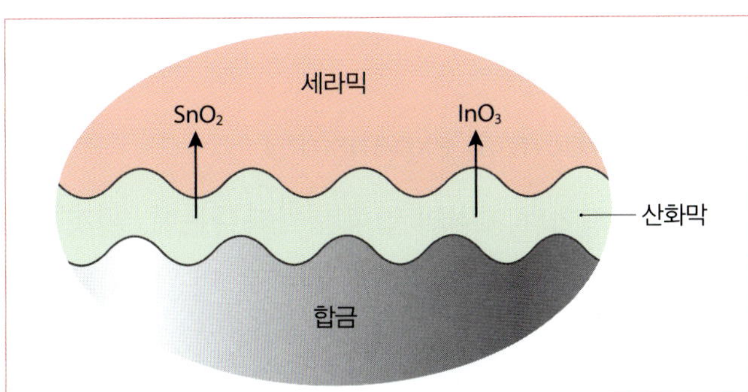

그림 9-4 **화학적 결합**

② 기계적 결합

금속 구조물이 연마 기구에 의해 표면 조정된 후 금속 표면에 생성된 요철구조의 함몰부(undercut) 속에 세라믹이 합입되어 맞물림 효과를 얻게 됨으로써 형태가 유지되는 결합이다(그림 9-5).

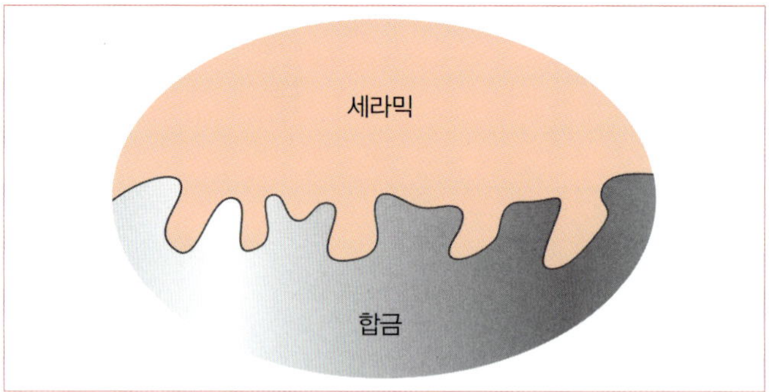

그림 9-5 기계적 결합

③ 압축력에 의한 결합

세라믹과 합금의 열팽창률 차이를 이용한 결합으로 세라믹의 열팽창률을 금속보다 낮게 만들어 세라믹이 가벼운 압력을 받은 상태가 되게 해 줌으로써 결합력을 증대시키는 결합이다(그림 9-6).

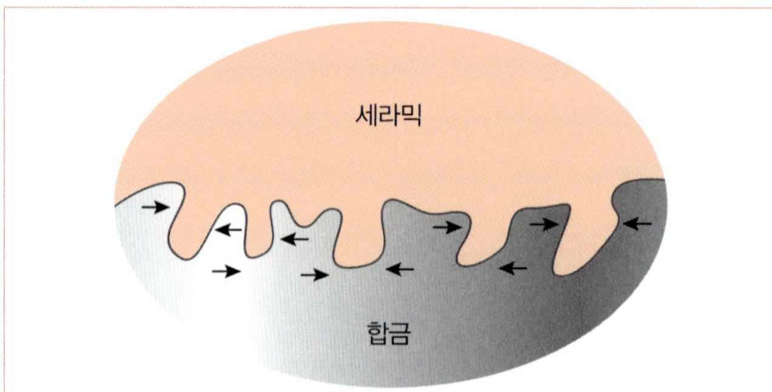

그림 9-6 압축력에 의한 결합

(2) 세라믹과 금속의 열팽창(thermal expansion)

일반적으로 물체는 열을 받으면 길이와 체적의 변화가 나타나는데, 이것을 열팽창이라고 한다.

금속-세라믹 크라운은 제작 시 금속을 이용하여 지지관을 만든 다음 그 위에 불투명 세라믹(opaque ceramic)을 한 겹 도포하는데 이것이 금속의 산화층과 결합한다.

금속 구조 위에 축성시킨 세라믹을 가열하면 열가소성에 의해 형태가 변하면서 금속 구조에 접착된다. 하지만, 글라스와 세라믹은 금속처럼 휘지 않기 때문에 금속과 세라믹 사이에서 열팽창의 차이가 발생하게 되면 세라믹은 깨지거나 떨어져 나가게 된다.

세라믹의 열팽창 계수가 크게 되면 고온에서 세라믹이 소결되고 실온에서 냉각되는 동안 세라믹이 금속보다 작아지거나 짧아지게 된다. 즉, 금속–세라믹 크라운의 경우 두 개가 접착되어 있으므로 세라믹 쪽에는 인장응력이, 금속 쪽에는 압축응력이 작용하게 되므로 인장응력에 약한 세라믹이 잘 깨지게 된다. 반면에 세라믹보다 금속의 열팽창 계수가 크면 세라믹이 소결 후 실온까지 냉각되는 동안 금속이 많이 수축하게 되므로 세라믹 쪽에 압축응력이 가해지기는 하지만, 세라믹은 압축응력에 상당히 강하기 때문에 파괴되지 않고 안정적인 소성체를 이루게 된다. 따라서 금속의 열팽창 계수가 세라믹보다 커야 내부로의 압축응력이 형성되어 금속–세라믹 결합이 잘 이루어지게 된다. 그러나 금속과 세라믹의 열팽창 계수 차이가 너무 크게 되면 양쪽에 전단력이 작용하여 파절이 나타나게 된다.

일반적으로 금속과 세라믹의 열팽창 계수의 차이는 1×10^{-6}/℃ 정도가 바람직하다.

(3) 소성 반응

치과용 세라믹을 소성하면 장석은 유리와 백류석(leucite)이라고 하는 유리질의 결정체가 된다.

소성 온도보다 높거나 너무 오래 소성할 경우에는 유리 성분이 백류석을 용해시킨다. 그러나 낮은 온도에서 소성할 경우 백류석의 일부가 용해되지 않고 남게 된다. 그러므로 정확한 시간, 온도, 계획 하에 소성하는 것이 중요하다.

① 응축(condensation)

분말과 증류수 또는 액을 크림 상으로 혼합하여 금속 상에 올려 축조된 세라믹 입자 사이의 증류수를 제거하고 세라믹 입자 사이를 아주 밀접하게 축성하는 과정이다. 지지관(coping) 위에 혼합된 세라믹을 올리고 진동을 가하여 응축한다.

② 소결

세라믹 소성은 분말의 소결 과정으로, 세라믹을 가열하여 분말에서 고체 상태로 변화시키는 과정이다. 분말은 용융되지 않아 일반적인 형태를 유지하는데, 눈이 녹지 않고 서로 뭉쳐져 있는 것과 유사하다. 세라믹 소결은 진흙 항아리, 도자기, 세라믹 타일을 굽는 과정과 같다. 다공성을 줄이면 치밀해져서 강도가 증가한다. 소결 후 수복물의 최종 형태는 연마재로 다듬는다.

③ 글레이징(glazing)

세라믹 치관의 표면은 음식물 잔사가 잘 부착되지 않도록 매끄러워야 한다. 글레이즈(glaze)는 낮은 소성 온도에서 광택을 내기 위해 세라믹 표면에 사용하는 투명한 유약 광택제이다. 형태 수정이 끝난 세라믹을 소결온도까지 재가열하고 그 온도를 냉각 전에 1~3분 동안 유지하면, 글레이즈가 흘러나와 세라믹 표면에 매끄러운 유리막이 형성된다(그림 9-7).

만일 세라믹과 글레이즈의 열팽창률이 같지 않으면 표면에 잔금이 생기거나 표면이 벗겨지는 등의 마모 현상이 나타난다.

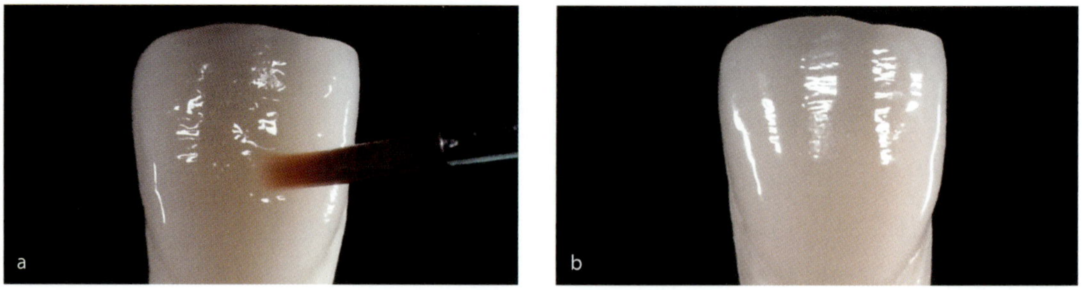

그림 9-7 **세라믹 크라운의 글레이징**

(4) 금속 - 세라믹 크라운의 장 · 단점

① 장점

세라믹의 우수한 내마모성과 내식성, 생체 재료로서의 뛰어난 안정성과 심미성 및 금속의 우수한 내충격성이 금속-세라믹 크라운의 장점이다.

② 단점

치질의 삭제량이 많고 금속으로 인해 자연치와 유사한 색조의 재현이 어렵다. 또한 치경부 금속선의 노출로 인해 치은이 검게 보일 수 있다. 귀금속 합금을 사용하는 경우 제작 비용이 고가이고, 비귀금속 합금을 사용하는 경우에는 생체 적합성이 낮아 알러지 반응이 나타날 수 있다.

(5) 금속 - 세라믹 크라운의 적응증 및 금기증

① 적응증

- 우식 부위가 커서 절단 부위까지 전부 크라운으로 수복해야 하는 경우
- 변색이나 기형 등의 심미적인 고려가 필요한 경우

② 금기증

- 대합치와의 접촉 관계가 긴밀한 경우
- 교합압이 집중되거나 이갈이(bruxism)를 심하게 하는 경우[세라믹 크라운이 깨지거나 균열(crack)이 생길 수 있음]
- 불충분한 치관 길이로 지지와 유지가 어려운 치아

- 치수강이 커서 치질 삭제량을 충분히 얻을 수 없는 치아
- 임상 치관의 길이가 짧아 절단이나 교합 부위에서 세라믹의 두께 확보가 어려운 치아

2) 올세라믹 크라운(All ceramic crown, 전부도재관)

(1) 올세라믹 크라운의 장 · 단점

① 장점

- 금속 지지관(coping) 없이 제작되어 금속–세라믹 크라운에 비해 뛰어난 심미성을 가지고 있다(그림 9–8).
- 색조, 표면의 성질 및 투명도 등에서 자연치질과 가장 유사하다.

② 단점

- 강도가 낮다.
- 제작과정이 까다롭고 시간이 많이 소요되며 비용이 고가이다.

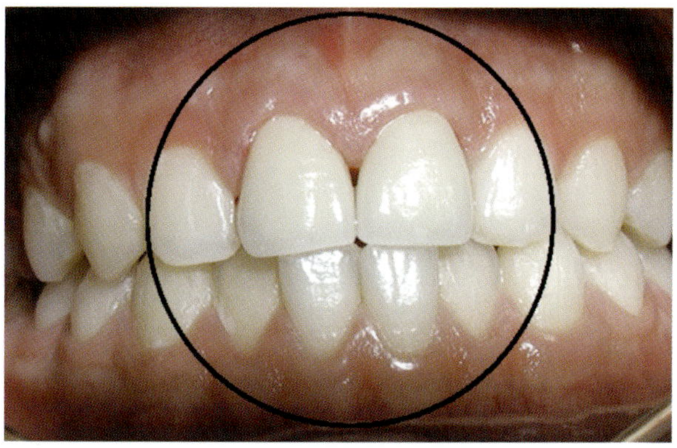

그림 9–8 올세라믹 크라운

(2) 올세라믹 크라운의 적응증 및 금기증

① 적응증

심미성을 주목적으로 하는 치아가 적응된다. 올세라믹 크라운은 충분한 양의 법랑질이 있어야 적용할 수 있다. 법랑질과의 기계적 결합에 의해 미세누출을 방지하고 이차우식증을 예방하기 위하여 세라믹 크라운의 변연부는 법랑질 상에 놓여야 한다.

- 정중이개나 회전된 치아, 또는 전위된 치아 등 위치 이상 치아
- 전치의 절연길이가 불규칙하거나, 기형치, 왜소치, 기타 마모나 교모된 치아
- 외상에 의한 파절 등 형태 이상 치아

② 금기증

올세라믹 크라운의 가장 큰 단점은 낮은 강도이다. 따라서 세라믹으로만 제작된 구치부 계속가공의치의 경우 교합력에 저항할 만큼의 충분한 강도를 지니지 못한다.

- 이갈이나 물건을 물어뜯는 나쁜 구강습관이 있는 경우
- 절단교합으로 과대한 교합압이 가해지는 경우
- 치아위치 이상이나 파절의 정도가 심한 경우

3) 의치용 인공치

의치용 치아로 사용하는 세라믹 인공치로서 내구성, 내마모성 등이 레진 치아보다 우수하나 의치상과의 결합력은 약하다. 취성과 경도가 높으며 마모 저항성이 크고 의치상과 잘 접착되지 않으므로 금속 핀이나 기계적인 유지력이 필요하다.

자연치와 비슷한 심미성이 있으나 음식을 씹을 때 덜그럭거리는(clicking sound) 마찰음이 발생하거나 대합치가 레진 치아인 경우 마모될 수 있다.

(1) 적응증

의치를 지지하는 잔존 치조골이 우수하고 대합치가 모두 의치인 경우에 사용할 수 있다.

(2) 금기증

대합치가 레진 치아인 경우에는 마모시킬 수 있으므로 사용하기에 적합하지 않다.

3. 세라믹 비니어(Ceramic veneer)

세라믹 비니어는 0.4~0.5mm의 얇은 판을 지대치 순면에 접착하여 색조와 형태를 회복시키는 올세라믹 크라운의 일종으로 라미네이트라고 부르기도 한다(그림 9-9).

치질의 삭제량이 적으므로 치질이 보존된다는 장점이 있다. 주로 모형상에서 축성, 소성하여 제작하며 기계적 결합 강도를 좋게 하기 위해 비니어 안쪽은 실란(silane) 처리를 하고 자연치의 순면은 산으로 부식한 후 레진 시멘트를 이용하여 접착시킨다.

세라믹 비니어는 교합압에 깨질 수 있으므로 사용 시 주의사항을 환자에게 잘 교육시켜야 한다.

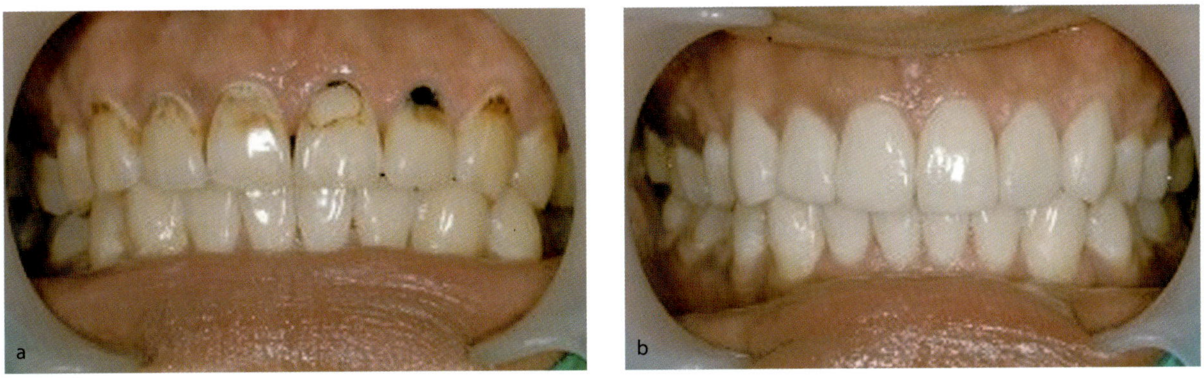

그림 9-9 세라믹 비니어

4. 세라믹 인레이(Ceramic inlay)

세라믹으로 인레이를 제작할 때는 와동 형성 시 심미성과 강도를 얻기 위해 금 인레이보다 1mm 정도 더 깊게 와동을 형성한다. 최근 컴퓨터를 이용하여 디자인하고 제작하는 방법이 소개되면서 주로 시레이(celay), 세렉(cerec) 시스템으로 제작하고 있다.

5. 다결정질 세라믹(Polycrystalline ceramics) : 지르코니아

지르코니아는 1798년 클래프로트(Klaproth)에 의해 지르콘(zircon)에서 처음으로 발견되었으며 지르콘의 화학 구조는 $ZrSiO_4$이며, 경도는 7.5 정도로 석영과 비슷하며 유리질이 없는 미세한 결정 입자의 소결체인 다결정질 세라믹이다. 지르코니아는 1975년 그라비(Gravie)가 'ceramic steel'로 명명했듯이 물리적인 성질이 금속과 가까운 세라믹이다(그림 9-10).

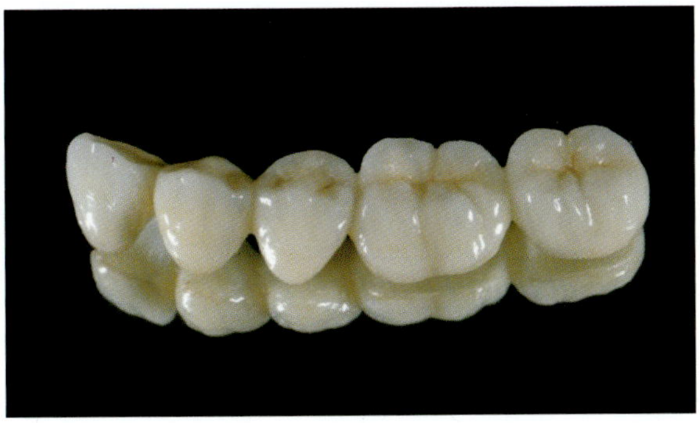

그림 9-10 지르코니아 크라운

(1) 지르코니아의 용도

세라믹의 최대 단점인 취성을 극복하여 금관, 인레이, 온레이 및 계속가공의치 등의 치과 수복물에 다양하게 사용되며 임플란트 보철물에도 사용되고 있다.

(2) 지르코니아의 장 · 단점

① 장점

- 자연치아와 비슷한 색상
- 높은 내열성
- 낮은 열전도율
- 산성, 알칼리성에 안정적인 내화학적 안정성
- 낮은 열팽창성
- 높은 강도 · 경도 및 내마모성

② 단점

- 수분에 오래 노출 시 강도 감소(지르코니아 노화현상)
- 취급 시 부피 팽창에 의한 압축력 발생으로 강도가 감소할 수 있음

TIP!

세라믹 수복물의 접착 시 주의사항

- 세라믹 수복물은 인산아연 시멘트나 글래스아이노머 시멘트를 이용하는 경우 수용성 성질로 인한 흡수와 팽창으로 수복물의 인장응력을 발생시켜 강도가 약화되므로 사용하지 않는다.
- 세라믹 수복물은 심미성과 강도를 증가시키기 위해 레진 시멘트로 접착하는데 대부분은 세라믹 표면은 불산(hydrofluoric acid)으로 부식시키고, 치아의 법랑질은 산부식(eching), 상아질은 상아질 접착제로 처리하고 레진 시멘트를 이용해 접착한다.
- 레진 시멘트의 용해도를 낮추기 위하여 이원중합 방식으로 접착하면 물리적 성질이 강화되어 접착력을 높일 수 있다.

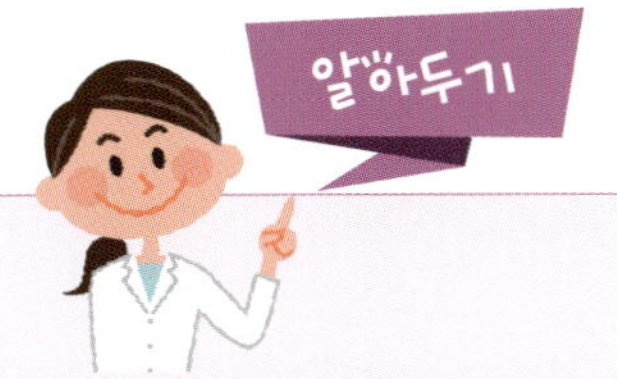

- **치과용 세라믹의 성분**

  석영(quartz), 장석(feldspar), 점토(kaolin)로 구성되어 있으며 그 외 점토, 실리카(silica, SiO_2), 기타 첨가물이 함유되어 있음

- **금속-세라믹 크라운**

  강도 강화를 위해 내부에 금속이 있고 그 위에 세라믹을 결합하여 강도와 심미성을 동시에 얻는 것으로, 세라믹을 축성할 수 있게 금속 내관을 주조하고 산화 처리한 후 여러 다른 세라믹 층을 순서적으로 축성과 소성을 반복하여 금속-세라믹 크라운을 형성

- **올세라믹 크라운**

  금속 지지관 없이 제작되어 심미적인 측면에서 뛰어난 장점을 가지고 있지만 강도가 낮은 단점이 있음

- **세라믹 비니어**

  얇은 판을 지대치 순면에 접착하여 색조와 형태를 회복하는 올세라믹 크라운의 일종

- **지르코니아**

  석영과 비슷하며 유리질이 없는 미세한 결정 입자의 소결체인 다결정질 세라믹으로 높은 내열성과 낮은 열전도율, 내화학적 안정성과 낮은 열팽창 계수, 높은 강도 · 경도와 내마모성으로 치과 수복물에 다양하게 사용하고 있으나 수분에 오랜 기간 노출되면 물성이 저하되어 강도가 감소되는 단점이 있음

Review Questions

01. 치과용 세라믹의 특징으로 옳은 것은?

① 취성이 크다.
② 젖음성이 크다.
③ 압축 강도가 낮다.
④ 마모저항성이 낮다.
⑤ 열팽창 계수가 크다.

02. 올세라믹 크라운의 특징으로 옳은 것은?

① 제작하기 쉽다.
② 치아 삭제가 많다.
③ 심미성이 제한된다.
④ 내부에 금속 코어가 들어간다.
⑤ 불투명 세라믹은 금속의 색을 차단한다.

03. 다음 금속-세라믹 간의 결합에 관한 설명 중 옳지 않은 것은?

① 세라믹의 소결 수축을 유도한다.
② 세라믹의 열팽창 계수가 금속보다 더 크도록 한다.
③ 금속 표면의 요철 구조로 미세유지 형태를 주도록 한다.
④ 세라믹과 금속의 산화막 간의 확산이 일어나도록 한다.
⑤ 세라믹의 열팽창 계수를 금속보다 낮게 설정해서 세라믹 내에 압축응력이 발생하도록 한다.

정답 01. ① 02. ② 03. ②

Chapter 10

의치상용 고분자

1. 고분자
2. 의치상 레진

1 고분자 (Polymer)

학습목표

1. 고분자(polymer) 화합물의 개념을 설명할 수 있다.
2. 고분자 화합물의 중합단계를 설명할 수 있다.

1. 고분자(polymer) 화합물의 개념

고분자는 단량체(monomer)가 공유결합에 의해 반복적으로 연결된 최소 분자량이 5,000~10,000 이상인 거대 분자를 말한다. 고분자는 단량체들이 결합하여 사슬구조를 이루는 데 단일 사슬구조 모양에 따라 선형(linear), 분지형(branched), 교차결합형(cross-linked), 그물망형(network) 등으로 분류된다(그림 10-1).

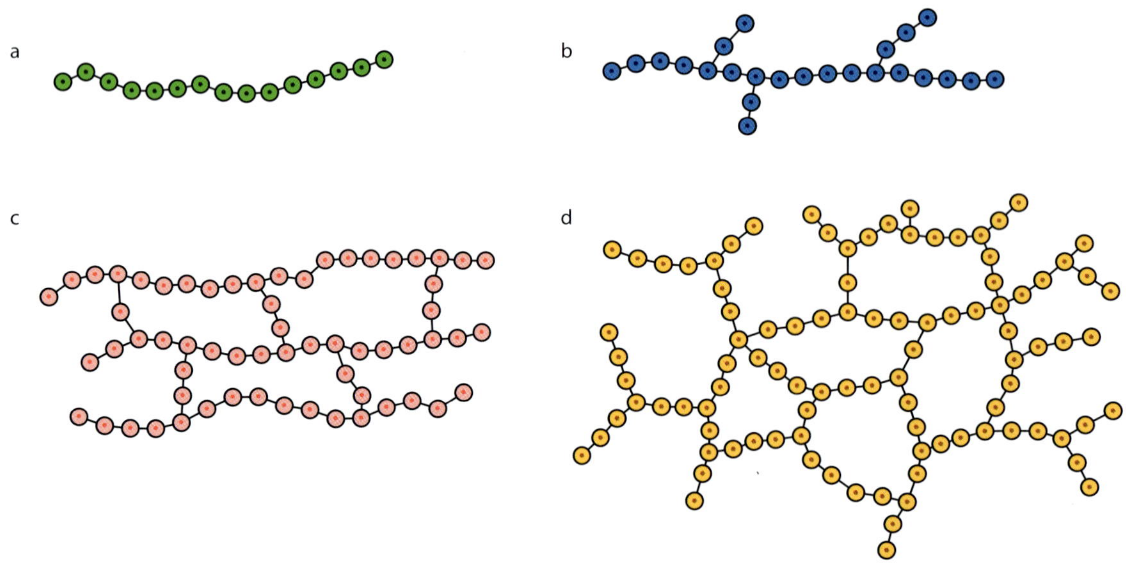

그림 10-1 고분자 사슬의 배열

a : 선형 b : 분지형 c : 교차결합형 d : 그물망형

고분자의 분자량이 클수록 고분자 사슬(polymer chain)의 길이가 길고, 교차결합형과 그물망형과 같은 복잡한 구조를 보일수록 중합체는 수분흡수도와 용해도가 감소되며 쉽게 변형되지 않고 강도가 증가한다.

2. 중합반응

하나 이상의 저분자량 단량체들이 커다란 분자를 만들기 위해 반복적으로 반응하여 중합체로 바뀌는 것을 중합반응(polymerization reaction)이라 한다. 단량체(monomer)는 고분자 화합물, 또는 화합체를 구성하는 단위체가 되는 분자량이 작은 물질로서 중합반응에 의해 중합체를 합성할 때의 출발 물질이다. 즉, 단량체가 다른 단량체와 반응하여 단일분자가 생성되면 이것은 이량체(dimer)가 되며 이량체가 다시 단량체와 반응하여 단일분자를 형성하게 되면 삼량체(trimer)가 된다. 이와 같이 반복적인 중합반응을 거쳐서 여러 개의 단량체가 만들어지게 되면 다량체(polymer), 즉 폴리머 중합체가 되는 것이다.

치과용 고분자는 중합반응에 따라 축중합(condensation polymerization)과 부가중합(addition polymerization)으로 분류할 수 있다.

(1) 축중합

축중합은 축합중합이라고도 하며 두 분자가 반응하여 작은 분자가 빠지면서 보다 큰 분자를 형성하는 것을 말한다. 따라서 축중합은 두 개 이상의 작용기를 가지고 있는 단량체의 단계적 결합으로 진행되어 물, 알코올과 같은 반응 부산물을 생성하는데 대표적인 예로 폴리설파이드 인상재와 축중합형 실리콘이 있다.

(2) 부가중합

부가중합은 단량체가 한 번에 하나씩 활성화되어 중합체 사슬에 반복적으로 결합함으로써 중합반응이 일어나며 반응 부산물이 생기지 않는다. 부가중합을 하는 화합물은 분자 내에 불포화 이중결합기(unsaturated double bond group)가 있어야 한다. 수복 재료, 시멘트, 치면열구 전색제, 아크릴 레진과 복합레진 재료는 부가중합을 거쳐 경화된다.

단량체는 중합반응에 참여하는 반응성 분자로 작용기(functional group)를 가지고 있다. 아크릴 레진 단량체의 작용기는 탄소-탄소 이중결합(C=C)이다.

부가중합은 비공유 전자의 자유라디칼 반응에 의한 중합방법이다. 자유라디칼은 열이나 화학물질, 가시광선 등의 에너지에 의해 자유라디칼을 생성하는 분자가 활성화(activation)되면 발생한다.

3. 중합의 단계

(1) 활성화 단계

자유라디칼을 생성하는 과정을 활성화 단계라고 한다. 반응 개시제를 활성화하는 방법에 따라 레진을 분류할 수 있는데 열에 의해 벤조일 퍼옥사이드(benzoyl peroxide)가 분해되어 활성화되는 경우는 열중합형(heat-cured) 레진, 3차 아민(tertiary amine)에 벤조일 퍼옥사이드가 분해되어 활성화되는 경우는 화학중합형(chemically-cured) · 자가중합형(self-cured) 레진, 빛에 의해서 캄포르퀴논이 분해되어 활성화되는 경우는 광중합형(light-cured) 레진으로 분류한다.

(2) 개시(initiation) 단계

치과용 레진에서 가장 흔히 사용되는 반응 개시제는 벤조일 퍼옥사이드(benzoyl peroxide)라고 불리는 과산화벤조일이다. 벤조일 퍼옥사이드는 결합부분의 전자밀도가 커서 그 반발로 끊어지기 쉬워 열(65℃ 이상)을 가하거나 화학물질을 첨가하면 2개의 자유리디칼이 생긴다.

(3) 성장(propagation) 단계

중합 단계에서 사슬의 성장 또는 길이가 증가하는 단계로 성장단계라고 한다. 개시 단계에 만들어진 자유라디칼은 단량체와 반응하여 새로운 단량체의 이중결합이 단일결합이 되면서 새로운 자유라디칼을 만들고 분자사슬은 길어지게 된다(그림 10-2).

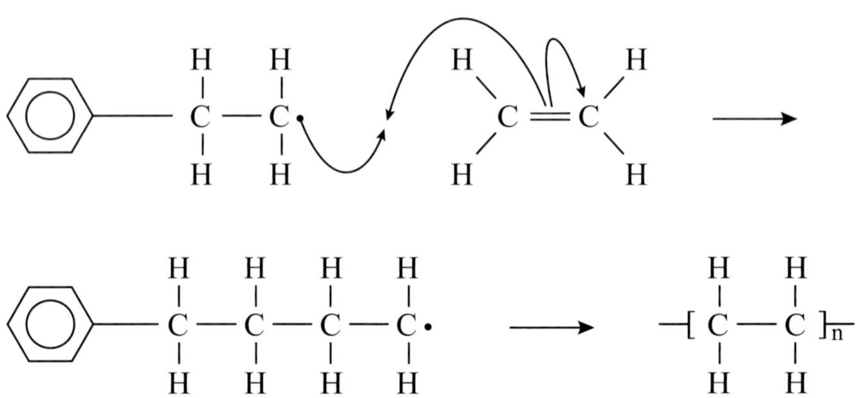

그림 10-2 자유라디칼 중합의 성장단계

(4) 정지(termination) 단계

성장 중인 두 개의 고분자 사슬이 활성 단량체로 서로 결합하거나 반응개시제나 용매 등과 반응하면 계속 끊임없이 반응이 일어나는 것이 아니라 활성 단량체와 자유라디칼이 소멸되면서 반응은 정지하게 된다. 즉, 성장하는 사슬 끝에서 두 개의 자유라디칼이 만나서 반응하면 단일 결합이 형성되면서 중합반응이 종료된다. 다시 말해 사슬이 계속 성장하면 자유라디칼이 소멸되면서 양측 사슬의 중합이 정지된다.

4. 공중합(copolymerization)

공중합은 사용 목적에 맞는 중합체의 성질을 개선시키고 특성을 다양하게 하기 위해 둘 이상의 다른 단량체를 중합시키는 것을 말한다. 공중합체를 형성하면 유기용매에 대한 용해 저항성, 접착성, 충격 강도, 표면 특성 등이 향상된다.

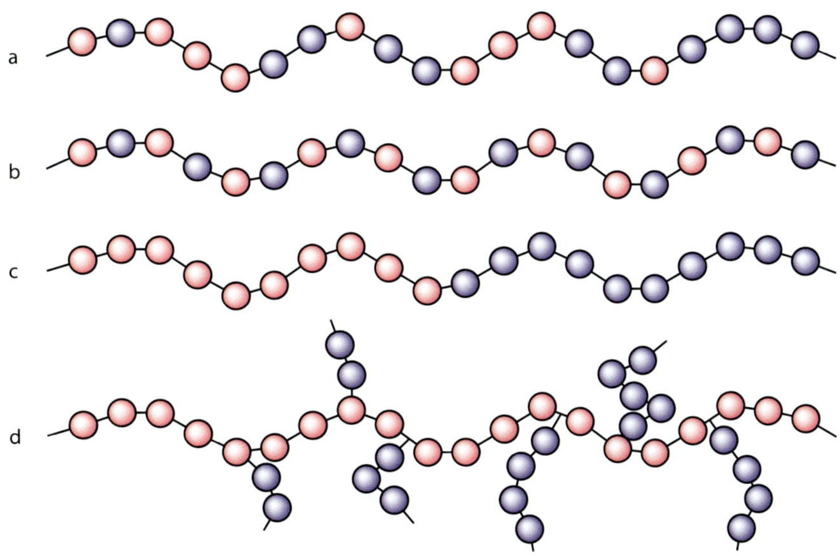

그림 10-3 **공중합체의 종류**

a : 무작위 공중합체 b : 교대 공중합체 c : 블록 공중합체 d : 가지 공중합체

2 의치상 레진 (Denture acrylic resin)

학습목표

1. 의치상용 고분자의 개념을 설명할 수 있다.
2. 의치상용 고분자의 중합과정을 설명할 수 있다.
3. 의치상용 고분자의 특성을 설명할 수 있다.

고정성 보철물과 마찬가지로 가철성 의치(denture)는 상실 치아를 수복해 주는 보철물이다. 치과위생사는 임상에서 의치를 장착한 환자들을 관리하기 위해 의치 제작에 필요한 재료의 특성 및 제작 과정과 관리방법을 이해하고 있어야 한다.

1. 의치상용 고분자(폴리메틸메타크릴레이트, PMMA)의 개념

의치상은 상악 또는 하악의 자연 치아가 모두 혹은 일부 상실되었을 때, 상실된 치아와 그 주위조직을 대치하는 가철성 보철물의 일종으로 인공치를 제외한 나머지 부분을 가리킨다. 합성수지로 전부 제작하거나 일부를 금속으로 제작하기도 하는데 1933년 독일에서 폴리메틸메타크릴레이트(polymethyl methacrylate, PMMA)가 연구, 개발되어 공업화된 이후 의치상 재료로 많이 사용되고 있다(그림 10-4). 보통 아크릴수지라고 부르며 현존하는 수지 중 가장 오래된 역사를 가진 것으로서 재료를 장기간 외부 환경에 노출시켜도 재료의 성능 저하에 대한 저항성(내후성)이 좋다. 그래서 유기유리, 전기부품 및 건축재료 등으로 광범위하게 이용되고 있다.

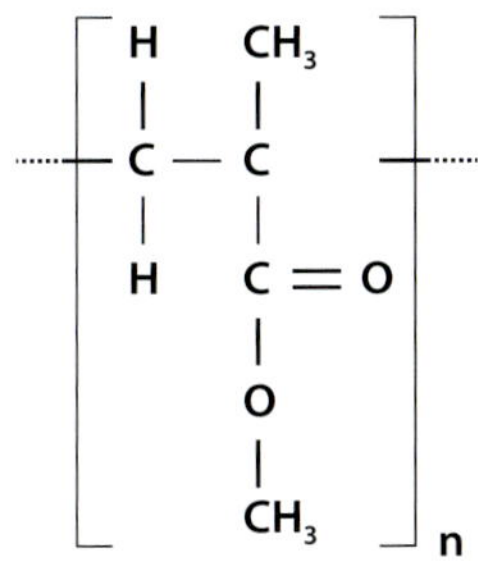

그림 10-4 폴리메틸메타크릴레이트

2. 의치상용 고분자(폴리메틸메타크릴레이트)의 특성

폴리메틸메타크릴레이트는 무색으로서 가시광선의 전파장을 흡수하지 않고 자외선도 270nm까지 투과한다. 또한 열이나 일광에도 변색이나 퇴색되지 않는 특성이 있으며, 표면 광택성이 있고 강인하며 가벼운 것이 특징이다. 또한 내약품성이 좋아서 강산이나 강알칼리 및 염류, 유지, 지방족 탄화수소에도 강하다. 그러나 케톤, 에스테르, 방향족 탄화수소 등의 유기용제에는 용해된다.

폴리메틸메타크릴레이트는 착색이 쉽고 성형이 빠르기 때문에 의치 제작에 많이 사용되고 있다. 폴리메틸메타크릴레이트는 열가소성이 주로 사용되지만 치과에서는 중합체 분말을 메틸메타크릴레이트와 혼합하여 사용한다. 용액과 분말을 혼합하여 떡 반죽(dough)과 같은 상태가 되면 상온에서 가열하거나 수조(water bath) 내에서 가열하여 화학적으로 활성화한 뒤 단단한 형태의 의치상으로 중합하여 사용한다.

의치상으로 사용할 수 있는 중합체로는 폴리아크릴릭 에시드 에스테르(polyacrylic acid esters), 폴리메틸메타크릴릭 에시드 에스테르(polymethyl methacrylic acid esters), 폴리비닐에스테르(polyvinyl esters), 폴리스틸렌(polystyrene), 폴리카보네이트(polycarbonates), 폴리설폰(polysulfones) 등이 있다.

3. 의치상용 고분자 재료의 분류

한국산업표준(KS P ISO 20795-1:2013)에서는 의치상용 고분자 재료를 다음과 같이 분류하고 있다(표 10-1).

(1) 열중합형 레진(heat-polymerizable resin)

열중합형 레진은 열에 의해 중합되는 것으로 재료를 원하는 형태로 만든 후 수조(water bath)에서 열을 가함으로써 중합이 진행된다. 열은 중합 촉진제로서 자유라디칼을 형성하는 개시제인 벤조일퍼옥사이드를 반응시켜 중합을 일으킨다.

분말과 용액으로 공급되는데, 분말에는 중합체인 폴리메틸메타크릴레이트(polymethyl methacrylate, PMMA), 반응개시제인 과산화벤조일(benzoyl peroxide) 및 색소 등이 첨가되며, 용액은 단량체인 메틸메타크릴레이트(methylmethacrylate)가 대부분을 차지한다.

표 10-1 의치상용 고분자 재료(레진)의 분류

구분	종류	특징
제1형	열중합형 재료(heat-polymerizable materials)	• 1급 : 분말과 액(주입형 레진 포함) • 2급 : 플라스틱 케이크형
제2형	자가(화학)중합형 재료(autopolymerizable materials)	• 1급 : 분말과 액 • 2급 : 주입형 레진용 분말과 액
제3형	열가소성 재료(thermoplastic blank or powder) 혹은 분말	
제4형	광중합형 재료(light-cured materials)	
제5형	마이크로파 중합형 재료(micowave-cured materials)	

(KSPISO 20795-1:2014)

(2) 자가(화학)중합형 레진(autopolymerizable resin)

자가중합형 레진은 분말과 액으로 구성되어 열중합형 레진과 거의 유사하나, 액 성분 중의 3차 아민에 의한 화학반응으로 중합이 진행된다.

용액은 단량체인 메틸메타크릴레이트(methylmethacrylate)이며, 분말은 폴리메틸메타크릴레이트(polymethyl methacrylate)이다. 혼합된 분말과 용액은 초기 단계에서 물리적 변화가 일어난다(그림 10-5).

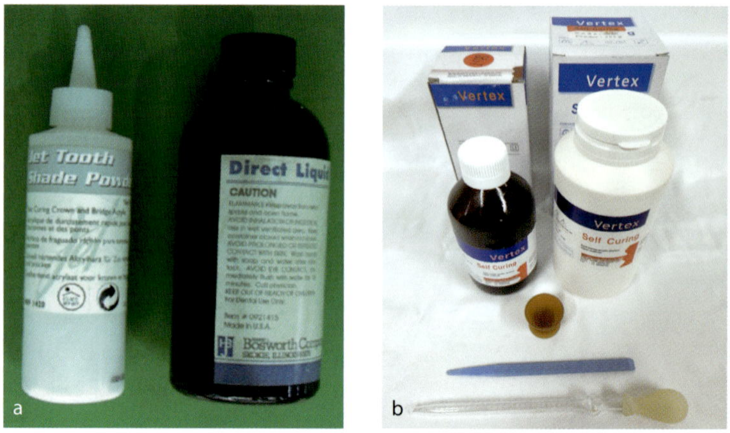

그림 10-5 **분말과 용액으로 공급되는 아크릴 레진**(acrylic resin)

(3) 광중합형 레진(light-cured resin)

광중합형 레진의 레진기질은 우레탄 디메타크릴레이트(urethanedimethacrylrate, UDMA), 충전재는 초미세 실리카이며 중합반응은 광조사에 의해 진행된다. 모형 상에서 직접 의치상 형태를 성형하며 적절한 시간 동안 고강도의 광선을 이용하여 중합한다.

(4) 마이크로파 중합형 레진(microwave-cured resin)

마이크로파 중합형 레진은 마이크로파 에너지에 의해 중합된다. 중합 시 특별한 조성의 레진과 금속제가 아닌 플라스크(flask)가 필요하다. 이 술식에서는 통상적인 전자레인지로 중합에 필요한 열에너지를 얻을 수 있다.

4. 의치상 레진의 요구조건

① 구강조직에 생체 적합성이 있어야 한다.
② 체적 안정성이 있어야 한다.
③ 변색이나 외형의 변화가 적어야 한다.
④ 적절한 강도와 내마모성이 있어야 한다.
⑤ 용해되거나 부식되지 않아야 한다.
⑥ 인공 레진치와 결합력이 좋아야 한다.
⑦ 색 안정성이 있어야 한다.
⑧ 표면은 매끄럽고 단단하며 광택이 있어야 한다.
⑨ 무미, 무취이어야 한다.
⑩ 가격이 저렴해야 한다.
⑪ 간단한 장비로 제작과 수리가 가능해야 한다.

5. 의치상 레진의 용도

의치상은 인공치아가 고정되는 부분으로 핑크색 부분이다. 의치상으로 이용되는 재료는 초창기에는 나무나 상아, 경질고무가 이용되었지만 고분자로서 아크릴 레진(acrylic resin)이 1930년대 개발되어 임시치관, 개인 트레이, 의치 제작용으로 사용되고 있다(그림 10–6).

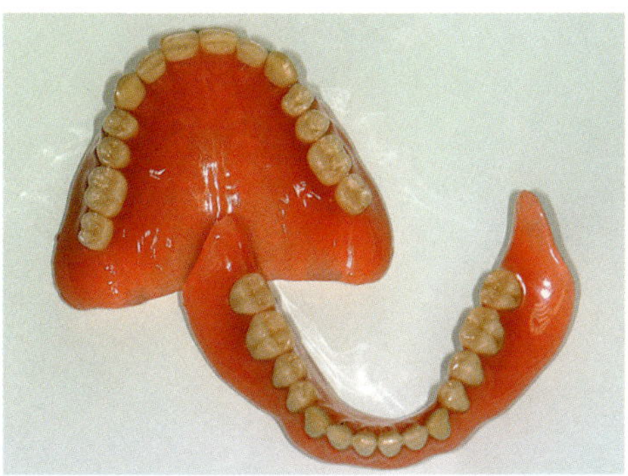

그림 10–6 **의치상 레진으로 제작된 의치**

6. 의치상 레진의 중합 단계

중합체 분말과 단량체 용액의 비율을 3:1로 혼합하며, 단량체 용액이 분말을 충분히 적셔야 한다.

단량체 용액의 양이 많으면 중합수축이 커지고, 병상형성 시간(dough-forming time)이 길어질 수 있으므로 주의해야 한다. 혼합시간이 길어지면 혼합물 내에 기포가 많아질 수 있어 강도가 떨어질 수 있고, 착색 등을 유도할 수 있다. 분말과 액을 혼합하면 다음과 같은 5단계의 반응을 보인다.

(1) 1단계(sandy stage)

레진 용액과 분말이 섞이는 첫 단계로 마치 젖은 모래 알갱이와 같은 상태를 보여 sandy stage라고도 한다. 1단계는 상호 간에 반응이 일어나지 않는 상태로 점착성을 나타내지 않는다.

(2) 2단계(sticky 또는 stringy stage)

분말의 표면이 단량체 용액에 의해 녹기 시작하면서 끈적거리고 실과 같이 늘어나는 상태를 보여 sticky(또는 stringy) stage라고도 한다. 반응이 일어나서 점착성을 나타내는 단계이다.

(3) 3단계(dough stage)

단량체 용액 내에 용해된 중합체가 증가하게 되어 유연한 반죽(dough)처럼 더 이상 끈적거리지 않고 반죽하기 좋은 단계로, 병상기(dough stage)라고도 한다. 더 이상 혼합용기 표면에 달라붙지 않고 조작하기 좋으므로 가압성형(compression molding)을 위해 몰드에 레진을 채워 넣기에 가장 적당한 시기이다.

(4) 4단계(rubbery 또는 elastic stage)

단량체가 분말 내부로 침투하여 가소성을 상실하고 고무와 같은 탄성을 갖게 되어 rubbery 또는 elastic stage라고도 한다. 이 단계에는 이미 가소성이 상실되었으므로 작업을 진행하기 어렵다.

(5) 5단계(stiff stage)

완전히 중합이 끝난 상태로 더 이상 변형이 되지 않아 stiff stage라고도 한다. 형태가 고정되어 기계적 변형에 저항성을 갖는다.

7. 의치상 레진의 특성

(1) 강도

의치상 레진은 반복응력이 누적되어 피로도가 높아지거나 저작 시의 교합압, 부주의에 의한 손상, 혹은 제작 시의 오류, 장기간 사용 등에 의해 파절이 발생할 수 있다. 따라서 의치상 레진은 파절에 저항할 수 있는 강도를 가지고 있어야 한다. 이러한 강도에 영향을 주는 요인으로는 레진의 조성, 제작 술식 및 구강 내 환경 등이 있지만 가장 중요한 결정 인자는 중합도(degree of polymerization)이다.

레진의 두꺼운 부위는 얇은 부위에 비해 반응열이 많이 발생하게 되므로 중합도가 커지게 되어 강도와 탄성계수가 증가하게 된다. 반면에 레진의 수분흡수도가 높아지거나 온도가 증가하게 되면 강도와 탄성계수가 감소한다.

(2) 중합수축

의치상 레진의 메틸메타크릴레이트와 폴리메틸메타크릴레이트가 서로 중합하게 되면 약 21%의 체적수축이 발생한다. 자가중합형 레진은 열중합형 레진보다 열 수축이 적고 체적 수축도 적으므로 의치의 적합도가 더 좋다.

그러나 높은 중합 수축률에도 불구하고 임상적으로 사용할 수 있는 이유는 의치상 레진의 실제 수축률이 0.2~0.5% 정도로 낮기 때문이다. 그 이유는 의치상 레진의 중합수축이 의치의 모든 부위에서 균일하게 일어나고 모형과 접촉한 상태에서 중합이 일어나기 때문이다. 또한 열가압 성형을 하는 동안 과잉 주입된 레진으로 인해 중합수축을 보상받아 실제로는 수축이 크게 발생하지 않는다.

완성된 의치를 물속에 보관하여 중합된 잔류 단량체가 빠져나오게 하면 중합수축을 보상할 수 있다.

(3) 크립(creep)

의치상 레진은 응력이 제거되면 시간이 지남에 따라 탄성변형을 회복하는 고무와 같은 성질을 가지고 있다. 이러한 점탄성적 특성을 가진 의치상 레진이 지속적인 하중을 받게 되면 항복강도 이하의 응력이라도 영구변형이 일어나게 되는데 이것을 크립이라고 한다. 크립은 온도, 응력, 잔류 단량체의 양이 증가함에 따라 증가한다.

(4) 기포

의치의 표면에 기포가 형성되면 음식물 잔사가 쌓여 부패하게 되고 다공성으로 인해 재료가 약화된다. 표면의 기포는 의치 세척을 어렵게 하고 의치의 외관을 심미적으로 불량하게 한다.

또한 기포에 응력이 집중되었다가 응력이 완화되면 의치는 변형될 뿐만 아니라 기포 부위에 응력이 집중됨으로 인해 강도가 저하된다.

기포가 발생하는 원인은 레진의 중합 온도가 단량체의 비등점 이상으로 상승하거나 단량체 액의 부족으로 인한 혼합의 불균일, 그리고 중합과정 중 부족한 압력으로 인한 기포의 혼입 등을 들 수 있다. 따라서 아크릴 레진을 가공할 때는 기포가 생기지 않도록 주의해야 한다.

(5) 수분 흡수

폴리메틸메타크릴레이트는 수분이 있는 환경 하에서 소량의 수분을 흡수한다. 이 수분은 고분자의 기계적 성질 및 변화에 중요한 역할을 한다. 폴리메틸메타크릴레이트는 수분의 흡수에 의해 무게가 1% 증가할 때 마다 아크릴 레진은 0.23% 팽창하기 때문에 의치상 레진의 체적 변화가 일어난다. 그러나 수분 흡수에 의한 팽창량이 중합에 의한 열 수축량과 거의 같아서 의치의 중합수축을 보상할 수 있다.

수분을 흡수하면 의치의 체적 변화가 야기되는데 이 변화는 가역적인 것으로 물에 담갔다가 뺄 경우 팽창과 수축이 반복된다. 따라서 의치의 비가역적인 변형을 최소화할 수 있도록 의치는 수분 환경에서 보관해야 한다.

(6) 용해도

의치상 레진은 구강 내 장착 후 접하게 되는 타액과 음식들에 불용성이다. 그러나 방향족 탄화수소(aromatic hydrocarbon)나 케톤(ketone), 혹은 에스테르(ester)에는 약간 용해가 되기도 한다. 특히 당뇨병 환자에서 발생되는 아세톤은 대표적인 케톤으로 의치상용 레진의 용해도를 증가시킨다.

(7) 균열

의치 제작 시 발생하는 응력으로 인해 의치의 표면에 균열이 발생하면 강도가 저하되어 파절의 초기 원인이 된다. 미세한 균열이 많이 생기면 레진의 외관이 뿌옇게 되어 심미성도 감소된다.

균열은 의치가 인장응력을 받았을 때 주로 발생하는데 수직방향으로 발생하며 내부로 전파된다. 또한 용매에 의해서도 균열이 생길 수 있는데 특히 알코올 등에 노출되면 이러한 현상이 발생한다.

(8) 열전도성

의치상 레진은 열전도성이 매우 낮아 절연체 역할을 하므로 음식의 차갑고 뜨거움을 잘 느끼지 못하거나 미각을 저하시킨다. 그러나 무기필러를 첨가하게 되면 열전도성은 증가하고 열팽창계수는 감소한다.

8. 의치상 레진의 조작법

(1) 가압 성형법(compression molding technique) (그림 10-7)

① 플라스크 하악용 함(lower)에 석고를 붓고 인공치아가 식립된 왁스 의치와 모형을 위치시킨다.

② 석고가 경화되면 석고 분리제를 바르고 플라스크 상악용 함(upper)을 위치시킨 후 다시 석고를 부어 왁스 의치를 매몰시킨다.

③ 상악용 함의 석고가 경화되면 분리한 후 왁스를 제거한다. 인공치아는 석고에 고정되어 있기 때문에 왁스를 제거하면 의치상 레진이 들어갈 주형(mold)이 형성된다.

④ 레진 분리제를 바른 후, 플라스크 하악용 함의 주형에 의치상 레진을 위치시키고 압력을 주어 여분의 레진이 빠져나오게 한 후 분리하여 여분의 레진을 모두 제거한다.

⑤ 중합이 완성되려면 최소한 3시간 이상 압력을 유지해야 한다.

⑥ 중합이 끝나면 석고를 제거한 후, 의치를 제거하고 마무리와 연마, 소독을 거쳐 의치를 완성한다.

(2) 주입 성형법(injection molding technique)

가압성형법에 비해 중합시간이 짧고 폐쇄 과정이 없어 제작이 간편하며 비교적 정확성이 높다.

① 하악용 함의 석고에 왁스 의치를 위치시킨다.

② 주입선을 부착하고 석고를 매몰한다.

③ 왁스를 모두 제거한 뒤에 주입선(sprue) 부위로 혼합한 의치상 레진을 주입한다.

④ 주입 시 압력을 이용하여 성형한다.

(3) 유동성 레진법(fluid resin technique)

① 작업과정

a. 레진의 분말과 액을 혼합하여 주형에 붓고 압력을 가한 상태에서 경화시킨다.

b. 왁스 의치와 모형이 위치된 곳 주위를 가역성 하이드로콜로이드(hydrocolloid)로 채운 후 겔화시킨다.

c. 왁스 의치와 모형을 제거한 다음 주입선을 형성하고 의치상 레진을 주입선으로 주입한다.

d. 장 · 단점

〈 장점 〉

- 매몰재로 하이드로콜로이드를 사용하기 때문에 재활용이 가능하다.
- 왁스 의치 매몰, 완성된 의치의 제거 및 연마가 간단하여 제거 과정 중 인공치의 파절 우려가 적다.

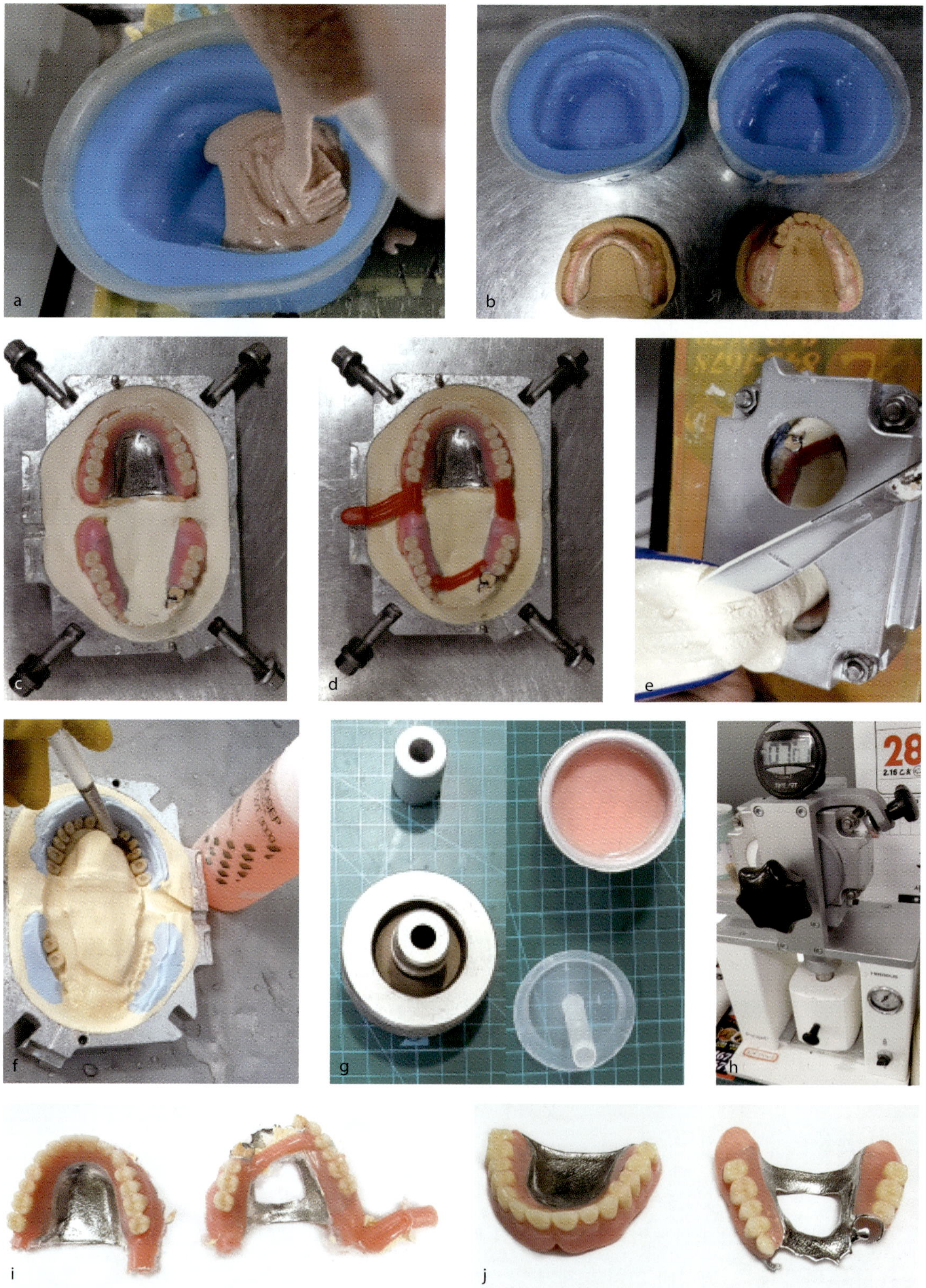

그림 10-7 가압 성형법에 의한 의치 제작과정

a, b : 석고를 부어 모형을 제작한다. c, d : 플라스크에 의치상 왁스를 이용하여 제작한 의치를 위치시킨다.
e : 플라스크에 매몰재를 부어 매몰한다. f : 플라스크 내 왁스를 깨끗하게 제거하고 분리제를 도포한다.
g : 의치상 레진의 액과 분말을 적정 비율로 혼합한다. h : 유압기로 가압하여 레진을 채워 넣는다.
i : 중합이 완료되면 연마하고 다듬는다. j : 완성된 총의치와 국소의치

〈 단점 〉

- 제작 과정 중 치아의 위치변화와 레진 주입 시 기포가 함입된다.
- 의치상과 레진 인공치 사이의 결합력이 저하된다.

(4) 광중합형 레진법(light-cured technique)

① 작업과정

a. 최종 모형 상에서 레진을 이용하여 성형한다.

b. 가시광선을 이용하여 중합시킨다.

c. 장 · 단점

〈 장점 〉

- 플라스크 내 의치매몰, 가열중합, 플라스크로부터의 제거 등의 작업이 생략되므로 절차가 간단하다.
- 중합시간이 짧아 수축이 적고, 의치상과의 적합성이 좋다.

〈 단점 〉

- 인공치와의 접착력이 낮다.

9. 의치상 레진의 기타 용도

1) 의치상 수리(Repair resin)

의치가 파절되면 수리용 레진(repair resin)을 사용한다.

① 의치의 파절편을 스티키 왁스(sticky wax)로 고정한 다음 왁스 내면에 석고를 부어 모형을 만든다.

② 왁스 제거 후 의치를 석고 모형에 다시 위치시킨 후 파절된 공간에 레진을 부어 중합한다.

2) 의치의 재이장과 개상

(1) 의치의 재이장(relining)

재이장은 첨상이라고도 하며, 연조직의 변화와 치조골의 형태가 변형되어 의치가 헐거워지면 의치의 내면이 잘 맞도록 보완해주는 것을 말한다.

의치의 재이장에는 자가중합형과 열중합형이 사용되며 분말과 액을 섞어서 사용한다(그림 10-8).

① 의치의 내면에 인상재를 담아 의치를 트레이로 사용하여 인상을 채득한다.

② 인상재 부위에 석고를 부어 모형을 만들고, 의치에 붙어있는 인상재를 제거한다.

③ 인상재를 제거한 의치와 모형 사이의 공간에 의치상 레진을 추가한 후 가압성형법을 이용하여 중합한다.

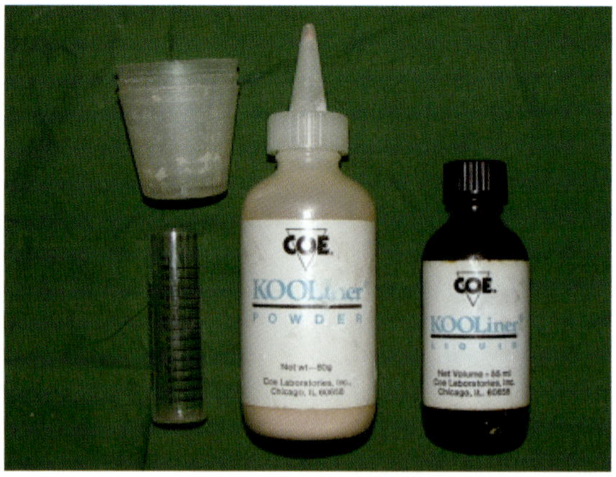

그림 10-8 의치의 재이장 재료

(2) 의치의 개상(rebasing)

의치의 개상은 교합관계를 유지하고 있는 치아만 남기고 의치상을 모두 제거한 뒤에 새로운 의치상으로 바꿔주는 것을 말한다. 의치의 개상에는 자가중합형과 열중합형이 사용되며 분말과 액을 섞어서 사용한다(그림 10-9).

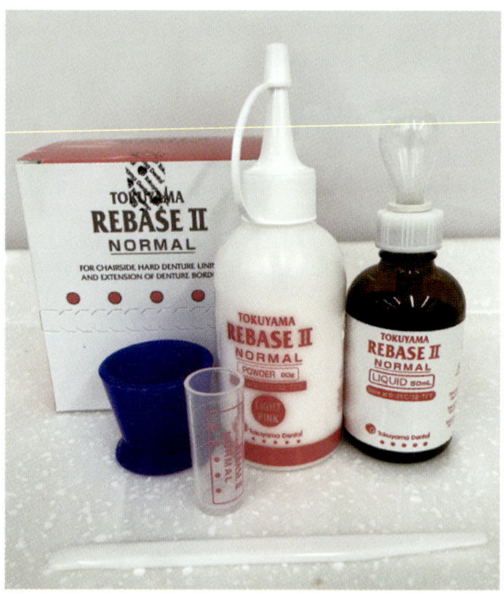

그림 10-9 의치의 개상 재료

3) 단기 연질 의치이장재

(1) 조직조절제(tissue conditioner)

조직조절제는 의치에 의해 구강 내에 상처가 생겼을 때, 치유를 촉진하기 위해 임시로 이장할 때 사용하는 재료이다(그림 10-10).

분말은 폴리에틸메타크릴레이트이며 용액은 에탄올 또는 방향성 에스테르이다.

분말과 용액을 겔 상태로 혼합하여 삭제된 내면에 첨가해서 구강 내에 위치시켜 의치상과 구강조직 사이의 공간을 채운다. 조직조절제는 탄성을 가지고 있어 저작압을 흡수하는 쿠션 역할을 한다. 지지조직이 형태에 맞게 의치가 조직에 잘 적합되면 하부조직을 마사지하여 혈액순환을 돕는다. 조직조절제는 조작과 조절이 쉬우나 수명이 짧아 며칠 지나면 가소성을 상실하므로 7일 이내에는 교체해야 한다.

(2) 임시 연질 의치이장재(temporary soft denture liner)

임시 연질 의치이장재는 의치의 재제작이나 영구적인 의치의 재이장이 완료되기 전까지만 사용되는 재료이다. 7일 이상 사용이 가능하나 한정된 기간까지만 사용할 수 있다(그림 10-11).

의치의 유지력과 적합도를 향상시켜 환자에게 편안함을 제공한다. 분말은 조직조절제와 동일하게 폴리에틸메타크릴레이트이고 용액은 메틸메타크릴레이트이다.

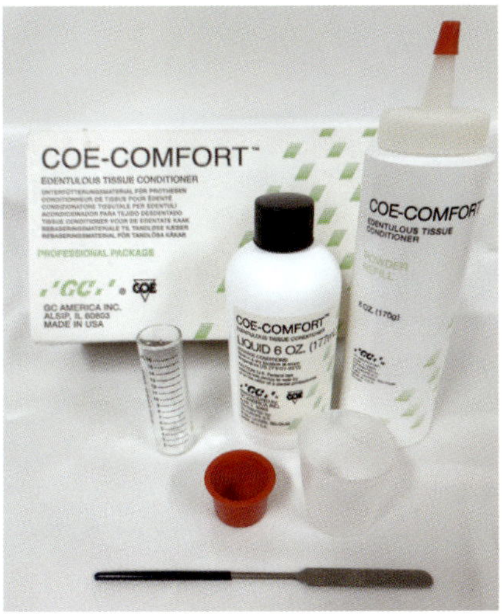

그림 10-10 조직조절제

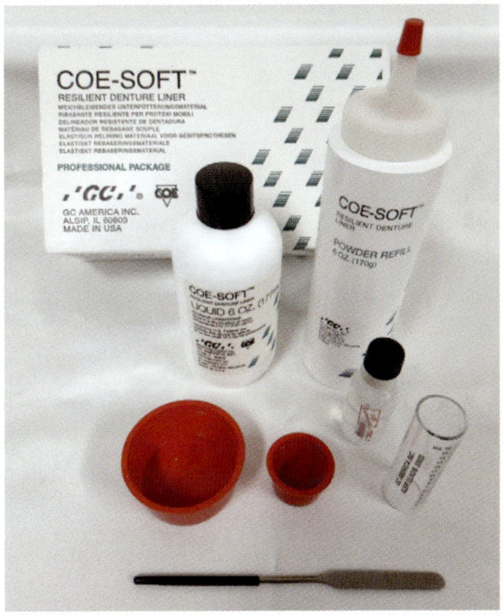

그림 10-11 임시 연질 의치이장재

4) 조직접착제(Tissue adhesive)

조직접착제는 물에 용해되는 용해성과 용해되지 않는 불용성 형태가 있다. 용해성은 환자가 틀니에 직접 도포 및 제거가 가능하다. 불용성은 매우 단단하고 견고한 재료로 의치상 표면의 일부분이 되어서 조직 변화의 원인이 될 수 있으므로 사용 시 주의해야 한다.

5) 임시치관(Temporary crown resin)

보철물 제작 과정에서 최종 보철물 적용 전에 임시로 사용되는 치관을 제작할 때 주로 자가중합형 레진을 사용하는데, 사용하기 쉽고 심미적이다. 제작 방법에는 직접 제작법과 간접 제작법이 있다.

직접 제작법은 치아를 삭제한 후 구강 내에서 직접 임시치아를 제작하는 방법으로 분말과 액을 혼합하여 병상기가 되면 치아에 위치시켜 치관을 제작한다. 간접 제작법은 미리 인상채득을 하여 모형을 제작한 다음 모형상에서 임시치아를 만든 후, 내면을 재조정하여 치관을 완성하는 방법이다.

6) 개인 트레이(Individual tray)

모형상에서 각 개인의 구강에 맞게 제작하는 것으로 맞춤 트레이(custom tray)라고도 한다. 주로 의치 제작에 사용하며, 치아 및 구강 조직과 트레이 사이가 일정한 간격이 유지되어 인상재가 균일하게 분포되므로 기성 트레이를 사용하는 것에 비해 더욱 정확한 인상을 채득할 수 있다(그림 10-12).

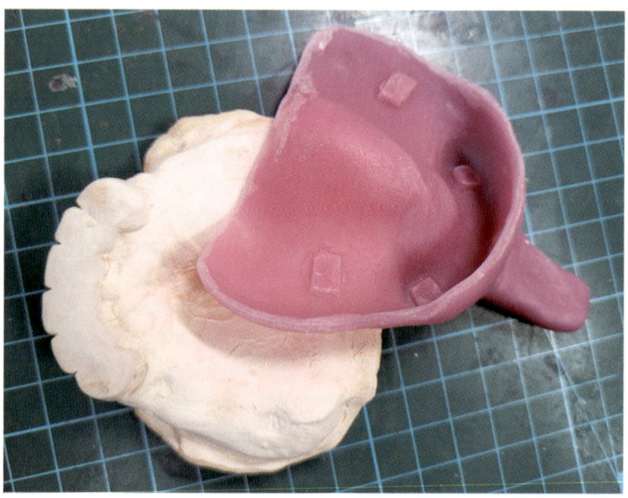

그림 10-12 **개인 트레이**

7) 레진 인공치

레진 인공치는 의치에 사용되는 치아로서 세라믹 인공치에 비해 화학적 결합이 더 우수하다.

의치상과 인공치의 결합력을 높이기 위해 인공치 하부에 왁스가 남아있지 않도록 하며 레진 분리제를 적용할 때에는 인공치에 분리제가 묻지 않도록 해야 한다.

레진 인공치는 수분 흡수에 의한 체적안정성과 마모저항성이 낮고 교합력에 의해 마모되는 단점을 가지고 있으나 교합조정이 용이하며 세라믹 인공치에 비해 충격강도에 대한 저항성이 높아 파절의 가능성이 낮은 장점이 있다(그림 10-13).

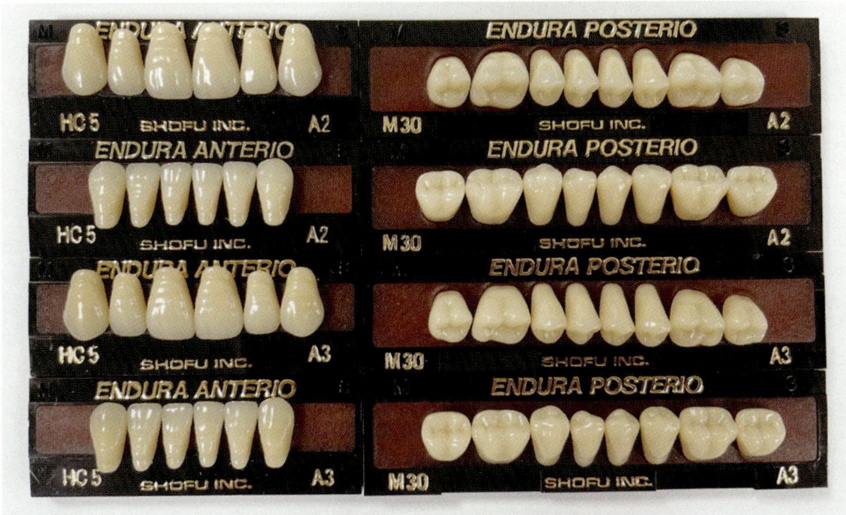

그림 10-13 레진 인공치

10. 의치의 관리방법

정기적으로 의치를 세정하지 않으면 침착물이 의치에 부착되므로, 의치세정제와 의치용 칫솔을 이용하여 의치를 세척해야 한다. 연마제가 함유된 치약을 사용하면, 의치상 레진의 표면을 마모시키므로 전용 의치세정제를 사용하여야 한다. 의치는 구강 내에서 제거한 후에는 의치전용 보관액에 보관하거나 임시로 보관 시에는 100% 상대습도 상태에서 보관하여 건조되지 않게 한다.

치과위생사는 이와 같은 의치의 올바른 세척방법과 보관방법에 대해 환자에게 정확히 설명할 수 있어야 한다(그림 10-14).

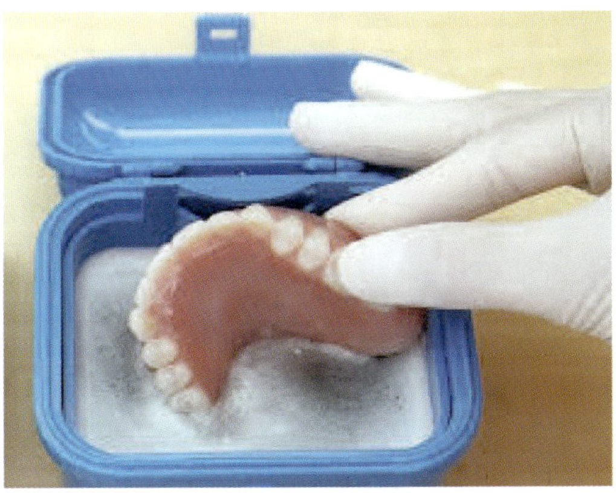

그림 10-14 의치의 관리

알아두기

- **의치상 레진의 중합단계**
  - 1단계(sandy stage) : 레진의 용액과 분말이 섞이는 첫 단계, 젖은 모래 알갱이와 같은 상태
  - 2단계(sticky 또는 stringy stage) : 끈적거리고 실과 같이 늘어나는 상태
  - 3단계(dough stage) : 반죽하기 좋은 상태, 병상기(dough stage)
  - 4단계(rubbery 또는 elastic stage) : 고무와 같은 탄성을 갖는 단계
  - 5단계(stiff stage) : 완전히 중합이 끝난 상태

- **의치상 레진의 특성**
  - 강도 : 중합도가 커지면 강도와 탄성계수가 증가
  - 중합수축 : 의치를 물속에 보관하여 중합수축을 보상
  - 크립 : 온도, 응력, 잔류 단량체의 양이 증가함에 따라 증가
  - 기포 : 기포가 형성되면 음식물 잔사가 쌓여 부패되고 다공성으로 인해 재료가 약화됨
  - 수분 흡수 : 수분을 흡수하면 의치의 체적 변화가 야기되므로 변형을 최소화할 수 있도록 수분 환경에서 보관
  - 용해도 : 방향족 탄화수소, 케톤(ketone), 에스테르(ester)에 약간 용해됨
  - 균열 : 의치 표면의 균열은 강도 저하와 파절의 원인이 됨
  - 열전도성 : 열전도성은 낮음. 무기필러를 첨가하면 열전도성은 증가하고, 열팽창계수는 감소함

- **의치상 레진의 기타 용도**
  - 의치 수리(repair resin) : 의치 파절 시 시행
  - 의치 재이장(relining) : 헐거워진 의치의 내면을 보완해주는 것
  - 의치 개상(rebasing) : 새로운 의치상으로 바꿔주는 것
  - 조직조절제(tissue conditioner) : 의치에 의해 구강 내에 상처가 생겼을 때 상처 치유를 촉진하기 위해 사용하는 것
  - 조직접착제 : 헐거워진 의치를 접착시켜 고정하는 것
  - 임시치관 : 최종보철물 적용 전에 임시로 사용되는 치관
  - 개인 트레이(individual tray) : 개인의 구강에 맞게 제작하는 것으로 맞춤 트레이(custom tray)라고도 함
  - 레진 인공치 : 의치에 사용되는 치아

Review Questions

01. 다음 상황에서 의치상용 레진의 적용에 필요한 것은?

> 75세 남자 환자는 새로 제작한 의치로 인해 잇몸의 통증을 호소하며 내원하여 (   )를 사용하였다.

① 의치의 재이장 ② 의치의 개상 ③ 조직조절제 ④ 조직접착제 ⑤ 조직적합제

02. 열중합형 레진을 사용할 때 작업하기 가장 적당한 단계는?

① sandy stage
② sticky stage
③ dough stage
④ stiff stage
⑤ rubbery stage

03. 의치상 레진의 요구사항으로 옳은 것은?

① 강도가 낮아야 한다.
② 내마모성이 낮아야 한다.
③ 찢김 저항성이 낮아야 한다.
④ 용해되거나 부식되지 않아야 한다.
⑤ 인공 레진치와 결합력이 낮아야 한다.

정답 01. ③ 02. ③ 03. ④

Chapter 11

치과용 임플란트

치과용 임플란트 (Dental Implant)

학습목표

1. 치과용 임플란트 재료의 종류를 설명할 수 있다.
2. 치과용 임플란트 재료로 티타늄 합금의 장점을 설명할 수 있다.

치과용 임플란트(dental implant)는 치아우식증이나 치주질환 또는 사고에 의한 외상 등 예기치 않은 일로 치아를 상실했을 때 결손된 자연치아를 대신하여, 인공대치물을 상악골이나 하악골에 식립함으로써 구강의 기능과 치아의 기능을 회복시키는 것이다.

임플란트 재료로 흔히 사용되고 있는 것은 티타늄(titanium)과 티타늄합금이다. 1952년 스웨덴 예테보리대학(University of Gothenburg)의 브레네막(Branemark) 교수는 골(bone)과 티타늄 금속 간의 골성결합을 발견함으로써 골유착 개념을 제시하였다. 그의 이론은 현재까지 수용되고 있으며, 티타늄을 적절히 취급하면 골과 유착되는 장점이 있어 티타늄이 치과용 임플란트 재료에 주로 사용되고 있다.

임플란트의 장점은 주변 치아의 손상 없이 인공치근을 이식하여 자연치아와 가장 유사한 기능 및 심미성을 회복할 수 있고 사후 관리에 따라 반영구적으로 사용이 가능하다는 점이다. 그러나 다른 치료에 비해 오랜 시간이 필요하고 상대적으로 고가라는 것이 단점이다.

결손 치아의 기능회복을 위해 치과용 임플란트의 시술이 더욱 증가하고 보편화되고 있기 때문에 치과위생사는 치과용 임플란트에 대한 특성을 잘 이해하여야 한다.

1. 임플란트의 유형

1) 골내형 임플란트(Endosseous implant)

골내형 임플란트는 현재까지 가장 보편적으로 사용되는 임플란트로서 상악골이나 하악골의 무치악제를 덮고 있는 구강점막을 관통해서 골에 구멍을 뚫어 악골에 고정하는 임플란트이다. 골 내부에 매식체가 들어가기 때문에 골내형 임플란트라고 한다(그림 11-1).

골내형 임플란트는 그 형태에 따라 치근형(screw), 칼날형(blade), 원통형(cylinder)으로 나눌 수 있는데 치근형 임플란트가 현재 임상에서 가장 많이 사용되는 형태이다.

임플란트는 치근 부분에 해당하는 고정체(fixture), 치관 부분에 해당하는 상부구조(crown), 그리고 이 둘을 연결하는 지대주(abutment)로 구성된다. 지대주는 부착방법에 따라 분리형, 일체형, 맞춤형으로 나눌 수 있다.

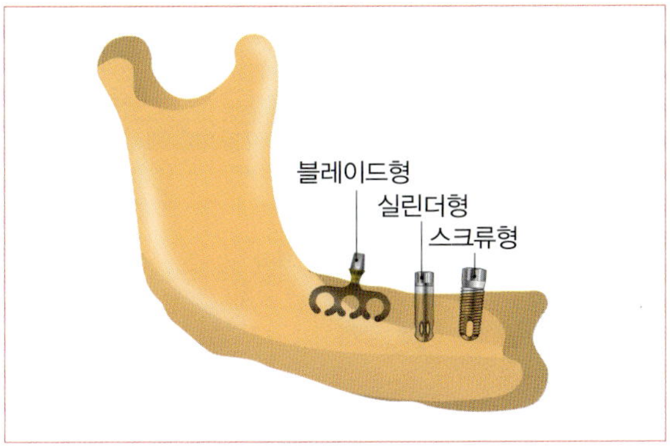

그림 11-1 골내형 임플란트

2) 골관통형 임플란트(Transosteal implant)

골관통형 임플란트는 하악 의치의 안정에 도움을 주기 위해 사용하며, 하악 신경의 위치를 고려하여야 하므로 소구치 앞쪽 하악 전치부에만 시술이 가능하다. 무치악제를 덮고 있는 구강점막을 관통하여 하악골 하방 변연부나 돌기를 관통하여 시술한다(그림 11-2).

골관통형 임플란트는 대부분의 경우 전신마취를 해야 하기 때문에 시술의 적응증이 많지 않다. 또한 하악 전치부의 턱 밑 부분에 구강 외 절개를 시행하므로 흉터가 남을 수 있고, 시술이 복잡하고 수술기간 동안 병원에 입원해야 하는 번거로움 때문에 최근에는 거의 사용하지 않고 있다.

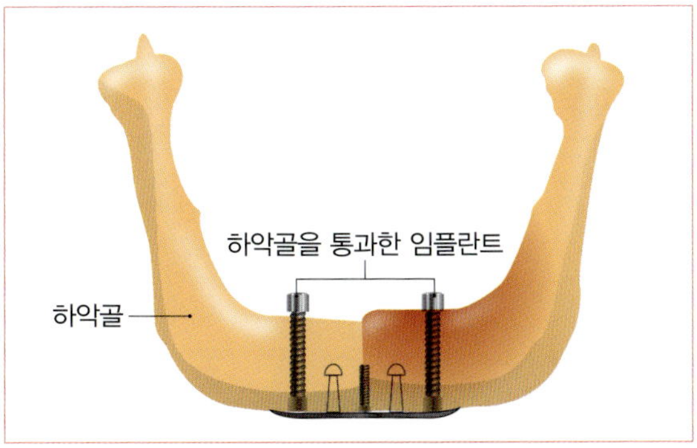

그림 11-2 골관통형 임플란트

3) 골막하 임플란트(Subperiosteal implant)

골막하 임플란트는 골막하의 골 표면을 따라 장착되는 것으로, 골막 하부의 골 표면에서 지지를 받는 방법이다(그림 11-3). 임플란트를 하악골의 골막 하방에 위치시키기 위해 1, 2차 외과수술을 시행한다.

골막하 임플란트는 하악골의 정확한 모양을 재현하지 못하여 적합도가 좋지 않으며, 임플란트가 협설측으로 연장되지 못하고 치조정 부위에만 고정되기 때문에 고정나사가 저작력을 견디지 못하는 단점이 있다. 또한 시술이 복잡하고 통증과 외상을 동반하며 성공률이 낮은 편이다.

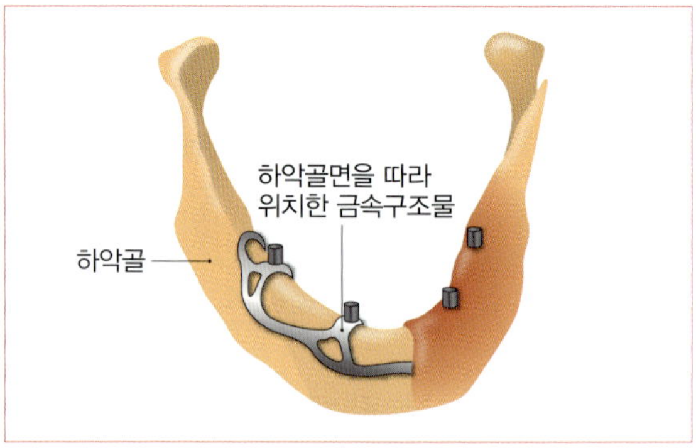

그림 11-3 **골막하 임플란트**

2. 임플란트의 골유착(Osseointegration)

골유착은 치과용 임플란트에 분자, 섬유, 세포, 조직이 부착하는 것으로, 생체친화성 재료의 사용이나 외과수술의 숙련도 및 적절한 치유기전으로 일어난다.

골유착이란 골을 의미하는 라틴어의 "os"와 하나의 덩어리라는 의미의 "integration"의 합성어로 광학현미경으로 관찰했을 때 살아있는 골과 하중을 전달하는 골내형 임플란트 고정체 계면 간의 직접적인 구조적, 기능적 결합이다. 즉, 보철물을 지지하는 임플란트 고정체의 직접적인 골고정으로 교합력을 직접 골에 전달한다. 이러한 골유착은 적응유착(adaptive osseointegration)과 생체유착(biointegration)으로 나뉘는데 적응유착은 일반적으로 연조직 침투 없이 임플란트 표면과 골조직이 유착되는 상태이고, 생체유착은 수산화인회석으로 코팅된 임플란트 표면과 골조직이 생화학적으로 유착되는 상태이다.

TIP!

임플란트 골유착에 영향을 미치는 요소

- 임플란트 재료의 생체적합성
- 임플란트 디자인
- 임플란트 표면 특성
- 수술부위 골의 상태
- 외과적 술식 방법(개창용 펀치 이용법, 피판 형성법, 발치 즉시 식립법)
- 치유조건
- 저작력

3. 임플란트에 사용되는 재료

임플란트 재료는 기계적, 기능적, 생물학적 적합성이 우수하여야 하며 실용성이 좋아야 한다. 즉, 구강 내 저작력에 충분히 견딜 수 있어야 하고 골조직과 유사한 탄성계수를 가지고 있어야 균일한 응력 분포가 일어날 수 있다. 또한 임플란트 표면의 부식이나 분해 등을 유발하지 않아야 하고 제거나 소독이 용이하여야 한다.

임플란트 재료로 티타늄이 표준 재료로 가장 많이 활용되고 있으나 생체적합성과 우수한 내식성을 가지고 있는 코발트 크롬(Co-Cr) 합금이나 스테인레스 강 등이 사용되기도 한다. 이 외에도 인산염칼슘, 알루미나, 지르코니아, 글라스와 글라스세라믹, 탄소, 폴리머 등이 사용되고 있다.

코발트 크롬(Co-Cr) 합금은 공업용으로 항공기 엔진용에 개발되어 사용되어 왔으나, 치과용으로는 골절 고정용으로 가공된 코발트 크롬 합금이 사용되고 있다. 스테인레스 강은 골절 고정용 플레이트, 정형외과의 인공관절 등으로 사용되고 있으나 장기간의 안정성이 요구된다(그림 11-4).

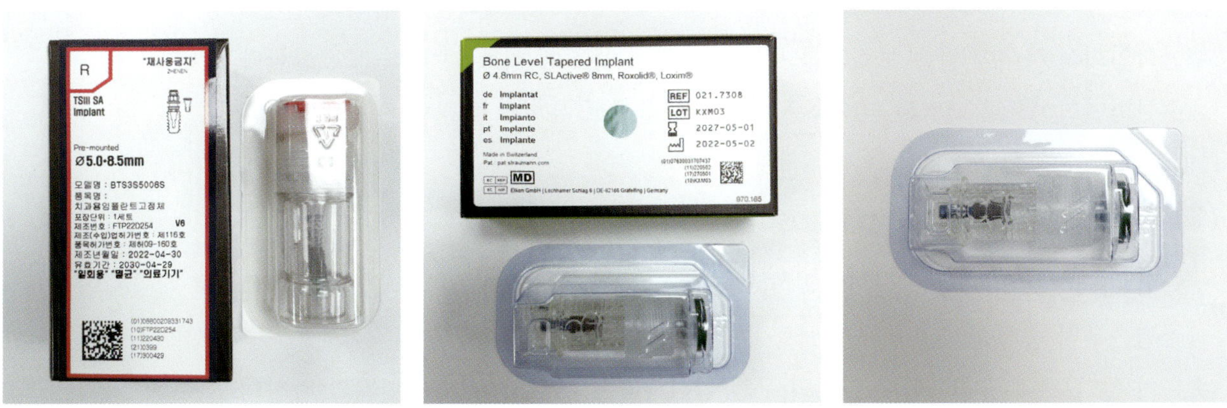

그림 11-4 **임플란트 고정체**

1) 티타늄(Titanium)계

티타늄은 지구상에 존재하는 금속 중에서 알루미늄, 철, 마그네슘에 이어 4번째로 풍부한 금속원소이다.

(1) 티타늄 합금의 장점

- 무게에 비하여 높은 강도를 갖고 있다.
- 기계적 특성과 부식저항성이 높다.
- 표면은 안정된 부동태 산화층(titanium dioxide, TiO_2)의 형성으로 생체적합성이 우수하다.
- 골융합(osseointegration) 능력이 뛰어나다.

(2) 티타늄 합금의 종류

① 순티타늄(cp-Ti, 상용 순티타늄)

순티타늄(pure titanium)은 다른 순수 금속처럼 강하지는 않지만 생체친화성(biocompatibility)이 우수하고 탄성계수가 자연골에 가장 가까운 재료로 의과용 및 치과용 임플란트에 많이 사용된다.

② Ti-6Al-4V 티타늄

Ti-6Al-4V 티타늄은 6% 알루미늄과 4% 바나듐을 함유한 티타늄 합금으로서 치과용 임플란트에 사용되는 금속이다. 항공우주 산업에도 사용되는 재료로 생체친화성이 뛰어나며 순티타늄보다 강하고 단단하다.

2) 코팅 티타늄

(1) 수산화인회석

티타늄 금속에 수산화인회석(hydroxyapatite, HA)을 코팅한 임플란트 재료이다. 치아나 골(bone)과 같은 경조직은 주로 수산화인회석으로 구성되어 있는데, 수산화인회석은 골유착과 골전도성이 우수하며 골과 수산화인회석 사이에 칼슘 브릿지를 형성하여 다른 물질에 비해 더 강하게 결합한다.

수산화인회석으로 코팅된 티타늄은 다양한 임플란트 유형으로 많이 사용되고 있다.

(2) 인산3칼슘(tricalcium phosphate, TCP) 세라믹스

인산3칼슘 세라믹스는 수산화인회석[$Ca_{10}(PO_4)_6(OH)_2$]과 성질이 닮은 화합물$Ca_3(PO_4)_2$로 다공체이다.

골결손부의 충전용이나 두개골 보충 등에 응용되고 있다. 또한 생체조직에서 용해도가 크고, 골 치환 속도가 빨라 체내에 매식된 소결체의 구멍에 신생골이 서서히 진입하여 자기 자신의 골로 치환된다.

최근에는 금속에 코팅하여 인공치근으로서의 응용도 고려되고 있으며 인산3칼슘 세라믹스 분말은 치주질환으로 생긴 골결손부의 충전에 사용되고 있다.

(3) 생체유리(bioglass)

생체유리는 다량의 산화칼슘과 인산이 함유된 유리로서 골조직과의 친화성이 우수하다. 골조직 이식 시 유리의 표면이 용해되어 수산화인회석 겔(gel)층을 만들며 이것을 사이에 두고 골(bone)과 결합한다.

생체유리는 강도는 낮지만 치과용이나 정형외과용 금속 이식체에 생체유리를 코팅하는 재료로 사용되고 있다.

3) 기타 재료

치과용 임플란트 재료는 티타늄 외에 금속, 세라믹 및 고분자 등이 사용된다.

(1) 금속

금속과 합금이 치과용 임플란트 재료로 사용되는데 초기에는 내식성이 강하고 물리적 성질이 우수한 스테인리스 강과 코발트-크롬 합금이 사용되었으나, 점차 순티타늄과 티타늄 합금이 대표적인 치과 임플란트용 재료로 사용되고 있다.

(2) 세라믹

최근에는 수산화인회석과 인산칼슘이 치과 임플란트용 재료로 사용되고 있다. 그러나 유리로 된 탄소나 열 분해된 탄소, 알루미나는 임상적으로 성공률이 낮은 편이다(그림 11-5).

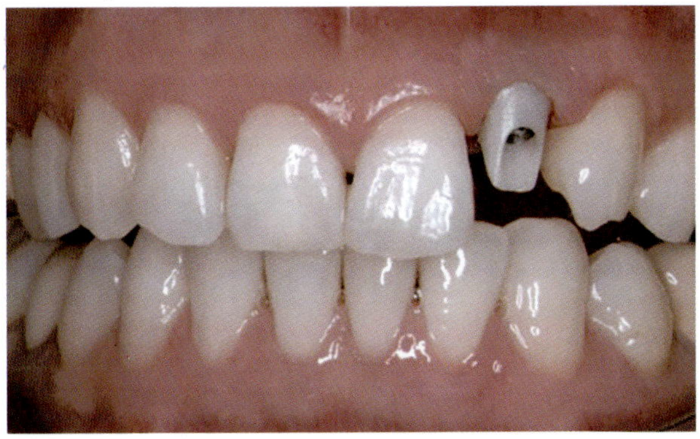

그림 11-5 **세라믹 지대주(abutment)**

(3) 고분자

아크릴 레진 같은 중합체는 보철용 임플란트로서 성공률이 낮아서 다른 용도로 개발되고 있다. 섬유강화형 고어텍스(expanded polytetrafluoroethylene, ePTFE)는 치주에서 조직성장용 차폐막으로 매식되는 중합체 재료로 테프론과 같은 고분자 중합체이다.

4. 임플란트의 다양한 용도

(1) 수복치과 분야

단일 치아 또는 여러 개의 치아를 상실했을 경우 치과용 임플란트를 이용하여 회복시킬 수 있다. 또한 치과용 임플란트는 위축성 무치악 하악골에 보철물을 고정시키기 위해 총의치, 피개의치, 국소의치 등에 사용한다.

(2) 악안면 보철 분야

악안면 보철물로는 골유착형 임플란트를 많이 사용하는데 주로 안면구조물을 대체한다.

(3) 교정 분야

치과용 임플란트는 교정치료에서 치아 이동용 고정원(anchorage)으로 사용된다.

5. 골 이식

1) 골 재생술(Regeneration)의 종류

① 골유도재생술(Guided Bone Regeneration, GBR) : 골조직을 재생하는 술식으로, 임플란트 주변 결손부나 무치악 부위의 골재생에 사용된다.

② 조직유도재생술(Guided Tissue Regeneration, GTR) : 자연치 주위의 골, 치주인대, 백악질을 재생하는 술식이다.

2) 골 이식 재료

골 이식 재료는 구강 내 골 결손부를 심미적, 기능적으로 회복시키고 결손부의 회복을 증진시키는 골 이식술에 사용된다(그림 11-6a).

(1) 골 치유 기전에 따른 분류

① 골 전도성 재료 : 황산석고, 인산칼슘, 수산화인회석

② 골 유도성 재료 : 탈회냉동건조골(demineralized freeze dried bone, DFDB), 골형성 단백질(BMP)

(2) 채취 장소에 따른 분류

① 자가골(autograft), ② 동종골(allograft), ③ 이종골(xenograft), ④ 합성골(alloplastic, synthetic)

3) 골 활성(Osteo-active) 재료

① 골유도 재료(osteo-inducer) : 골형성 단백질

② 골촉진 재료(osteo-promotor)

- Transforming growth factor(TGF)
- Platelet-derived growth factor(PDGF)
- Insulin-like growth factor(IGF)
- Platelet-rich plasma(PRP)
- Bone morphogenic proteins(BMPs)

③ 생체활성 polypeptide

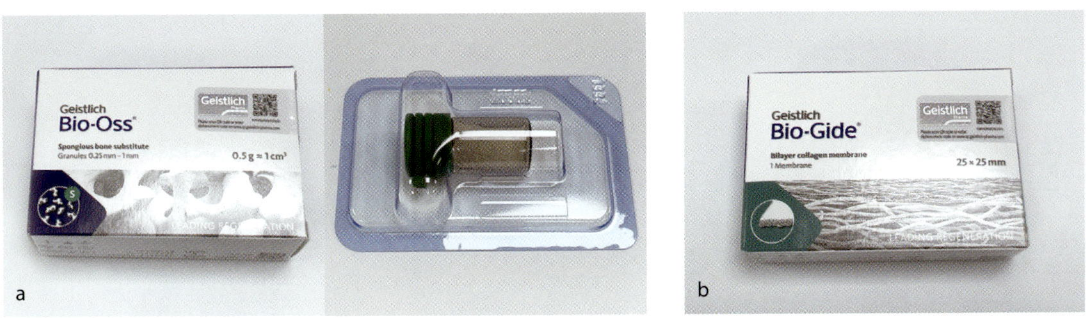

그림 11-6 골 이식 재료(a)와 차폐막(b)

4) 차폐막(차단막, Barrier membrane)

조직유도재생술이나 골유도재생술에 사용되는 재료로 골 결손부를 덮어 필요한 조직의 재생을 유도한다. 차폐막은 흡수성과 비흡수성이 있다(그림 11-6b).

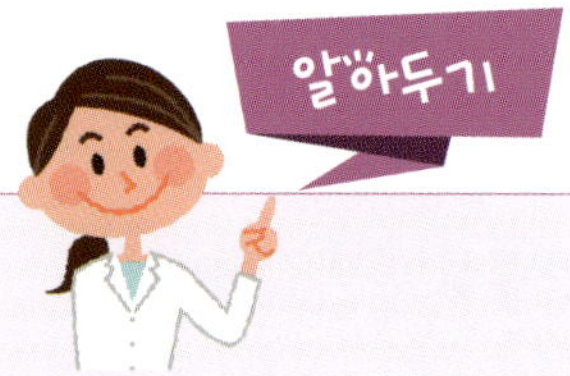

- **임플란트에 사용하는 재료**
  - 순티타늄(cp-Ti, 상용 순티타늄) : 생체친화성(biocompatibility)이 우수하고 탄성계수가 자연골에 가장 가까운 임플란트 재료로 의과용 및 치과용 임플란트에 많이 사용됨
  - Ti-6Al-4V : Ti-6Al-4V 티타늄은 6% 알루미늄과 4% 바나듐을 함유한 티타늄 합금으로서 생체친화성이 뛰어나고 순티타늄보다 강하고 단단함

- **티타늄 합금의 장점**
  - 무게에 비해 높은 강도를 갖고 있음
  - 기계적 특성과 부식 저항성이 높음
  - 생체 적합성이 우수함
  - 골융합(osseointegration) 능력이 뛰어남

- **임플란트의 다양한 용도**
  - 수복치과 분야 : 총의치, 피개의치 또는 국소의치에 사용
  - 악안면 보철 분야 : 주로 안면구조물을 대체
  - 교정 분야 : 교정치료에서 치아 이동용 고정원(anchorage)으로 사용

Review Questions

01. 무치악제를 덮고 있는 구강점막을 관통하여, 나사형(screw type) 고정체를 이용하는 임플란트의 종류는?

① 골막하형 ② 판막형 골관통형
③ 골관통형 ④ 골내형
⑤ 판막형

02. 다음 〈보기〉 중 치과용 임플란트 재료로 사용되는 것은?

가. 순티타늄	나. 생체유리
다. 티타늄 합금	라. 순금

① 가, 나, 다 ② 가, 다 ③ 나, 라 ④ 라 ⑤ 가, 나, 다, 라

03. 티타늄 합금의 특성은?

가. 부동태 금속	나. 우수한 부식저항성
다. 고강도	라. 우수한 생체 친화성

① 가, 나, 다 ② 가, 다 ③ 나, 라 ④ 라 ⑤ 가, 나, 다, 라

정답 01. ④ 02. ⑤ 03. ⑤

Chapter 12

기타 재료

기타 재료

학습목표

1. 중합방법에 의한 치면열구 전색재의 종류를 설명할 수 있다.
2. 치면열구 전색재가 갖추어야 할 요건을 설명할 수 있다.
3. 미백재료의 종류를 설명할 수 있다.
4. 절삭 및 연마기구의 차이점을 비교할 수 있다.

1. 예방치과

1) 치면열구 전색재(Pit and Fissure sealant)

(1) 중합반응에 의한 전색재의 종류

치면열구 전색재는 Bis-GMA계와 글래스아이오노머계로 분류되며, 주로 Bis-GMA계 치면열구 전색재를 사용한다. 글래스아이오노머계는 자가중합을 통해 이루어지며, Bis-GMA계는 광중합을 통해 이루어진다. Bis-GMA계는 좁은 소와와 열구로 흘러들어 갈 수 있는 흐름성 있는 레진을 사용하며 기계적 성질을 개선하기 위해 필러를 첨가하기도 한다. Bis-GMA계는 산부식 과정을 거쳐 치질과 결합한다. 글래스아이오노머계는 치질과 화학적 결합을 하며 불소방출로 인한 항우식효과가 있다. 그러나 Bis-GMA계에 비해 결합력이 떨어지며 점도가 높아 열구 깊숙이 침투하기가 어려운 단점이 있다.

① 광중합형

광중합형 전색재는 재료의 성분이 하나로 혼합되어 공급된다(그림 12-1). 술자가 적절한 시간에 중합을 개시할 수 있고, 중합시간이 자가중합형보다 짧으며, 혼합과정에서 공기가 침투되는 자가중합형에 비해 큰 압축강도와 활택한 면을 가질 수 있다. 그러나 광조사라는 술식을 필요로 하기 때문에 광원을 구입해야 하는 경제적 부담이 추가된다.

광조사기 사용방법으로는 전색재가 도포된 치면의 2~3mm 위에 광조사기의 팁(tip)을 치면과 수직방향으로 위치시킨 다음 스위치를 켠다. 광조사기가 가동되는 동안에는 팁이 움직이지 않도록 고정해야 한다. 한 개의 치아에서 두 개의 치면에 전색할 경우에는 치면마다 각각 주어진 시간만큼 광조사를 실시한다.

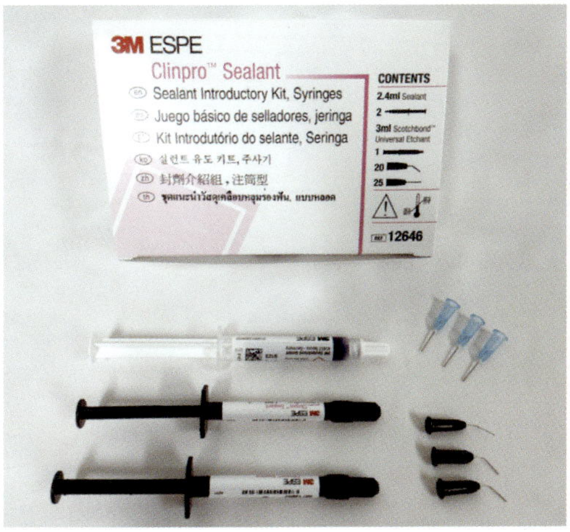

그림 12-1 **광중합형 치면열구 전색재**

② 자가중합형

자가중합형은 광중합기가 필요 없으며, 재료의 구성에 있어 단량체와 촉매제가 각각의 용기에 들어 있다. 두 재료를 같은 양으로 혼합하면 중합이 개시된다.

자가중합형은 재료가 액체상이어도 일단 경화가 시작되면 빠르게 진행되기 때문에 조작시간을 초과해서는 안 되며, 경화가 진행되는 동안 재료가 움직이지 않도록 하여 전색재가 유지될 수 있도록 한다.

경화시간은 3~5분으로 광중합형보다 길다는 단점이 있으나, 광조사기가 불필요하므로 많은 사람을 대상으로 하는 공중구강보건사업 현장에서 효율적으로 적용할 수 있다.

(2) 치면열구 전색재의 도포과정 (그림 12-2)

① 러버컵(rubber cup)이나 강모 브러쉬(bristle brush)로 치면세마를 한 후 세척한다.

② 러버댐이나 커튼롤을 이용하여 치아를 분리하고 건조시킨다.

③ 35% 인산을 이용하여 15~30초간 산부식시킨 후 세척하고 건조한다.

④ 광중합형 레진은 전색재 도포 후 20초간 광조사하고 화학중합형 레진은 도포 후 3~5분간 경화시킨다.

⑤ 교합을 확인하고 높을 경우 조정 후 연마한다.

글래스아이오노머계 치면열구 전색재는 화학중합으로 경화되며 요즘에는 Bis-GMA계 광중합용 치면열구 전색재가 많이 사용되고 있다.

치면열구 전색재 제품의 필러 조성과 색은 매우 다양한데, 일부 치면열구 전색재는 필러가 아예 없거나 적은 비율로 필러를 함유하고 있다. 또한 투명한 제품이나 일부 불투명한 백색을 띠는 제품도 있다.

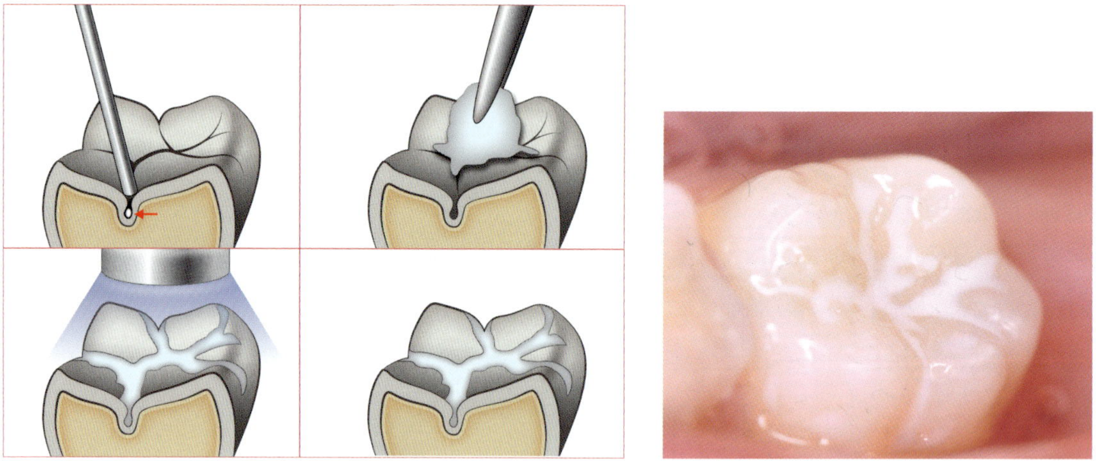

그림 12-2 **치면열구 전색재 도포**

(3) 치면열구 전색재의 요구조건

① 접착성이 좋아야 한다.

② 마모 저항성이 우수해야 한다.

③ 파절되지 않아야 한다.

④ 균열되지 않아야 한다.

⑤ 강도 및 경도가 커야 한다.

⑥ 심미성이 우수해야 한다.

(4) 치면열구 전색재의 유지력을 높이는 방법

① 전색재와 치아 표면과의 접촉 면적을 증가시킨다.

② 소와나 열구는 깊고 불규칙하고 좁을수록 전색재의 유지에 유리하다.

③ 법랑질 표면이 청결해야 한다.

④ 전색재를 도포할 치면은 건조되어 있어야 한다.

⑤ 전색재의 교합은 약간 낮아야 한다.

(5) 치면열구 전색재의 관리

치면열구 전색재는 저작하는 동안 교합에 의해 재료의 마모가 발생한다. 또한 치면열구 전색재의 탈락과 파절이 발생될 수 있으므로 치면열구 전색재 내 · 외부 기포를 주기적으로 검진해야 하며 탈락된 일부 치면열구 전색재는 재도포해 주어야 한다. 치면열구 전색재는 마모, 탈락, 파절이 발생될 수 있으므로 치과위생사는 환자의 정기적인 치과 검진에 대한 필요성을 설명할 수 있어야 한다.

2. 치아미백(Tooth whitening)

치아미백이란 변색(discoloration) 또는 착색(stain)된 치아의 색조를 복구하여 심미성을 높여주는 것을 말한다. 치아 변색의 원인은 음식이나 흡연 등의 외인성 착색에서부터 약제나 불소증, 치아외상 및 전신질환 등에 의한 내인성 착색에 이르기까지 다양하다. 치아미백은 건강한 자연치아의 심미성을 개선하기 위한 효과적인 방법으로, 최근 미백에 관한 관심이 높아지고 미백술이 보편화되고 있으므로 치과위생사는 미백 기전 및 재료와 방법 등을 잘 알고 있어야 한다.

1) 치아미백의 원리

치아미백은 활성산소에 의해 치면에 착색된 유기물질을 분해하여 치면에서 착색물질을 제거함으로써 본래의 치아색으로 회복시키는 것을 말한다.

과산화수소는 산소계 표백제로서 치아미백제의 주된 구성성분이다. 과산화수소는 강력한 산화제로 구강 내에서 물과 활성산소로 분해된다. 분해로 생성된 활성산소는 매우 불안정한 상태가 되므로 안정화되기 위해 치면의 착색 유기물질과 결합하기 쉽다. 그 결과 치면에서 착색물질이 분해되어 나와 치아가 밝은 색으로 된다.

보조방법을 이용한 미백 효과로 미백제 도포 후 산소 양과 침투도를 증가시키기 위한 열 또는 미백용 광선을 조사하면 과산화수소 미백제를 단독으로 시행하는 것보다 미백 효과가 더 좋다.

2) 미백 재료

(1) 과산화수소(hydrogen peroxide, H_2O_2)

과산화수소는 강한 산화제로 농도가 높을수록 산화력이 강하다. 과산화수소 미백제는 용액형과 겔형이 있는데 5~35% 농도의 용액 또는 겔 형태로 치아에 도포한다. 미백 과정의 부작용으로 치수염에 의한 치아과민증이 자주 보고되고 있으며, 피부, 눈, 구강점막 등에 닿으면 부식과 화상을 일으키므로 주의를 기울여야 한다. 따라서 미백 과정에서 과산화수소 용액으로부터 피부와 구강 내외 조직을 보호해야 한다.

(2) 과산화요소(carbamide peroxide, $CH_6N_2O_3$)

과산화요소는 요소와 과산화수소의 복합체로 과산화수소보다는 약한 산화제이다. 주로 10% 농도의 용액 또는 겔 형태로 치아에 도포하는데 일반적으로 생활치 미백술에 적용한다. 10% 과산화요소 용액은 3% 과산화수소와 같고, 15% 과산화요소 용액은 5% 과산화수소와 같은 농도이다.

(3) 과붕산소다(sodium perborate, $NaBO_3 \cdot 4H_2O$)

과붕산소다는 약한 산화제이다. 실활치 미백에 과산화수소와 함께 사용하고 주로 자가미백술에 많이 사용한다. 과붕산소다는 미백의 활성인자로 변색이 거의 없다. 산화력은 약하나 물에 용해되면 알카리성을 나타내므로 30% 과산화수소 대신에 물을 사용할 수 있다.

3) 미백 방법

미백 치료는 변색의 원인과 치질을 투과한 변색 범위의 깊이와 기간, 그리고 미백제가 착색 원인 부위까지 투과할 수 있는 정도와 심부 착색까지 방출되는 미백제의 농도, 수소이온농도(pH)에 의해 달라질 수 있다.

고농도로 단시간에 미백 효과를 볼 수 있는 전문가 미백 방법과 저농도로 장시간 미백하는 자가 미백 방법으로 나눌 수 있다(표 12-1).

표 12-1 **미백 방법**

구분	치과전문가용(in-office)	가정용(take-home)	일반의약품(over the counter)
성분 및 농도	• 과산화수소(hydrogen peroxide) 25~35%	• 과산화요소(carbamide peroxide) 21% 이하	• 과산화요소(carbamide peroxide) 10~15%
특징	• 연조직 보호가 필요 • 활성제가 화학적 반응, 열반응, 광반응으로 작용	• 전문가에 의해 제작된 미백도포용 트레이를 사용하여 하루에 두 번 또는 잠자는 동안 사용 • 자가 미백처치법(patient) • 미백 효과가 빠름	• 기성 미백도포용 트레이, 스트립(strip), 미백치약을 포함한 겔의 사용 • 제조사에서 지시한 사용방법을 정확히 숙지

(1) 상용화된 미백제의 분류

① 미백용 겔

② 미백용 용액

③ 미백용 치약

④ 미백용 스트립(strip)

⑤ 미백용 구강세정용액

(2) 미백 트레이 제작 (그림 12-3)

① 석고 모형을 제작한다.

② 모형상의 치아에 블럭 아웃(block-out) 레진으로 적당한 두께로 도포하고 중합한다.

③ 진공 선반의 중앙에 모형을 올려놓고 열을 가한 뒤 시트지가 하방으로 1인치(inch) 정도 늘어질 때까지 가열한다.

④ 진공 버튼을 켜고 늘어진 시트지에 진공압을 가한다.

⑤ 진공이 끝나면 모형에서 분리하여 가위로 트레이 변연을 다듬는다.

⑥ 제작된 트레이 위에 미백제를 짠다.

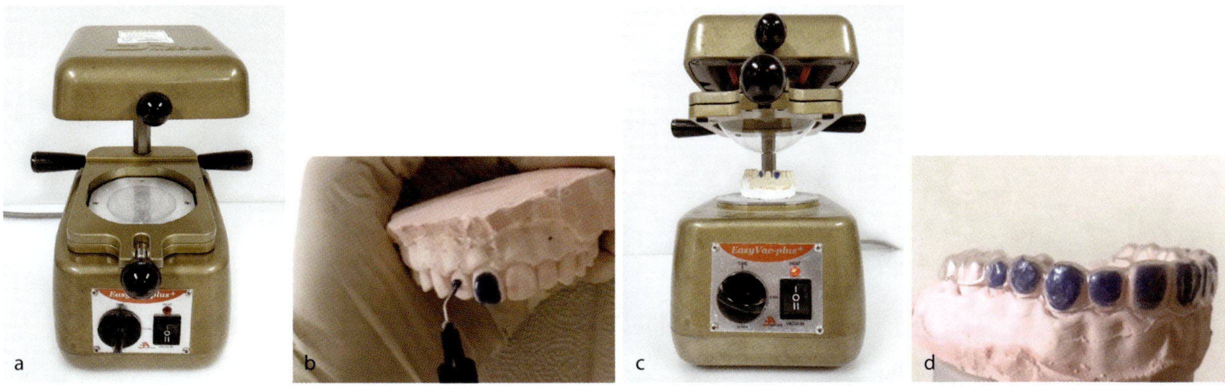

그림 12-3 미백 트레이 제작

(3) 광중합 미백용 겔(gel)을 이용한 미백 과정

① 실온 상태의 미백용 겔을 준비한다. 냉장 보관된 겔은 사용 전 15~30분 정도 미지근한 물에 담가두어 실온상태로 만든다.

② 치면을 깨끗하게 연마한다.

③ 치아미백제에 의한 구강점막 손상을 예방하기 위해 멸균된 거즈를 입술과 잇몸 사이에 넣어 환자의 구강 내 점막 부분을 미백제로부터 분리한다.

④ 미백제가 도포될 치아 주변의 치경부를 따라 유리치은 및 부착치은에 치은격리용 블록(barrier, dam)을 도포한다(그림 12-4).

⑤ 블록이 도포된 부분에 광조사기로 20초간 빛을 조사하여 경화시킨다.

⑥ 미백제가 도포될 치면을 건조시킨다.

⑦ 미백용 겔을 치아의 치면 전체에 충분히 도포한다. 최소 두께가 2mm 이상 되어야 미백제가 건조되지 않는다.

⑧ 광조사기를 이용하여 미백제가 도포된 부위를 30분간 광조사한다. 광조사기가 치면에서 멀어질수록 미백 효과는 감소되므로 주의한다.

⑨ 광조사가 끝나면 흡입기로 미백제를 제거한 후 치면의 미백 정도를 확인하고 블록을 제거한다.

⑩ 색조가이드(shade guide)를 이용하여 변화된 치아의 명도를 확인한다.

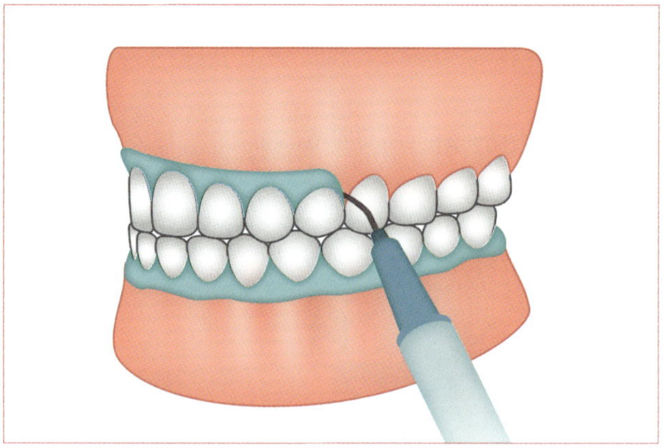

그림 12-4 치은격리용 블럭 도포

(4) 미백 치료 후 주의사항

① 미백 치료 후 약 2시간 동안은 가급적 음식 섭취를 금하는 것이 좋다.

② 미백 치료 후 약 2일간은 색소가 많이 포함된 음식물(예 : 카레, 커피, 콜라 등)이나 흡연을 자제해야 한다.

③ 이가 시린 증상이 나타날 수 있으며, 3일 이상 지속되는 경우에는 치과 치료를 받아야 한다.

④ 미백제에 의해 구강조직이 일시적으로 변색될 수 있지만 시간이 지나면 사라진다.

⑤ 음식을 섭취한 후 바로 칫솔질을 하면 미백 효과를 지속시키는 데 도움이 된다.

⑥ 과잉 치아미백을 시행하면 치아에 기형성 장애(BDD, body dysmorphic disorder)가 나타날 수 있다.

3. 구강장치(Oral appliance)

구강장치는 다양한 유형이 있으며 구강조직을 보호하거나 치과처치의 용도 등으로 사용된다.

기성품과 맞춤제작형이 있는데 환자의 구강 상태에 맞게 선택해서 사용한다. 열가소성 재료는 열을 가하여 바로 몰드를 만들 수 있어서 다른 유형의 재료보다 구강장치를 쉽게 제작할 수 있다(그림 12-5).

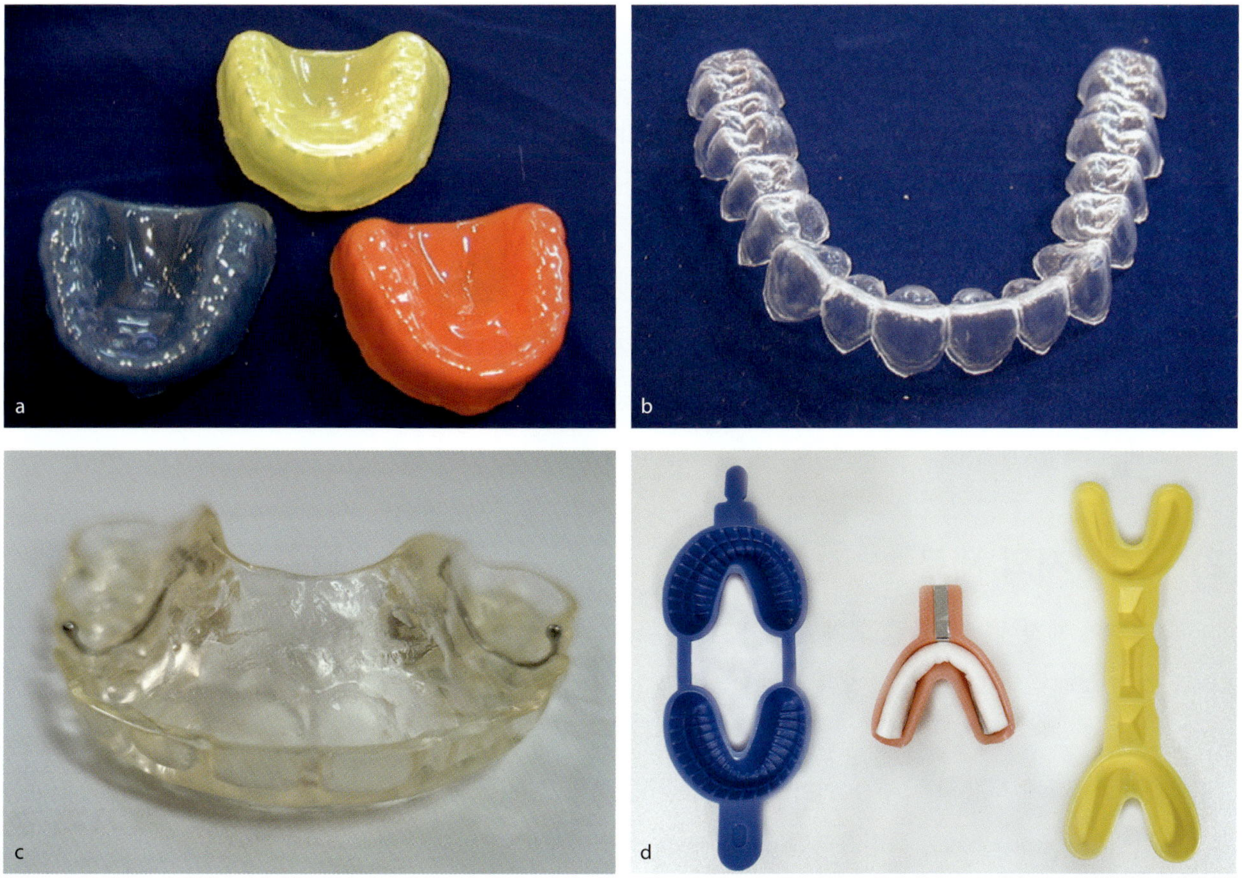

그림 12-5 **각종 구강장치**

a : 다양한 색상의 구강보호대(마우스가드) b : 미백용 트레이 c : 나이트 가드(splint) d : 불소도포용 트레이

1) 구강장치의 용도

① 구강보호대

가철성 구강장치로 운동 등을 할 때 치아의 주변조직을 보호하기 위해 착용한다. 열가소성 탄성체인 폴리에틸렌 성분으로 생체적합성, 경도, 충격흡수도가 우수하다.

② 미백용 트레이(bleaching tray)

치아 미백 치료를 위해 치과에서 환자의 구강에 적합하게 미백용 트레이를 맞춤 제작하여 환자가 집에서 스스로 자가 미백을 시행할 수 있게 한 것으로, 트레이에 미백제를 스스로 도포할 수 있게 되어 있다.

③ 나이트 가드(nightguard, splint)

턱관절 염증과 치아손상을 줄이기 위해 사용되는 구강장치로 주로 이갈이 환자에게 처방한다. 저작근을 이완시키고 꽉 무는 힘을 흡수하여 치질의 마모를 완화시키는 기능을 한다. 수직피개(overbite), 수평피개(overjet)와 같은 부정교합 치료에도 사용된다.

④ 불소도포용 트레이

치아우식증, 구강건조증, 지각과민증 등을 예방하기 위해 사용되는 구강장치로 불소도포용 트레이에 불소겔이나 불소이온을 도포해서 사용한다. 주로 기성품을 사용하며 악궁의 사이즈별로 선택하여 구강 내에 적용한다.

2) 구강장치의 재료

구강장치의 제작에는 다양한 열가소성 재료가 사용된다. 열가소성 재료는 가열 시 중합체가 연화되고 냉각 시 최종 형태로 경화된다. 열경화성 재료는 몰드에서 중합하는 것으로 가열 시 변화에 저항하는 성질이 있다.

구강장치 제작에 사용되는 주요 열가소성 재료는 폴리에틸렌(polyethylene), 폴리염화비닐(polyvinyl chloride), 폴리프로필렌(polypropylene), 폴리스티렌(polystyrene), 폴리카보네이트(polycarbonate)가 있다.

열가소성 재료들을 이용하여 치과에서 환자 맞춤형 미백 트레이를 직접 제작하기도 하며 치과기공소에서 제작하기도 한다(표 12-2).

표 12-2 **열가소성 수지의 용도**

재료	용도
폴리카보네이트(polycarbonate)	임시 계속가공의치, 교정용 유지장치
폴리에틸렌(polyethylene)	구강보호대, 나이트 가드, 간격 유지장치, 불소도포용 맞춤 트레이
폴리프로필렌(polypropylene)	임시 계속가공의치 몰드
폴리스티렌(polystyrene)	맞춤 인상용 트레이, 의치상
폴리염화비닐(polyvinyl chloride)	스프린트(splint), 임시 가철성 국소의치, 교정용 유지장치

3) 구강장치의 관리 및 주의사항

① 구강장치는 부드러운 강모의 젖은 칫솔로 닦는다.

② 마모제가 함유된 세치제를 사용해서는 안 되며 구강장치 전용 세척제를 이용하여 닦는다.

③ 구강장치는 뜨거운 물에 세척하거나 끓이면 변형되므로 주의해야 한다.

4. 절삭 및 연마 기구

1) 절삭(Cutting) 기구

절삭의 목적은 치아 혹은 과도한 재료를 제거하는 것이다. 절삭 기구는 치아조직을 삭제하는 수동절삭 기구와 기구를 회전하여 삭제하는 회전절삭 기구가 있다. 핸드피스에 끼워 사용하는 절삭 기구에는 치과용 버(bur)와 다이아몬드 버(bur), 기타 절삭 기구가 있다. 강철 버(steel bur)의 재질은 탄소강으로 만든 버(carbon bur)와 카바이드(carbide)로 만든 텅스텐 카바이드 버(tungsten carbide bur)가 있다.

다이아몬드 버는 머리 부분에 절삭 다이아몬드 입자를 붙인 것으로서 주로 금관 수복이나 복합레진 수복을 위한 지대치 형성 등에 사용한다(그림 12-6).

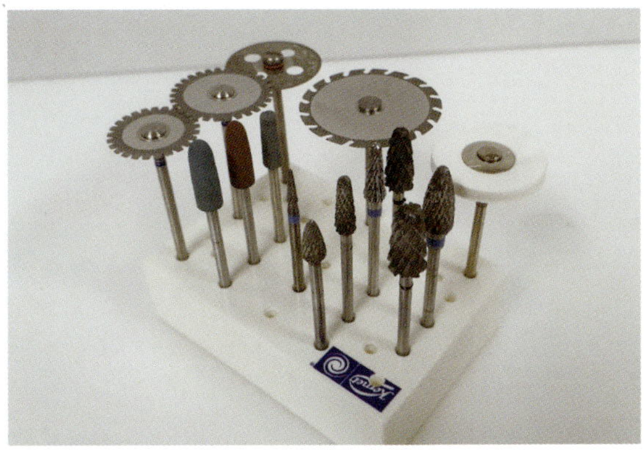

그림 12-6 **치과용 버(bur)**

2) 연마(Polishing) 기구

연마는 연마기구를 사용해 치아 또는 수복물의 거친 표면을 평활하게 마무리하는 과정이다. 치과용 연마기구는 연마입자가 부착된 머리부분과 몸체로 구성되고, 주로 핸드피스의 회전력을 이용한다.

연마 기구는 재료에 따라 러버 포인트, 러버 휠, 래그 휠, 디스크, 스톤 버 · 포인트 등으로 분류되고, 형태에 따라 끝이 뾰족한 포인트(point), 둥근 판형인 디스크(disk) 등으로 분류한다.

특히, 다이아몬드 포인트는 입자가 미세한 것부터 거친 것까지 다양한데, 입자가 미세한 것은 연마용으로 입자가 크고 거친 것은 절삭용으로 사용한다.

3) 절삭 및 연마 시 주의사항

- 절삭 기구는 반드시 멸균 소독을 해야 한다.
- 구강 외에서 회전을 확인한 후 치면이나 수복물에 사용해야 한다.

- 연마제의 크기나 압력, 회전 수 등은 치아나 수복물의 마모에 영향을 줄 수 있으므로 특성을 잘 숙지하고 사용해야 한다.
- 치면에 사용 시에는 과열로 인해 치수에 위해가 발생할 수 있으므로 냉각수를 사용하면서 연마하여야 한다.
- 눈에 파편이 튀는 것을 예방하기 위하여 보안경을 착용하는 것이 좋다.

알아두기

● 치면열구 전색재의 종류

- 광중합형
- 자가중합형

● 치면열구 전색재의 요구조건

- 우수한 접착성, 마모 저항성, 파절 저항성, 균열이 생기지 않아야 함
- 우수한 강도 및 경도, 심미성

● 치아 변색의 원인

- 음식이나 흡연 등의 외인성 착색에 의한 변색과 약제나 불소증, 치아외상 및 전신질환 등에 의한 내인성 변색

● 미백재료 및 종류

- 과산화수소, 과산화요소, 과붕산소다
- 겔, 용액, 치약 스트립, 구강세정용액

● 구강장치의 용도

- 운동선수용 구강보호대(mouthguard)
- 미백용 트레이
- 나이트 가드(splint)
- 불소도포용 트레이

알아두기

- **절삭 및 연마**
  - 절삭 : 치아 또는 과도한 재료를 제거하는 것
  - 연마 : 과도한 재료의 거친 표면을 평활하게 하는 것

- **절삭 및 연마 시 주의사항**
  - 절삭기구는 멸균소독을 해야 함
  - 구강 외에서 회전을 확인한 후 사용
  - 연마제의 크기나 압력, 회전수 등을 숙지
  - 과산화수소, 과산화요소, 과붕산소다
  - 냉각수 사용과 보안경 착용

Review Questions

01. 다음 중 치과전문가 미백치료는 어느 것인가?

① 미백 치약
② 광조사 미백
③ 미백 양치
④ 미백 스트립
⑤ 미백제가 함유된 트레이 장착

02. 다음 중 구강장치의 관리에 대한 설명으로 알맞은 것은?

① 뜨거운 물에 소독한다.
② 따뜻한 물에 보관한다.
③ 세치제로 깨끗이 닦는다.
④ 구강장치 전용세척제로 깨끗이 닦는다.
⑤ 부드러운 강모의 마른 칫솔로 닦아야 한다.

03. 절삭 및 연마 시의 주의사항은?

① 건조한 상태에서 연마한다.
② 절삭 기구는 알코올로 소독한다.
③ 보안경을 착용한다.
④ 모든 재료에 동일한 연마제를 사용한다.
⑤ 사전의 회전 확인이 필요없다.

정답 01. ② 02. ④ 03. ③

Chapter 13

디지털 치과재료

디지털 치과재료 (Digital dentistry)

학습목표

1. 디지털 치과진료 작업단계를 설명할 수 있다.
2. 디지털 치과진료에서 사용되는 장비와 재료를 설명할 수 있다.

4차 산업혁명시대의 변화와 더불어 치과에서 요구되는 디지털 치과진료 영역은 빠르게 발전하고 있다. 특히 인상채득과 석고모형 제작, 기공물의 제작 의뢰 방법과 보철물의 제작 등 기존의 보철과 관련한 작업들이 구강 스캐너, 모형 스캐너, 3D 프린터, CAD/CAM과 같은 장비를 이용한 디지털 치과로 변화하고 있다.

치과위생사는 새로운 치과진료 임상 트랜드의 변화에 맞춰 디지털영역에서 사용되는 치과장비와 재료들에 대해 이해하고 있어야 한다.

1. 치과 디지털 시스템의 변화

1) 디지털 시스템의 도입

기존의 보철물 제작 방법은 인상재를 이용한 인상채득 후 석고를 부어 진단모형이나 작업모형을 제작하여 기공소에서 기공물을 만드는 방식이었다면, 디지털 시스템은 3D 스캐너를 통해 디지털 인상을 채득하고 목적에 맞도록 모델링을 통해 치아 형태를 디자인하여 3D 프린터로 보철물을 제작하는 방법이다.

CAD/CAM 시스템은 1970년대 초 듀렛(Duret)과 동료에 의해 치과에서 처음으로 사용되었고, 진료실에서 사용되는 구강 스캐너는 1980년대 스위스 취리히 대학에서 개발된 Cerec 시스템으로 인레이와 온레이 제작부터 시작되었다. 최근에는 1세대를 거쳐 2세대 구강 스캐너가 개발되었으며, 2세대 구강 스캐너는 빠른 속도로 촬영된 이미지 영상을 계속 이어 붙여서 가상의 3차원 이미지를 생성한다(그림 13-1).

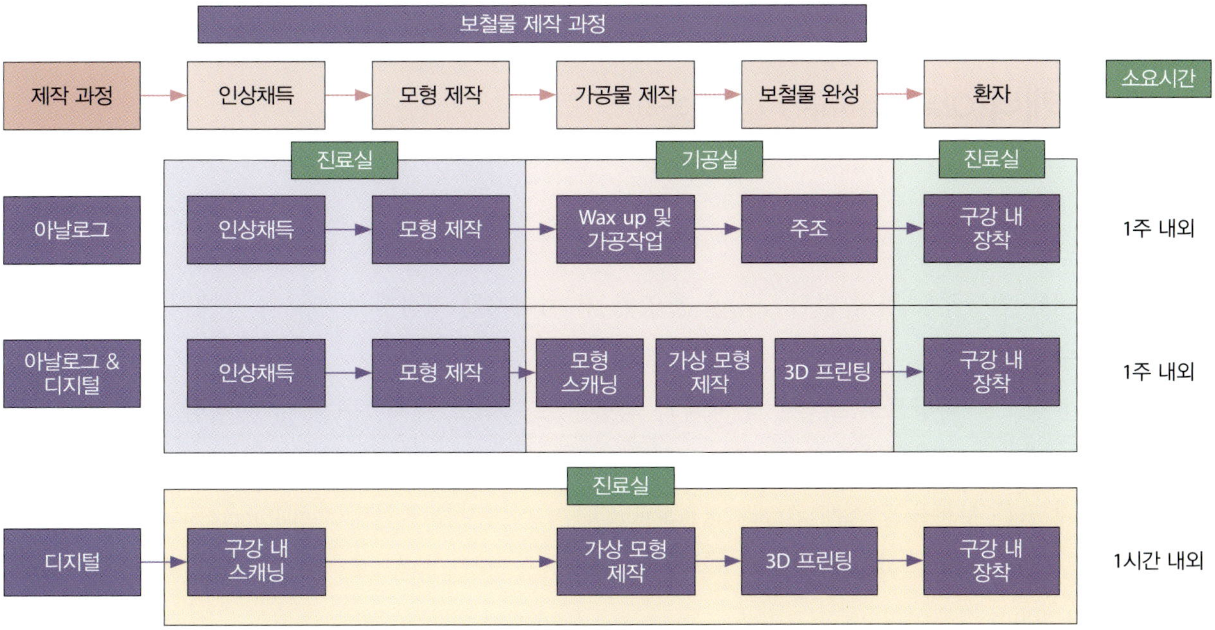

그림 13-1 아날로그 방식과 디지털 방식의 보철물 제작과정 비교

2) 디지털 치과 작업단계(Digital Workflow)

디지털 시스템에서의 작업단계는 크게 데이터 획득(스캐닝), 데이터 처리(모델링), 제조(프린팅)의 3단계로 구분된다. 기존의 보철치료 단계와 비교해보면 데이터 획득(스캐닝)은 인상채득과 모형제작과 같고, 데이터 처리(모델링)는 기공소에서 기공물을 만드는 과정이며, 제조(프린팅)는 최종 기공물을 제작하여 완성하는 과정이다. 디지털 시스템에서는 모든 과정을 디지털 장비를 이용해 진행하기 때문에 단순한 과정으로 오차를 최소화하고 시간을 절약하는 장점을 가지고 있어 치과 시스템에 효과적으로 적용할 수 있다(그림 13-2).

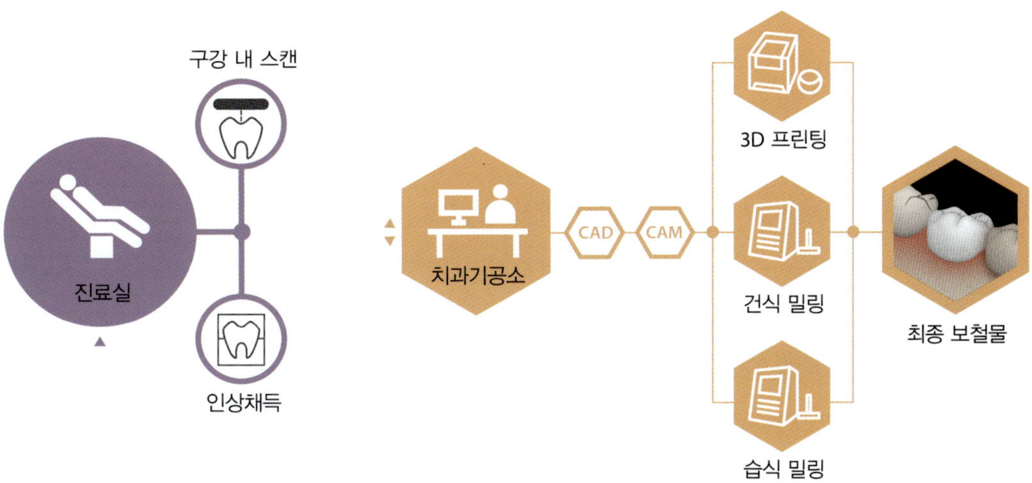

그림 13-2 디지털 워크플로우

2. 치과 디지털 장비

1) 구강 스캐너(Oral scanner) (그림 13-3)

(1) 개요

① 특징

- 구강 내를 인상채득 과정 없이 구강을 촬영한 후 이미지를 저장하여 컴퓨터 상에서 구강상태의 정보를 수집한다.
- 수집된 정보를 바탕으로 보철물의 제작과 임플란트 가이드 제작, 구강 내 문제점 파악 등 기존의 석고 모형에서 이루어지는 작업들을 대체하여 진행한다.
- 구강 내 모든 부분들을 스캐닝(intraoral scanning)하여 이미지를 얻는다(digital impression).
- 대부분 광학 스캔 방식으로 구강의 3차원적 정보를 동영상 스캔으로 얻으며 구강 스캐너의 정밀도는 30~80μm 정도이다.

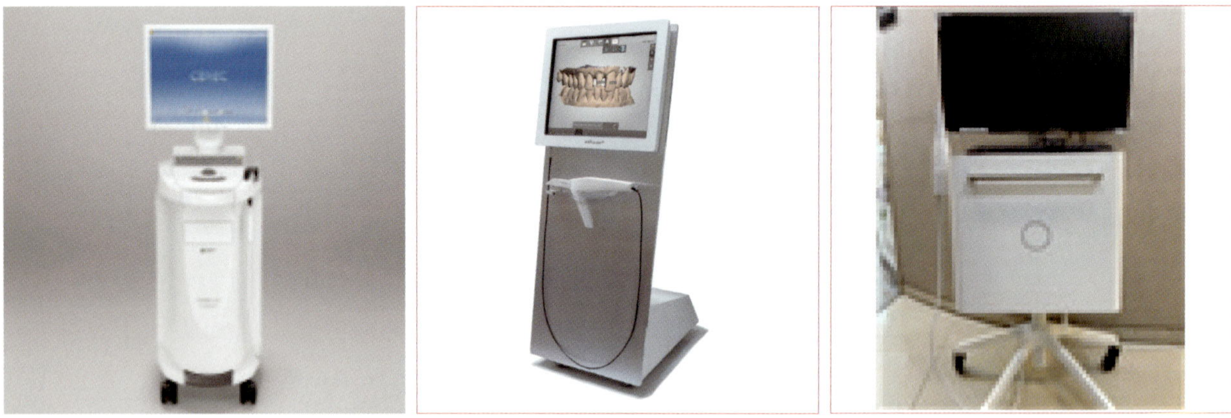

CEREC Omnicam　　Trios　　i700

그림 13-3 구강 스캐너의 종류

② 장점

- 인상채득 시 생길 수 있는 인상재와 석고의 물성에 따른 오차 감소
- 경화 팽창, 인상재와 모형의 이동으로 인한 변형 요인의 제거
- 기존 인상채득 시 발생될 수 있었던 오류와 환자의 불편감 최소화
- 인상재 재료의 절약
- 환자의 치과 방문 횟수 감소와 기공물의 제작 시간 단축
- 모형을 제작하고 보관하는 공간의 불필요
- 모형을 기공소로 이동시켜야 하는 불편감과 시간 감소
- 데이터 유지에 의한 재제작 가능

③ 단점

- 디지털 인상채득을 위한 훈련 필요
- 고가의 장비로 인한 높은 초기 비용

(2) 구강 스캔 과정

① 파우더 적용

구강 스캐너로 구강을 스캔하기 전 빛의 반사를 막기 위해 스프레이 파우더를 사용하며, 파우더 두께는 40~ 60μm로 적용하는 것이 좋다.

② 구강 내 스캔

구강 스캐너를 Pen holder grip type이나 Gun grip type, Palm grip type으로 잡고, 먼저 교합면을 스캔한다. 치아와 스캐너와의 거리가 5mm 정도(15mm 이내)가 되도록 위치시켜 협측과 설측을 진행해서 스캔하며, 빠지는 부위가 없도록 한다(그림 13-4).

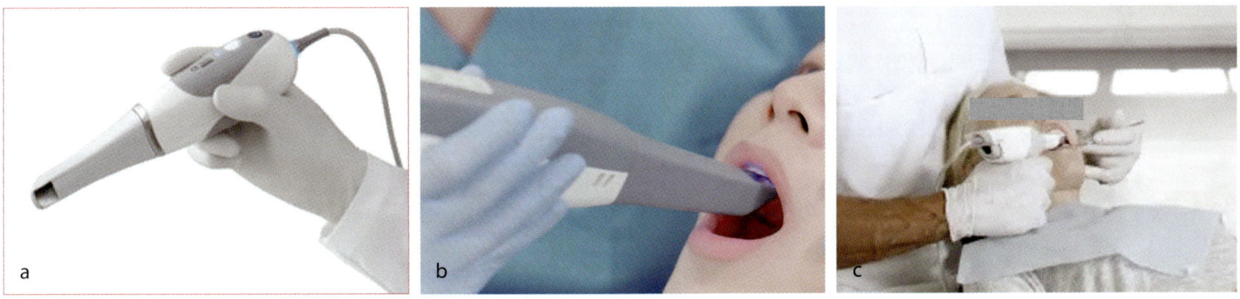

그림 13-4 **구강 스캐너 잡는법**

a : pen holder grip　b : palm grip　c : gun grip

③ 스캔 순서

구강 내 스캔 시 정해진 순서대로 진행하면 시간을 단축시키고 영상을 균일하게 촬영할 수 있다.

- 상악은 대구치 교합면에서 협면, 구개면 순서로 스캔한다.
- 하악은 대구치 교합면에서 설면, 협면 순서로 스캔한다.
  하악은 환자가 혀를 움직이거나 협점막을 이완 또는 수축하게 되면 초점 거리의 변화로 영상의 변형이 발생될 수 있다(그림 13-5).

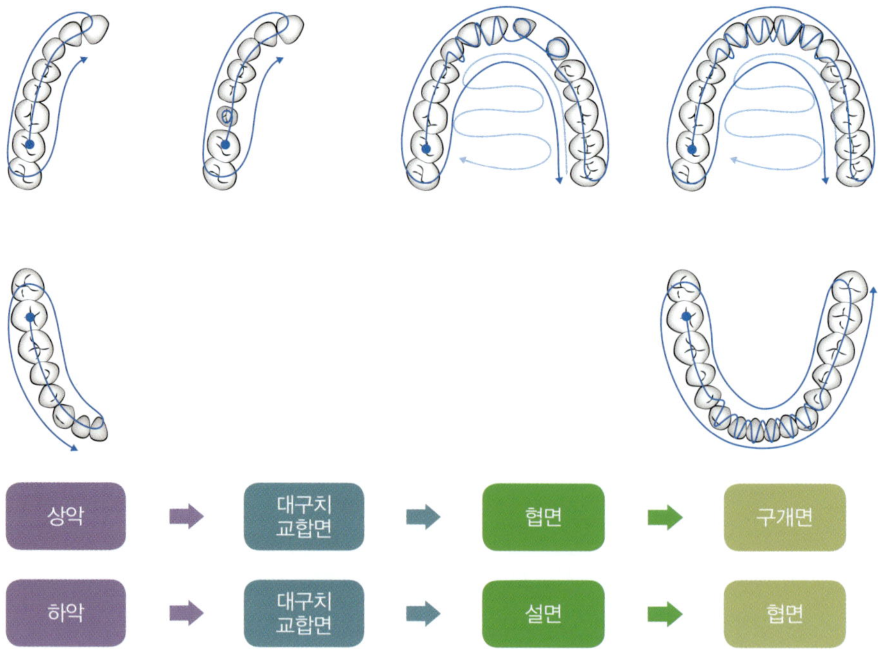

그림 13-5 **스캔 순서**

2) 모형 스캐너(Model scanner)

모형 스캐너는 전통적인 방법으로 인상채득 후 채득된 인상체를 스캔하거나 석고모형을 스캔하여 이미지로 변환시킬 때 사용하는 것으로 주로 기공소에서 사용한다. 모형 스캐너의 정밀도는 10μm 이내이다(그림 13-6).

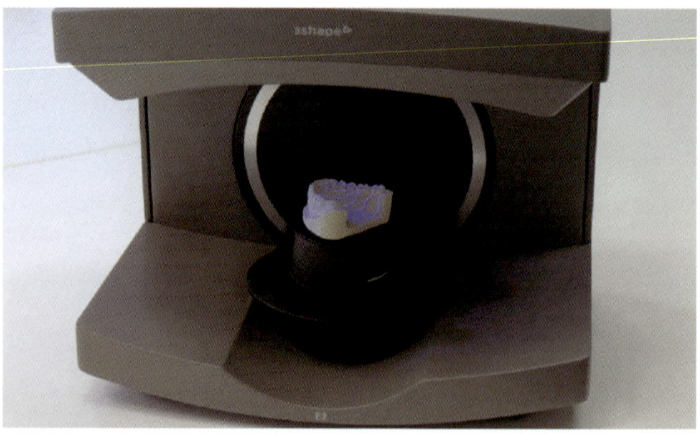

그림 13-6 **모형 스캐너**

3) CAD/CAM

CAD/CAM(Computer Aided Design/Computer Aided Manufacturing)은 치과 수복물의 디자인과 제작을 용이하게 하기 위해 사용되는 디지털 치과 영역의 한 분야이다.

치과용 CAD/CAM은 스캐너(scanner)를 이용하여 얻어진 이미지를 캐드(CAD)를 이용하여 디자인(모델링)하고, 캠(CAM)으로 원하는 보철물을 제작하는 과정으로 이루어진다. 일반적인 CAD/CAM 시스템은 기공소에서 모형을 스캐닝하여 밀링 기계(milling machine)로 보철물을 제작하는 과정을 의미한다.

디지털 치과는 진료실에서 구강 스캐너를 이용한 인상채득 모델링 프로그램을 통해 원하는 이미지를 얻는다. 이를 통해 환자의 구강상태와 요구되는 보철물의 종류에 맞는 작업을 진행한 후 3D 프린터를 이용하여 최종 또는 임시 보철물을 제작한다.

CAD/CAM의 대표적인 Cerec 시스템은 구강 스캐닝을 통해 얻은 치아 이미지(인상채득)를 목적에 맞게 디자인한 후 소결된 세라믹 블록을 절삭하여 수복물을 기계적으로 가공하는 방법이다.

즉 Cerec 시스템 기법은 컴퓨터를 이용해서 치아를 가공하는 시스템을 말하는데, 치아를 깎은 다음 인상채득 대신 구강을 촬영하면 컴퓨터에 환자의 구강 상태가 삼차원으로 나타나게 되고 그 이미지에서 치아를 컴퓨터로 디자인한 다음 밀링 기계를 이용하여 절삭하여 완성하는 세라믹 가공 시스템을 말한다. 이러한 방법은 인레이, 온레이 및 비니어의 제작에 사용된다.

CAD/CAM이 장비가 비싸고 형성한 치아의 상을 얻는 데 매우 숙련된 조작이 필요하지만, 기계적 성질의 편차가 적고, 수작업을 통한 인상채득(impression)과 모형제작(model), 패턴제작(waxing), 주조(casting) 및 최종 보철물제작(final restoration)의 작업 단계 시 발생되는 오차를 줄이고 시간을 단축시키기 때문에 치과임상에서 빠르게 성장하고 있다.

4) 3D 프린터

① DLP(Digital Light Processing; 디지털 광학기법)

빔프로젝트를 이용하여 조영하고자 하는 모양의 빛을 액체상태의 광경화성 레진에 투사하여 레진을 경화시켜 적층하는 방식이다. 뛰어난 미세 형상을 재현하나 해상도가 떨어지면 정밀도가 떨어질 수 있다(그림 13-7).

② SLA(Stereolithography Apparatus; 광 조형법)

스캔 데이터를 여러 층의 면 데이터로 내보내서 광경화성 수지액의 가장 바깥층을 레이저 조사로 선택적으로 경화시키는데 이 과정을 반복해 다층으로 적층하는 방식이다. 정밀도가 높고 세밀하여 매끈한 표면의 조형물을 얻을 수 있으나 출력물이 나오면 세정 등의 후처리를 해야 하는 번거로움이 있다. 레이저가 점을 따라가며 조사하기 때문에 속도는 상대적으로 느리나 섬세한 곡면 출력물을 얻을 수 있어 유리하다(그림 13-7).

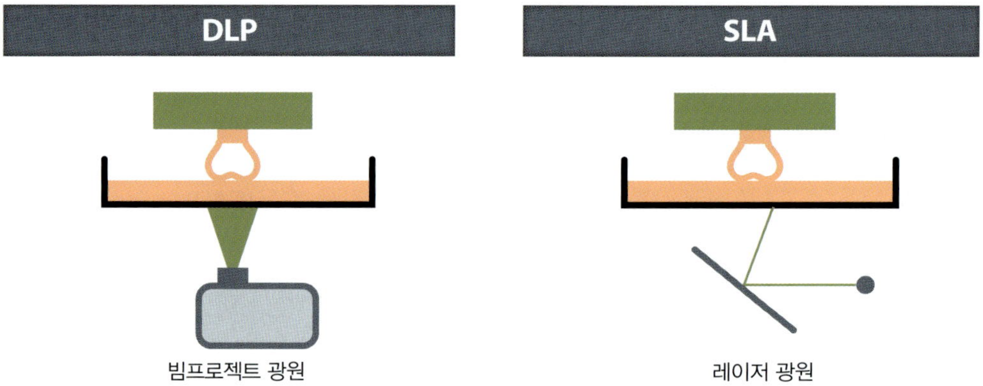

그림 13-7 DLP 방식과 SLA 방식

③ FDM(Fused Deposition Modeling; 압출 적층 조형법)

필라멘트 모양의 열가소성 수지를 고온에서 용융시켜 재료를 노즐로 적층하는 방법이다. 재료를 용융해 적층하면서 생긴 단층이 눈에 띄기 때문에 출력된 조형물은 매끄럽지 못하다. 재료를 열로 녹여 적층하는 방식으로 정밀도는 낮으나 가격이 저렴하다(그림 13-8).

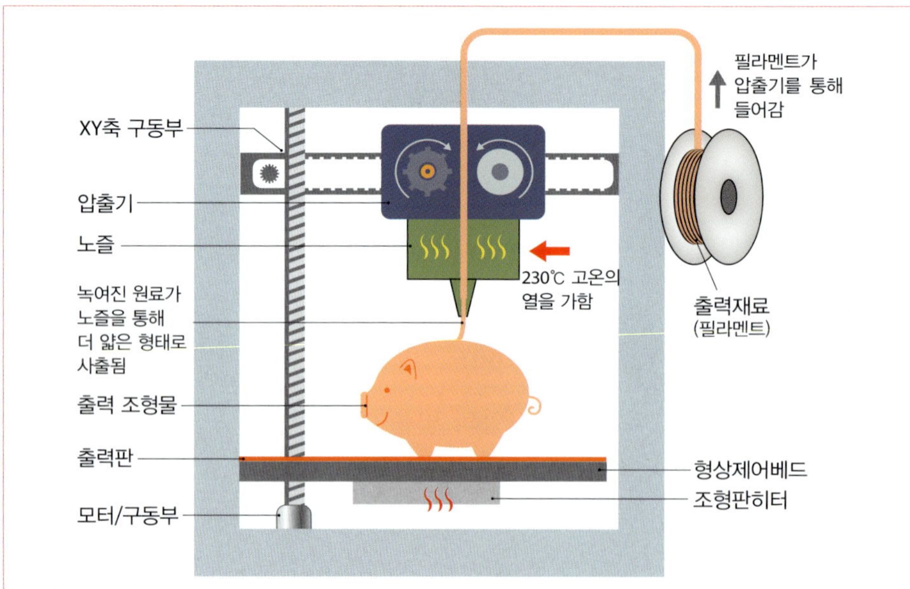

그림 13-8 FDM 방식

④ SLS(Selective Laser Sintering, Selective Laser Melting; 분말소결 적층 조형법)

금속 등의 분말을 층 모양으로 겹겹이 쌓아가면서 깔고 고출력의 레이저 빔이나 액체 접착제 등으로 직접 융합, 소결(분말소결식 적층법)하는 방식이다. 잉크젯 방식으로 파우더를 첨가해 분말을 굳히는 방법으로, 강성이 강하고 온도가 높은 특성이 있다(그림 13-9, 13-12).

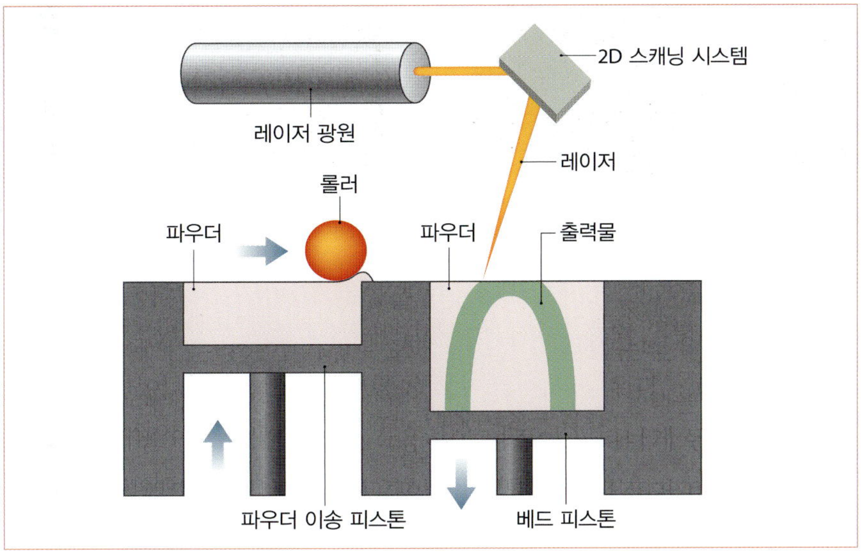

그림 13-9 SLS 방식

5) 밀링 기계(Milling machine)

밀링 기계는 디자인된 보철물을 밀링 버를 이용해서 절삭하여 보철물을 제작한다. 밀링이 가능한 재료의 범위(금속 · 세라믹 · 지르코니아)와 밀링을 위한 버의 축 특징(3축 · 4축 · 5축), 공법 차이(습식, 건식), 버의 사이즈와 종류, 재료에 따른 밀링 시간, 밀링하여 제작될 수 있는 보철물의 종류(단일치 · 브릿지 · 전악 등) 등을 고려하여 밀링 기계를 선택한다(그림 13-10).

진료실에서 바로 밀링하여 사용하기 위해서는 병원 전체의 디지털 시스템 적용과 치과의 모든 구성원들이 디지털 시스템의 지식과 기술을 익히는 데 노력해야 한다(그림 13-11).

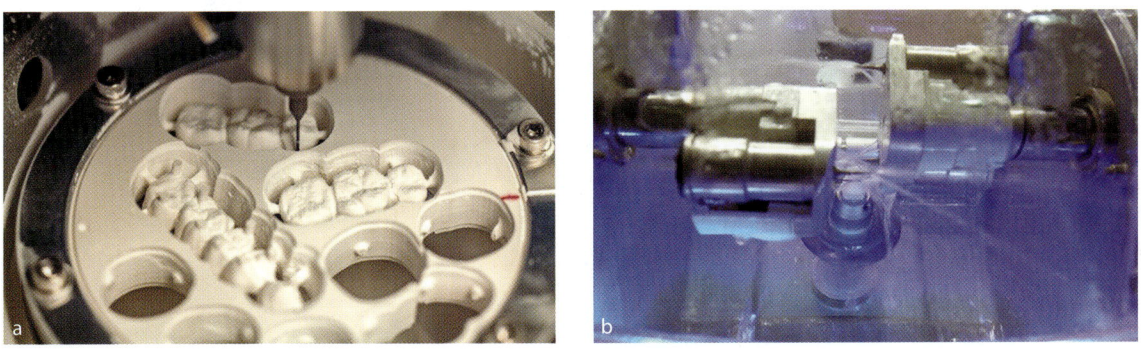

그림 13-10 밀링 기계

a : 건식 밀링 기계 b : 습식 밀링 기계

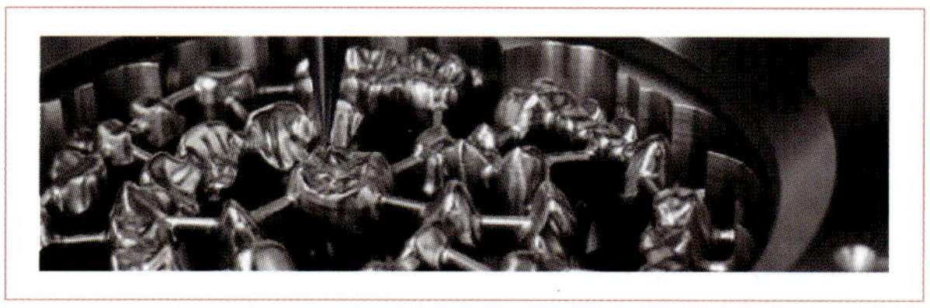

그림 13-11 Milling 방식

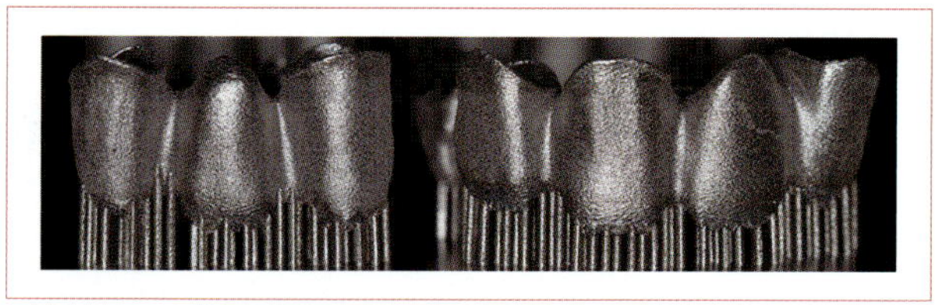

그림 13-12 SLS 방식

3. 디지털 재료

1) 금속 재료

비금속 재료의 지속적인 변화와 발전 속에서도 금속 재료가 갖고 있는 높은 강도, 강성, 탄성, 높은 인장강도와 탄성계수, 항복강도의 물성 때문에 디지털 재료로 사용되고 있다. 특히 디지털 재료로서 금속 재료는 치과기공소에서 코발트-크롬 합금, 코발트-크롬 소성 금속, 티타늄 그리고 티타늄 합금이 치과용 CAD/CAM 방식으로 사용되고 있다.

2) 레진 폴리머

레진 폴리머 재료에는 PMMA(polymethylmethacrylate) 복합레진, 레진 나노 세라믹, 하이브리드 세라믹, 유리섬유 강화레진 등이 사용되는데 CAD/CAM 작업에서 물리적인 성질이 좋고 재료의 균질성이 높으며, 색의 안정성도 좋으나 파절 위험성은 높은 편이다.

3) 세라믹

글라스 세라믹 블록은 높은 생체 친화성과 심미성, 구강 내 변색 저항성을 갖고 있으며, 장석 계열과 루사이트 강화형 계열이 있다. 장석 계열은 VITA Blocs Mark II(VITA)와 CEREC Block(Dentsply Sirona)이 대표적이며, 단색 블록과 치경부와 절단측의 색조가 서로 다른 그라데이션 블록과 전치부에 특화된 블록이 있다.

루사이트 강화형 계열은 IPS Empress CAD(Ivoclar Vivadent)가 해당되며 심미성이 매우 뛰어나다. 그라데이션 블록으로 층이 없는 것이 특징이다.

분류	제품명	내용	
장석 계열	Vita MK II 블록	1991년부터 가장 오래 사용되고 있으며, PFM의 도재 축조에 사용되는 Feldspartic porcelain powder를 고온, 고압 압축한 것으로 축조된 도재에 비해 강도 및 내구성, 내변색성이 뛰어나고 대합치 마모도가 적다는 특징을 가지고 있다. 주로 전치부 크라운 및 라미네이트, 인레이에 적합하다.	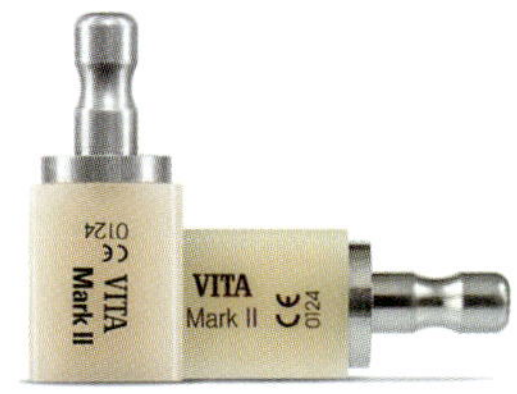
	CEREC Blocs	Vitak 사의 OEM 제조 의뢰로 제작된 블록으로 Vital MK II와 비슷한 물성과 심미성을 나타낸다.	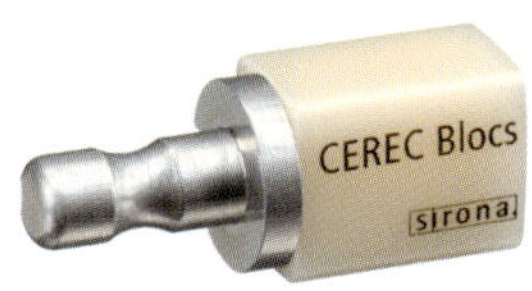
루사이트 계열	Empress CAD	Leucite reinforced glass ceramic으로 만들어져 있으며 형광성과 4개의 그라데이션(gradation)을 가지고 있어 전치부에 심미성이 높으나 밀링성이 조금 낮다.	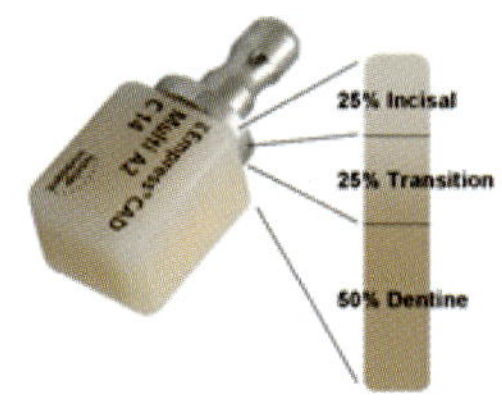

고강도 글라스 세라믹 블록은 충분한 심미성과 강도를 가지고 있어 강한 교합력이 가해지는 구치부와 전치부에 적용이 가능하다.

분류	제품명	내용	
고강도 글라스 세라믹 블록	IPS e.max CAD (IvoclarVivadent)	보라색을 띠고 있고 투과성에 따라 MO(medium opaque), LT(low translucent), HT(high translucent), MT(medium translucent), I(incisal)로 구분된다. 굴곡 강도는 최소 360MPa이며 Ivoclar사의 Lithium disilicate reinforced glass ceramic으로 840℃에서 약 25분간 결정화(crystallization, 02% 수축) 과정을 거쳐야 치아색을 나타낸다.	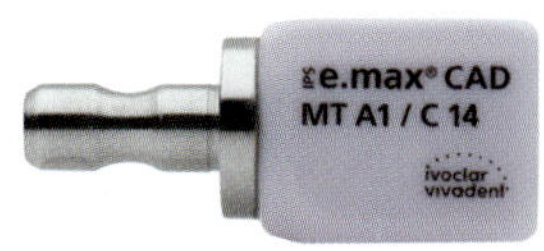
	VITASuPRINITy (VITA)	지르코니아 강화형 규산리튬 글라스 세라믹으로 지르코니아를 10% 함유하고 있어 소성 후 420MPa의 굴곡 강도를 가진다.	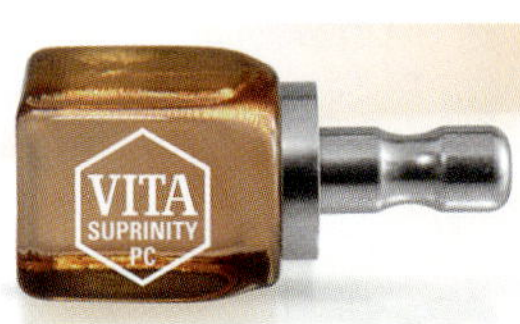
	CeltraDUO (DentsplySirona)	VITA SuPRINITy(VITA)와 동일하게 지르코니아 강화형 규산리튬 글라스 세라믹이지만, 블록 색상이 치아색을 띠고 있다. 고강도 글라스 세라믹 중에서 유일하게 소성이 필요없다. 블록을 깎고 연마 후 바로 장착이 가능하며, 굴곡 강도는 200MPa이다.	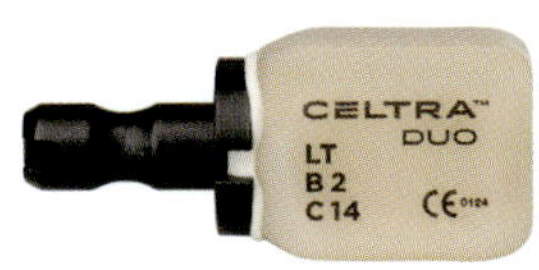

알아두기

- **디지털 워크플로우(Digital Workflow)**
  - 보철물 제작을 위한 디지털 시스템에서의 작업 단계를 데이터 획득(스캐닝), 데이터 처리(모델링), 제조(프린팅)의 단계로 나타낸 것으로 모든 과정을 디지털 장비를 이용해 진행하기 때문에 오차를 최소화하고 시간을 절약하는 장점이 있음

- **치과 디지털 장비**
  - 구강 스캐너(Oral scanner)
  - 모형 스캐너(Model scanner)
  - CAD/CAM
  - 3D 프린터

- **3D 프린터 방식**
  - DLP(Digital Light Processing; 디지털 광학기법) : 빔프로젝트를 이용하여 조영하고자 하는 모양의 빛을 액체 상태의 광경화성 레진에 투사하여 레진을 경화시켜 적층하는 방식
  - SLA(Stereolithography Apparatus; 광조형법) : 광경화성 수지액의 가장 바깥층을 레이저로 반복 경화시켜 다층으로 적층하는 방식
  - FDM(Fused Deposition Modeling; 압출 적층 조형법) : 필라멘트 모양의 열가소성 수지를 고온에서 용융시켜 재료를 노즐로 적층하는 방식
  - SLS(Selective Laser Sintering, Selective Laser Melting; 분말소결 적층 조형법) : 금속 등의 분말을 층 모양으로 겹겹이 쌓아가면서 깔고 고출력의 레이저 빔이나 액체 접착제 등으로 직접 융합, 소결(분말소결식 적층법)하는 방식

- **디지털 재료**
  - 금속 재료 : 금속 재료의 높은 물성으로 코발트-크롬 합금, 티타늄 합금 등이 사용됨
  - 레진/폴리머 : 색의 안정성은 좋으나 파절 위험성이 높은 편이며, 복합레진, 하이브리드 세라믹 등이 사용됨
  - 세라믹 : 높은 생체친화성과 심미성, 구강 내 변색 저항성 등을 갖고 있으며, 장석 계열과 루사이트 강화형 계열이 사용됨

Review Questions

01. 디지털 워크플로우 순서에 맞게 나열하시오.

가. 데이터 획득(스캐닝)	나. 제조(프린팅)	다. 데이터 처리(모델링)

02. 구강 스캐너의 장점으로 맞는 것은?

① 인상재와 모형의 이동으로 인한 변형 요인의 제거
② 디지털 인상채득을 위한 훈련 필요
③ 고가의 장비로 인한 높은 초기 비용
④ 디지털 치과장비의 저렴한 비용
⑤ 디지털 스캐닝으로 인한 환자의 불편감

정답 **01.** 가, 다, 나 **02.** ①

참고문헌

1. 성혜숙. 물질의 상태변화. 씽크하우스. 2008.
2. 한국치과재료학교수협의회. 치과재료학 8th Edition. 군자출판사. 2020.
3. 치과재료과학연구회. 치과기공사를 위한 치과재료학. 대학서림. 2020.
4. 연세대학교 치과재료학 연구소. 치과재료 제5권. 1997
5. 정원균, 조명숙, 윤미숙, 문항진, 양정승, 이미옥, 이성숙, 조영식. 치과보존학의 원리와 임상. 대한나래출판사. 2004.
6. 정인성, 정경풍, 차성수, 허성윤. 치과재료학. 신광출판사. 2000.
7. 치위생과 치과재료학연구회. 최신치과재료학. 고문사. 2007.
8. 배상범, 임성빈, 정진형. 치주수술 후 치주포대의 사용유무에 따른 임상적 효과에 대한 비교논문. 대한치주과학회지. Vol. 29, No.3. 1999.
9. 박병규. 세라믹 기초과학. 한림원. 2002.
10. 김종희. 최신 세라믹 공학. 반도출판사(피어슨에듀케이션). 1991.
11. 김성교, 김영경, 강현경, 김영선, 민희홍, 이가령, 허남숙. 치과보존학. 고문사. 2017.
12. 강제훈. 치아미백과 심미치료. 명문출판사. 2006.
13. 류정우, 김성훈, 김희경, 하승룡역. 디지털치과에서의 CAD/CAM. 대한나래출판사. 2017.
14. 노경호, 하승룡, 김성훈. 지르코니아의 역사 및 이론적 배경. 대한치과의사협회지 제47권 제12호. 2009.
15. 한국통합치과기재규격 제7호 의치상용 레진.
16. 미백 약제의 농도와 효능에 대한 입장. 대한치과보존학회. 2015.
17. 노병덕, 최동훈. Night Guard Vital Bleaching. 대한치과의사협회지. 제36권 제2호, 1998.
18. 박은숙 외. 2.9% 과산화수소를 함유한 부착형 미백제의 임상적 효능과 안전성에 관한 연구. 대한치과보존학회지. Vol.31, No.4, 2006.
19. 황정환, 박영수, 이진용. A Comparison of stain ratio induced by chlorhexidine mouthwash and chlorhexidine varnish application. 대한소아치과학회지. 1998년 25권 3호 p.513~524.
20. 박현식, 이훈래, 김희철 외 15명. 치과위생사를 위한 디지털 치의학. 도서출판 웰. 2018.
21. 한금동, 최진 역. 최신 디지털 치의학. 대한나래출판사. 2021.
22. 한금동, 최진 역. 구강 내 스캐너를 이용한 디지털 인상채득 기초와 임상. 대한나래출판사. 2020.
23. Kenneth. J. Anusavice. Phillip's Science of Dental Materials. 1th ed. Philadelphia: Saunders, 2003, Chapter 1.
24. Gladwin M. Bagby M: Clinical aspects of dental materials; theory, practice, and cases, 3rd ed. Philadelphia: Lippincott Williams & Wilkins, 2007.
25. ISO 4049:2009 Dentistry−Polymer−based restorative materials.
26. Jablonski S. Illustrated Dictionary of Dentistry. Philadelphia: Saunders, 1982.
27. Marica Gladwin, Michael Bagby. Clinical Aspects of Dental Materials: Theory, Practice, and Cases, 3rd. ed Lippincott Williams & Wilkins, 2008, Chapter 1 and 2.
28. Powrers JM & Sakaguchi RL. eds. Craig's Restorative Dental Materials. 12th ed. St. Louis: Mosby, 2006, Chapter 1.
29. Stedman's Medical Dictionary for the Dental Professions. Baltimore: Lippincott Williams & Wilkins, 2006.
30. Wilkins EM. Clinical Practice of Dental Hygienist. 9th ed. Baltimore: Lippincott Williams & Wilkins, 2008, Chapter 1.

31. Callister WD. Materials Science and Engineering: An Introduction. 7th ed. New York: Wiley, 2007, Chapter 2 and 6.
32. Park JB, Lake RS. Biomaterials: An Introduction. 2nd ed. New York: Plenum, 1992, Chapters 1−4.
33. Powers JM, Sakaguchi RL, eds. Craig's Restorative Dental Materials. 12th ed. St. Louis: Mosby, 2006, Chapter 3 and 4.
34. Van Vlack LH. Elements of Materials Science and Engineering. 6th ed. Redding, MA: Addison−Wesley, 1990, Chapter 1 and 2.
35. Gladwin M, Bagby M. Clinical aspects of dental materials; theory, practice, and cases, 3nd ed. Philadelphia: Lippincott Williams & Wilkins. 2007.
36. Kaga M, Seale NS, Hanawa T, Ferracane JL, Okabe T. Cytotoxicity of amalgams. J Dent Res 1988:67(9); 1221−1224.
37. Leinfelder KF: The amalgam restoration. DCNA 1983:27(4); 685−696.
38. Christensen GJ. What category of impression material is best for your practice · J Am Dent Assoc 1997:128: 1026−1028.
39. Chu CS, Smales RJ, Wei SHY. Requirements of an impression materials for fixed prostheses. Gen Dent 1997;45: 548−555.
40. Larson TD, Nielsen MA, Brackett WW. The accuracy of dual−arch impressions: a pilot study. J Prosther Dent 2002;87:625−627.
41. Powers JM & Sakaguchi RL. Craig's Restorative Dental Materials. 12th ed. St. Louis: Mosby, 2006, Chapter 12.
42. Bird DL, Robinson DS. Torres and Ehrlich: Modern Dental Assisting. 7th ed., Philadelphia: Saunders. 2002.
43. Ragain JC, Grosko ML, Raj M, Ryan TN, Johnston WM. Detail reproduction, contact angles, and die hardness of elastomeric impression and gypsum die material combinations. Int J Prosthodont 2000.
44. John F. McCabe and Angus W.G. Walls. Applied Dental Materials, 9th ed. Blackwell. 2008.
45. Farah JW, Powers JM, eds. 20 years of all−ceramic restoration: 1982−2002. Dent Advisor 2002;19(8): 1−6.
46. Wataha JC. Biocompatibility of Dental Casing Alloys: a review. J Prosthet Dent 2008;83:223−224.
47. Charles QL, Lyda H, and Charles MC: Evaluation of glass ionomer as an endodontic sealant: An in vitro study. J Endodon 1997:23(4); 209−212.
48. Craig RG: Dental materials, a problem−oriented approach. Mosby Co. Saint Louis. 1978
49. Crisp S and Wilson AD: Reactions in glass ionomer cements: I. Decomposition of the powder. J Dent Res 1974:53; 1408−1413.
50. Crisp S, Pringuer MA and Wardleworth D: Reactions in glass ionomer cements: II. An infrared spectroscopic study. J Dent Res 1974:53; 1414−1419.
51. Garcia−Godoy F and Malone KF: Microleakage of posterior composite resins using glass ionomer cement bases. Quintessence Int 1988:19(1); 13−18.
52. Gladwin M, Bagboy M: Clinical aspects of dental materials; theory, practice, and cases, 2nd ed. Philadelphia: Lippincott Williams & Wilkins. 2004.
53. Fukazawa M, Matsuya S, and Yamane M: The mechanism for erosion of glass−ionomer cements in organic−acid buffer solutions. J Dent Res 1990:69(5); 1175−1179.

54. Kent BE, Lewis BG, Wilson AD: The properties of a glass ionomer cement. Br. Dent J 1973:135; 322–326.
55. McCaghren RA, Retief DH, Bradley EL and Denys FR: Shear bond strength of light–cured glass ionomer to enamel and dentin. J Dent Res 1990:69(1); 40–45.
56. McLean JW and Wilson AD: The clinical development of the glass–ionomer cements: I. Formulation and properties. Aust Dent J 1977:22; 31–36.
57. Sejal B Jobalia, et al, Bond strength of visible light–cured glass–ionomer orthodontic cement. Am J Orthod Dentofac Orthop 1977; 112:205–208.
58. Smith DC: Dental cements: current status and future prospects. DCNA 1983:27(4); 763–792.
59. Swift Jr. EJ: An update on glass ionomer cements. Quintessence Int 1988:19; 125–130.
60. Taleghani M and Leinfelder KF: Evaluation of a new glass ionomer cement with silver as a core buildup under a cast restoration. Quintessence Int 1988:19(1); 19–24.
61. Wilson AD and Kent BE: A new translucent cement for dentistry: the glass ionomer cement. Br. Dent J 1972:132; 133–135.
62. Lindhe J, Karring T, Lang NP, eds. Clinical Periodontology and Implant Dentistry. 3rd ed. Copenhagen: Chapter 18. 1997.
63. Newman MG, Takei HH, Klokkevold PR, Carranza FA .Carranza's Clinical Periodontology. 10th ed. Philadelphia: WB Saunders, 2006, Chapters 64, 66.
64. Wilkins EM. Clinical Practice of the Dental Hygienist. 10th ed. Baltimore: Lippincott Wilkins, 2008, Chapter 40.
65. Binns, D.B. The Chemical and Physical Properties of Dental Porcelain, Ed. H.N.Yamada, Univ. S.Calif School of Dentistry. Los Angeles 1977:25.
66. Jones, D.W. Jones, P.A. and Wilson, H. J.: The Modulus of Elasticity of Dental Ceramics. Dent. Pract. 22:107, 2005.
67. Hannink, R.H.J., Kelly, P.M. and Muddle, B.C. Transformation toughening in zirconia–containing ceramics. Journal of the American Ceramic Society, 83(3), 461–487. 2000.
68. American Dental Association Report. Using mouthguards to reduce the incidence and severity of sports–related oral injuries. J Am Dent Assoc ;137(12):1710–1720. 2006
69. Schmidt–Nowara W, et al. Oral appliances for the treatment of snoring and obstructive sleep apnea: a review. Sleep;18:501–510. 1995.
70. Sun–Ah Park, Sun–Ho Kim, Yu n –Chan Hwang, Byung–Ju Oh, Chang Youn, Yeong–Joon Park, Sun–Wa Jeong, In–Nam Hwang, Won–Mann Oh. Bleaching effect of Carbamide Peroxide Gel on Discolored Nonvital Teeth. 대한치과보존학회지. Vo l. 27, No. 4, 2002.
71. http://www.gckorea.co.kr
72. http://news.kdha.or.kr
73. http://www.toothcare.co.kr. 오스템임플란트(주).
74. UNEP Minamata Convention on Mercury Hompage(수은에 관한 미나마타 협약 홈페이지).
75. http://www.tbmkorea.com/
76. https://o2zon.tistory.com

Index

찾아보기

- 한글
- 영어

한글

ㅌ

ㅍ

ㅎ

기타

영어

K

L

M

N

O

P

Q

R

S

T

U

V

저자진

- **김영숙** 수원여자대학교 치위생과
- **이민영** 유원대학교 치위생학과
- **장선옥** 한림성심대학교 치위생과
- **강정인** 호남대학교 치위생학과
- **김가연** 단국대학교 치위생학과
- **김경선** 대구보건대학교 치위생과
- **김란영** 제주관광대학교 치위생과
- **김윤경** 대동대학교 치위생과
- **박보영** 청주대학교 치위생학과
- **박소영** 동서대학교 치위생학과
- **윤미숙** 신한대학교 치위생학과
- **윤미혜** 안동과학대학교 치위생과
- **이재기** 남서울대학교 치위생학과
- **이승훈** 삼육보건대학교 치위생과
- **임근옥** 선문대학교 치위생학과
- **지민경** 호원대학교 치위생학과
- **최규영** 강동대학교 치위생과
- **최다예** 가톨릭관동대학교 치위생학과
- **최지원** 경동대학교 치위생학과
- **한옥성** 서영대학교 치위생과

Dental Materials
임상 치과재료학

2022년 8월 18일 초판 발행
2024년 2월 15일 2판 발행
2025년 7월 20일 2판 2쇄

저　　자 김영숙 · 이민영 · 장선옥 · 강정인 · 김가연 · 김경선 · 김란영
김윤경 · 박보영 · 박소영 · 윤미숙 · 윤미혜 · 이재기 · 이승훈
임근옥 · 지민경 · 최규영 · 최다예 · 최지원 · 한옥성
발 행 인 최경희 외
발 행 처 도서출판 의학교육
등록번호 제 2013-114 호
주　　소 서울시 영등포구 영중로 138-1(영등포동 8가 80-2) 드림프라자 B 901호
Tel 02) 2637-4806, 4863 Fax 02) 2637-4807
홈페이지 www.medipub.co.kr
E - mail okpress1208@naver.com
정　　가 45,000 원
I S B N 979-11-6127-188-0 93510